Kohlhammer

Stimmen zu diesem Buch

Univ.-Prof. Dr. Dr. h.c. Peter Oberender, Forschungsstelle für Sozialrecht und Gesundheitsökonomie Universität Bayreuth
„Das vorliegende Buch ist als Lektüre für Ärztliche Direktoren, Geschäftsführer und weiteres leitendes Personal von Krankenhäusern nicht nur zu empfehlen, sondern ist eine Pflichtlektüre, da es die theoretischen Grundlagen eines Einweiserbeziehungsmanagements mit der praktischen Umsetzung unter Einbezug von etablierten Praxisbeispielen vereint."

Dr. med. Siegfried Jedamzik, 1. Vorsitzender Praxisnetzwerk GO IN e.V.
„Das Buch bringt vollumfassend und sehr strukturiert die Sicht der Praxisärzte ein. Es formuliert exakte Handlungsempfehlungen, die uns weiterhelfen."

Stephan Rotthaus, führender Experte für Klinikmarketing im deutschsprachigen Bereich
„Für Kliniken wird systematisches Einweisermanagement immer mehr zum kritischen Erfolgsfaktor. Dieses Werk liefert die Basis für ein fundiertes strategisches Vorgehen."

Andrea Raab
Alexandra Drissner

Einweiserbeziehungs-
management

Wie Krankenhäuser erfolgreich
Win-Win-Beziehungen
zu niedergelassenen Ärzten aufbauen

Verlag W. Kohlhammer

1. Auflage 2011

Alle Rechte vorbehalten
© 2011 W. Kohlhammer GmbH Stuttgart
Umschlag: Gestaltungskonzept Peter Horlacher
Gesamtherstellung:
W. Kohlhammer Druckerei GmbH + Co. KG, Stuttgart
Printed in Germany

ISBN 978-3-17-021714-0

Inhalt

Über die Verfasser 11

Vorwort 13

1   Einführung: Warum ist Kundenorientierung wichtig? 15

1.1 Rahmenbedingungen: Verschärfter Wettbewerb
im Krankenhaussektor 15
1.2 Dienstleistungsmarketing: Welche Besonderheiten sind
bei Krankenhausdienstleistungen zu beachten? 17
1.3 Relationship Marketing: Welche Anspruchsgruppen sind
im Krankenhaus zu berücksichtigen? 19
1.4 Kundengruppe „niedergelassener Arzt":
Warum ist diese Kundengruppe entscheidend? 24
1.5 Definition: Was bedeutet Einweiserbeziehungsmanagement
und was kann ein Krankenhaus damit erreichen? 26
1.6 Status quo: Welche Relevanz hat Einweiserbeziehungsmanagement heute in Krankenhäusern? 27

2   Der strategische Planungsprozess: Wie entwickelt
ein Krankenhaus eine Einweiserstrategie? 32

2.1 Strategie: Warum basiert das Einweiserbeziehungsmanagement
auf einer Strategie? 32
2.2 Externe Analyse: Wie analysiert ein Krankenhaus
sein Mikroumfeld? 35
Dirk Elmhorst
   2.2.1 Einführung: Wie ist der grundlegende Aufbau der Analyse? .. 35
   2.2.2 Markt: Wie wird der Markt abgegrenzt? 36
   2.2.3 Potenziale: Wie wird das Fallpotenzial bestimmt? 39
   2.2.4 Mitbewerber: Wie werden relevante Konkurrenten
      einbezogen? 41
   2.2.5 Einweiser: Wie werden die niedergelassenen Ärzte
      analysiert? 42
2.3 Exkurs: Wie gelingt Marketingforschung bei niedergelassenen
Ärzten? 51

2.4 Interne Analyse: Welche Position nimmt das Krankenhaus in der Region im Vergleich zum Wettbewerb (aus Sicht der niedergelassenen Ärzte) ein? 67

2.5 Zielhierarchie: Welche Ziele setzt sich das Krankenhaus in Bezug auf die Einweiser? 74

2.6 Auswahl der Einweiserstrategie: Zwischen welchen Strategiealternativen kann das Krankenhaus wählen? 76

2.7 Strategisches Einweiserbeziehungsmanagement: Welche Schritte umfasst es? 80

    2.7.1 Segmentierung: Wie werden die niedergelassenen Ärzte in Segmente eingeteilt? 80

    2.7.2 Zielgruppenauswahl: Wie priorisiert das Krankenhaus die Arztsegmente? 83

    2.7.3 Positionierung: „Was für wen?" – welche Leistungen bietet die Klinik den Zielgruppen? 85

3 Der Einweiserprozess: Welche Aktivitäten unternimmt ein niedergelassener Arzt vor, während und nach der Einweisung eines Patienten? 90

3.1 Der Einweiserprozess im Überblick: Welche Schritte umfasst er? .. 90

3.2 Informationssuche: Welche Informationsinhalte und Informationsquellen sind für den niedergelassenen Arzt wichtig? 92

3.3 Bewertung und Auswahl von Krankenhäusern: Welche Faktoren berücksichtigt der niedergelassene Arzt bei der Einweisungsentscheidung? 97

3.4 Einweisung: Welche Faktoren sind für den Einweiser bei der Kontaktaufnahme mit dem Krankenhaus von Bedeutung? 105

3.5 Stationäre Behandlung des Patienten: Was zählt für den einweisenden Arzt während der stationären Behandlung seines Patienten? 107

3.6 Entlassung: Was erwartet der weiterbehandelnde Arzt bei der Rücküberweisung des Patienten? 109

3.7 Nach-Bewertung: Was beeinflusst die Zufriedenheit der Einweiser und wie wirkt sich diese auf die Folgehandlungen des Arztes aus? .. 111

4 Das Einweiserbeziehungsmanagement: Welche Maßnahmen und Instrumente sind geeignet, um langfristige Beziehungen zu den niedergelassenen Ärzten aufbauen und aufrechterhalten zu können? 117

4.1 Das Einweiserbeziehungsmanagement im Überblick 117

4.2 Akquisitionsmanagement: Wie gewinnt ein Krankenhaus die Aufmerksamkeit der niedergelassenen Ärzte und beeinflusst die Einweisungsentscheidung? 118

4.2.1 Unpersönliche/Mediale Kommunikation:
Welche Massenmedien eignen sich für die Ansprache
von niedergelassenen Ärzten? 120

4.2.2 Persönliche Kommunikation: Warum ist die persönliche
Kommunikation das A und O? 125

4.2.3 Patientenwunsch: Hat der Patient einen Einfluss
auf den Einweiser oder wie kann ein Krankenhaus
den Patientenwunsch durch Pull-Marketing beeinflussen? . . 134

4.3 Einweiserbindungsmanagement: Wie sollten die Prozesse während
der Einweisung, stationären Behandlung und Rücküberweisung
gestaltet werden, um die Einweiser zufriedenzustellen? 140

4.3.1 Erreichbarkeit und Terminvergabe: Wie kann ein Krankenhaus die Kontaktaufnahme des Einweisers unterstützen? . . . 141

4.3.2 Arztbriefe, Medikation und Weiterbehandlung:
Wie ist die Rücküberweisung von Patienten zu gestalten? . . 143

4.3.3 Elektronisches Zuweiserportal: Wie unterstützen
elektronische Plattformen die Zusammenarbeit
von Krankenhäusern und einweisenden Ärzten? 149
Sascha Saßen

4.3.4 Kooperationen: Welche Möglichkeiten bieten Kooperationen
und Netzwerke sowie die Integrierte Versorgung? 156
Klaus Legl

4.4 Rückgewinnungsmanagement: Wie gewinnt ein Krankenhaus
verlorene Einweiser zurück? 170

4.4.1 Rückgewinnungsanalyse: Wer *kann* und wer *sollte*
zurückgewonnen werden? 171

4.4.2 Rückgewinnungsaktivitäten: Wie kann ein persönliches
Gespräch und ein konkretes Angebot bei ausbleibenden
Einweisungen helfen? 175

4.5 Zusammenfassung: Was sind die Erfolgsfaktoren des Einweiserbeziehungsmanagements? 176

5 Rechtliche Grundlagen: Welche rechtlichen Vorgaben müssen
im Einweiserbeziehungsmanagement beachtet werden? 181
Klaus Legl

5.1 Rückblick: Wie haben sich die rechtlichen Rahmenbindungen
für medizinische Marketingkommunikation verändert? 181

5.2 Rechtliche Rahmenbedingungen: Welchen rechtlichen Werbe-
restriktionen sind Kliniken unterworfen? 182

5.3 Einweiserkommunikation: Wie wirken sich rechtliche
Einschränkungen auf wichtige Kommunikationsmaßnahmen
von Kliniken aus? 185

5.4 Fazit 189

6   Einweisercontrolling: Wie kann ein Krankenhaus den Erfolg der eingesetzten Maßnahmen überprüfen? 191
Nico Kasper

6.1   Elemente: Wie sieht ein bedarfs- und ressourcenorientiertes Konzept eines Einweisercontrollings aus? 191
    6.1.1   Auftrag: Welche Ziele, Beobachtungsbereiche und Instrumente gehören zum Einweisercontrolling? 191
    6.1.2   Standardberichtswesen: Wie können Krankenhäuser das Einweisungsverhalten überwachen? 193
    6.1.3   Marktattraktivitätsanalyse: Wie kann ein Krankenhaus Entwicklungen im Einzugsgebiet erkennen? 196
    6.1.4   Einweiserbeschwerdemanagement: Wie können Krankenhäuser Entwicklungen in den Einweiserbedürfnissen erkennen? 201
6.2   Kennzahlen: Wie kann das Einweiserbeziehungsmanagement in einer Balanced Scorecard abgebildet werden? 207
    6.2.1   Balanced Scorecard: Auf welchen Grundannahmen basiert das Konzept? 207
    6.2.2   Integration in die Krankenhaus-Balanced-Scorecard: Welche Kennzahlen zum Einweiserbeziehungsmanagement gehören in eine Balanced Scorecard? 208
6.3   Fazit: Warum ist Einweisercontrolling ein wichtiges Element des Einweiserbeziehungsmanagements? 209

7   Trends: Wohin geht die Reise in der Zusammenarbeit von Krankenhäusern und Ärzten? 211

7.1   Strategische Umsetzung: Wie mit einem maßgeschneiderten Einweiser-Service-Zentrum (ESZ) erfolgreiches Einweisermarketing zur Klinikrealität wird 211
Gerhard F. Riegl
    7.1.1   Vision: Wie ist der beste Weg von der Kollegialität zur Professionalität der Einweiser-Beziehungspflege? 211
    7.1.2   Diagnose klinikintern: Was erwarten, fordern und bieten Entscheider aus dem Haus beim künftigen Umgang mit Einweisern? 215
    7.1.3   Diagnose klinikextern: Was erwarten, fordern Einweiser und wozu sind sie beim künftigen Umgang mit Kliniken bereit? 218
    7.1.4   Masterplan zum Einweiser-Service-Zentrum: Wie wird die Kooperationsidee des Einweisermarketings im Krankenhaus stufenweise zum Erfolgsmodell? 218
    7.1.5   Erfolgskontrollen beim ESZ: Wie rechnet sich Einweiser-Kontaktpflege und wie lässt sich diese vorteilhaft steigern? .. 219

7.2   Einweiserwelten: Wie können Krankenhäuser langfristig Erfolg
      im Einweiserbeziehungsmanagement erreichen? 220
      Nico Kasper
      7.2.1 Ist-Situation: Welche Fehler begehen Krankenhäuser
             im Einweiserbeziehungsmanagement? 220
      7.2.2 Einweiserrollen: Wie erweitert ein umfassendes
             Verständnis vom Niedergelassenen das Spektrum
             möglicher Maßnahmen? 222
      7.2.3 Einweiserwelten: Wie kann ein innovatives, strategisch
             ausgerichtetes Konzept aussehen? 224
      7.2.4 Fazit 226
7.3   Trends: Was sind die zukünftigen Anforderungen der Einweiser
      an Zuweiserorientierung? 226
      Michael Franz

Abkürzungsverzeichnis 233

Verzeichnis der Abbildungen und Tabellen 234

Stichwortverzeichnis 237

Über die Verfasser

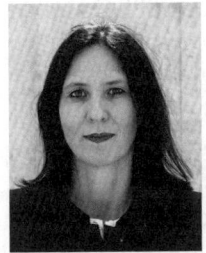

Prof. Dr. Andrea E. Raab lehrt seit 2000 Marketing und Allgemeine Betriebswirtschaftslehre an der Hochschule für Angewandte Wissenschaften FH Ingolstadt. Vor ihrer Berufung an die Hochschule sammelte sie mehrjährige, intensive Industrieerfahrung und war unter anderem in einem international tätigen Beratungsunternehmen beschäftigt. Ihr Fokus liegt insbesondere auch im Gesundheitswesen, wo sie über umfangreiches Branchenwissen sowie vielfältige nationale und internationale Projekterfahrung verfugt. In einer Vielzahl von Forschungs- und Praxisprojekten fokussiert Frau Prof. Raab besonders die Bereiche Krankenhausstrategie, -steuerung und -marketing, intersektorale Kooperation und Kommunikation, Medizinische Versorgungszentren und Ärztenetzwerke (www.professor-raab.com). Frau Professor Raab referiert in zahlreichen Managementseminaren und MBA-Studiengängen für Ärzte.

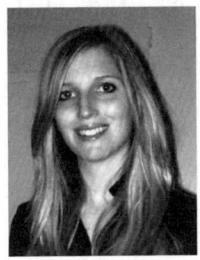

Alexandra Drissner studierte Betriebswirtschaft mit den Schwerpunkten Marketing und Controlling an der Hochschule für Angewandte Wissenschaften in Ingolstadt. Im Rahmen ihrer Bachelorarbeit und als wissenschaftliche Mitarbeiterin am Institut für Angewandte Forschung Ingolstadt beschäftigte sie sich mit dem Gesundheitswesen mit Schwerpunkt Einweiserbeziehungsmanagement. Gegenwärtig absolviert sie ein Masterstudium in Marketing und Media Management an der Stockholm School of Economics in Schweden.

Mit Beiträgen von

Dr. med. Dirk Elmhorst ist Mitglied der Geschäftsführung der trinovis GmbH und dort für den Bereich Unternehmensentwicklung verantwortlich. Er ist Facharzt für Chirurgie und beschäftigt sich seit über zehn Jahren ausschließlich mit Fragestellungen zur strategischen Ausrichtung und Steuerung von Krankenhausunternehmen.

Michael Franz ist Medizininformatiker und Geschäftsführer der ISPRO GmbH – einem Unternehmen der CompuGroup Medical. Seine Schwerpunkte liegen im Bereich der Lösungen zur intersektoralen Kommunikation, insbesondere zum Zuweisermanagement, Aufnahme- und Entlassmanagement, sowie für Arztnetze und Laborkommunikation.

Nico Kasper ist Partner der ZeQ AG und dort als Unternehmensberater im Gesundheitswesen tätig. Neben Einweisermanagement gehören die Themen Krankenhausstrategie, Kennzahlensysteme, strategische Leistungsprogrammplanung und Qualitätsmanagement im Krankenhaus zu seinen Beratungsschwerpunkten.

Klaus Legl ist als Jurist und freiberuflicher Unternehmensberater im Gesundheitswesen tätig. Seine Schwerpunkte liegen neben dem Einweisermanagement auf den Themen Krankenhausstrategie, Marketing- und Vertriebskonzepte, Prozessaufbau- und -ablauforganisation, Qualitätsmanagement sowie Rechtsformänderungen im Krankenhaus.

Prof. Dr. Gerhard F. Riegl, Dozent an der Hochschule Augsburg, Experte für Benchmarking im Gesundheitssektor, ist mit Instituts-Forschungen, Beratungen, Vorträgen und Publikationen seit dreißig Jahren ein Wegbereiter des professionellen Ärzte- und Krankenhaus-Marketings im deutschsprachigen Raum (www.prof-riegl.de).

Sascha Saßen ist unter anderem Geschäftsführer der Flöder & Saßen GbR und dort als Unternehmensberater im Gesundheitswesen und der Sozialwirtschaft tätig. Die Themen Einweisermanagement, Kennzahlensysteme, Qualitätsmanagement und Risikomanagement im Krankenhaus und Pflegeeinrichtungen bilden seine Beratungsschwerpunkte.

Mit Fallbeispielen von

Felix Dorn, Leiter Marketing und Vertrieb der Albertinen Gruppe.

Dr. med. Harald Hollnberger, Leiter der Abteilung Organisationsentwicklung und Vorstandsassistent Klinikum St. Marien Amberg.

Vorwort

> „Wir verstehen uns als kundenorientiertes Unternehmen, Patienten, Einweiser und Krankenkassen sind unsere Kunden. Insbesondere mit den Einweisern steht und fällt ein Krankenhausbetrieb, da brauche ich natürlich eine enge Beziehung. "
> *(Krankenhausvertreter im Interview)*

> „Unser Vertriebskanal sind die Einweiser, der überwiegende Teil der Patienten kommt auf Empfehlung des Fach- oder Hausarztes zu uns. Sie entscheiden durch eine Empfehlung über 70 % bis 80 % der Patientenströme. "
> *(Krankenhausvertreter im Interview)*

So oder ähnlich formulieren zunehmend mehr Krankenhäuser die Wichtigkeit der Einweiser als die entscheidenden „Gatekeeper" des Krankenhauses, welche die Auslastung eines Krankenhauses sowohl durch Zuweisung einer *ausreichenden Anzahl* an Patienten als auch durch Einweisung der *richtigen Krankheitsbilder* sicherstellen.

Wie können Krankenhäuser die Beziehung zu ihrer wichtigsten Kundengruppe – den Einweisern – systematisch professionalisieren? Auf diese Frage geben wir in dem vorliegenden Werk umfassend Antwort, strategisch und operativ, empirisch fundiert, aber auch praxisnah mit aussagekräftigen Zitaten von Krankenhausvertretern und niedergelassenen Ärzten sowie mit Best-Practice-Berichten von Krankenhäusern, die sich bereits auf die „Reise" zum Einweiserbeziehungsmanagement gemacht haben.

Dieses Buch soll als Leitfaden dienen, welcher systematisch die relevanten Schritte und Erfolgsfaktoren eines strategisch abgeleiteten Einweiserbeziehungsmanagements auf Basis eines neu entwickelten integrierten Prozessmodells vorstellt. Im ersten Teil werden zunächst die Bedeutung der Zielgruppe *niedergelassener Arzt* und die Rahmenbedingungen des Einweiserbeziehungsmanagements erläutert. Das zweite Kapitel führt den Leser durch die notwendigen Schritte zur Entwicklung einer Konzeption für ein strategisches Einweisermarketing. Der dritte Teil beschreibt den Einweiserprozess und ermöglicht ein Verständnis für die Aktivitäten und Bedürfnisse des niedergelassenen Arztes vor, während und nach der stationären Behandlung eines Patienten. Darauf aufbauend stellt das vierte Kapitel geeignete Maßnahmen des Einweiserbeziehungsmanagements vor, die sich zur Akquisition, Bindung und Rückgewinnung von niedergelassenen Ärzten eignen. Der fünfte Teil berücksichtigt die rechtlichen Rahmenbedingungen, während das sechste Kapitel die wichtigsten Methoden zur Erfolgskontrolle der eingesetzten Maßnahmen aufzeigt. Das abschließende Kapitel gibt einen Ausblick auf die Trends in der Zusammenarbeit von niedergelassenen Ärzten und Krankenhäusern. Fallbeispiele veranschaulichen die beschriebenen Inhalte und stellen die Umsetzung in der Praxis dar.

Das Werk richtet sich insbesondere an folgende Zielgruppen:

- Krankenhausmanager und Ärzte aller Hierarchiestufen, die eine fundierte und systematische Vorgehensweise zum Management der Beziehungen zu den niedergelassenen Ärzten suchen;
- Niedergelassene Ärzte, die sich im Bereich der Professionalisierung der Zusammenarbeit mit Krankenhäusern fortbilden möchten;
- Berater, die Institutionen im Gesundheitssektor bei der Entwicklung von Strategien und Maßnahmen insbesondere in Bezug auf das Einweisermanagement unterstützen und spezifische Inhalte vertiefen möchten oder ein Nachschlagewerk benötigen;
- Studierende mit Schwerpunkt Gesundheitsmanagement/-ökonomie, die sich insbesondere mit den Themen Strategien im Krankenhaus, Patienten- und Einweiserorientierung, Krankenhausmarketing auseinandersetzen.

Aus Gründen der einfachen Lesbarkeit sind im vorliegenden Werk „niedergelassene Ärzte", „Krankenhausvertreter" etc. in der männlichen Form genannt. Selbstverständlich sind Frauen und Männer gleichermaßen eingeschlossen. Wir wünschen allen Leserinnen und Lesern Glück und Erfolg bei der Anwendung der aufgezeigten Schritte und Maßnahmen und sind überzeugt, dass diese zum Aufbau langfristiger Beziehungen zu den niedergelassenen Ärzten und letztlich zum zukünftigen Erfolg des Krankenhauses einen wichtigen Beitrag leisten.

Gerne nehmen wir Anregungen und Hinweise zur Weiterentwicklung des Buches per E-Mail an andrea.raab@haw-ingolstadt.de entgegen.

Wir danken den Herren Dr. Dirk Elmhorst, Michael Franz, Nico Kasper, Klaus Legl, Prof. Dr. Gerhard Riegl und Sascha Saßen für ihre sehr wertvollen Beiträge zu diesem Werk sowie den Herren Felix Dorn und Dr. Harald Hollnberger für ihre äußerst hilfreichen Berichte zur erfolgreichen Umsetzung verschiedener Maßnahmen im Krankenhausalltag. Außerdem danken wir Herrn Klaus Legl und Frau Jane O'Rourke für die kritische Durchsicht des gesamten Werkes.

Ingolstadt, im Mai 2011   Andrea Raab und Alexandra Drissner

1 Einführung: Warum ist Kundenorientierung wichtig?

1.1 Rahmenbedingungen: Verschärfter Wettbewerb im Krankenhaussektor

Innerhalb des deutschen Gesundheitssektors hat sich ein beachtlicher Strukturwandel vollzogen. Der kontinuierliche Anstieg der Patientenzahlen bei gleichzeitiger Reduktion der Verweildauer, die Schließung oder Fusion der nicht konkurrenzfähigen Kliniken sowie die Veränderungen in der Trägerschaft, mit einer steigenden Tendenz zu privaten Trägern, sind die Entwicklungen des Krankenhaussektors in den letzten Jahren (vgl. Hodek et al. 2009, S. 254 f.). Die Zahl der Krankenhäuser in Deutschland ist seit 1991 um 13,6 % auf 2.083 Häuser im Jahr 2008 gesunken. Dabei nahm die Anzahl der öffentlichen Einrichtungen um 40 % ab, während die Zahl der privaten Krankenhäuser um 78 % anstieg. Im gleichen Zeitraum reduzierte sich die Anzahl aufgestellter Betten um 24,4 % und die Zahl der Vollkräfte im Krankenhaus um rund 9 %. Trotz der Reduktion der Bettenzahl und des Personals stieg die Zahl der vollstationären Behandlungsfälle von 14,6 Millionen im Jahr 1991 auf 17,5 Millionen im Jahr 2008. Eine Ursache der Reduktion der Krankenhauskapazitäten liegt in der Verkürzung der durchschnittlichen Verweildauer der Patienten. Diese konnte von 14,0 Tagen im Jahr 1991 kontinuierlich gesenkt werden und liegt 2008 nur noch bei 8,1 Tagen (vgl. Statistisches Bundesamt 2009, S. 15 f.; eigene Berechnungen). Trotz dieses Rückgangs nimmt Deutschland im internationalen Vergleich in Bezug auf die Verweildauer der Patienten noch immer eine Spitzenposition ein. Bei einer Reduktion der Verweildauer auf durchschnittlich 6,1 Tage (bedingt durch die Anreize der Diagnosis Related Groups), einer Steigerung der Bettenauslastung auf 95 % und einer Optimierung der Arbeitszeiten kann von einem weiteren signifikanten Rückgang des Bettenbedarfs bis zum Jahr 2020 ausgegangen werden. Die Überkapazitäten dürften unter diesen Annahmen und ohne weitere Anpassungen von momentan 5 % auf über 30 % bis 2020 steigen (vgl. Augurzky 2008, S. 191).

Weiterhin ist davon auszugehen, dass der Bedarf an medizinischer Leistung (unter anderem bedingt durch eine immer älter werdende Gesellschaft) und auch das Leistungspotenzial in Zukunft steigen. Dem gegenüber stehen jedoch wirtschaftlich und politisch bedingte Ausgabenlimits (vgl. Heberer 1998, S. 1305). Als Folge der notwendigen Ausgabengrenzen und Rationalisierungsmaßnahmen resultiert ein stärkerer Wettbewerb für die Anbieter medizinischer

Leistung. Durch die DRG-basierte Vergütung, die zum 1. Januar 2004 verbindlich eingeführt wurde, wurden erstmalig Anreize zu einem wirtschaftlichen Handeln mit diesen knappen finanziellen Ressourcen im Gesetz verankert.

Die verschärfte Wettbewerbssituation wird von einem Großteil der Krankenhäuser bestätigt, die im Rahmen einer Studie der *contec – Gesellschaft für Organisationsentwicklung mbH*, einer Managementberatung der Gesundheits- und Sozialwirtschaft, zur Lage des Zuweisungsmanagements untersucht wurden. Von 71 % der 104 befragten Krankenhäuser wird die Konkurrenzsituation als eher hoch oder sehr hoch empfunden (vgl. Schmidt et al. 2008, S. 13). Um zukünftig in diesem Wettbewerb bestehen zu können, ist eine Dienstleistungs- und Kundenorientierung des Krankenhauses erforderlich. In diesem Zusammenhang gewinnt das Relationship Management im Krankenhaus zunehmend an Bedeutung, denn es setzt sich mit den Beziehungen zu den Anspruchsgruppen auseinander und will diese für alle Beteiligten vorteilhaft gestalten (vgl. Hensen 2009, S. 849). Eine der zentralen Anspruchsgruppen ist der Kunde „niedergelassener Arzt". Dieser wird im Rahmen des Einweiserbeziehungsmanagements ausführlich betrachtet. Auch in Bezug auf die Beziehungen zu den einweisenden Ärzten haben sich die Rahmenbedingungen für Krankenhäuser in den letzten Jahren folgendermaßen verändert (vgl. Oberreuter 2010, S. 162):

- Aufbau von fachübergreifenden Ärztenetzen
- Gründung von Medizinischen Versorgungszentren (MVZ) oder MVZ-Ketten
- Intrasektoraler Wettbewerb (insbesondere aufgrund § 115 AGB V (ambulantes Operieren im Krankenhaus) und 116b SGB V (hochspezialisierte Leistungen))
- Institutsübergreifende Zertifizierungen
- Interesse der niedergelassenen Fachärzte, sich eine klinische Kompetenz zu erhalten
- Feminisierung des Arztberufes und die sich damit verändernden Bedarfe (z. B. Bedarf an Teilzeitstellen)
- Forderung der Kostenträger nach sektorübergreifenden Versorgungsmodellen

Viele dieser Rahmenbedingungen führen zu einem hohen Konfliktpotenzial zwischen dem ambulanten und stationären Bereich, zum Beispiel löst eine Ausweitung der prä- und poststationären Aktivitäten des Krankenhauses bei den Niedergelassenen im Normalfall Unmut aus (vgl. Riegl 2000, S. 143). Gleiches gilt für MVZ, die bei den niedergelassenen Ärzten als Konkurrenz und Substitution für den Niederlassungsbereich angesehen werden. Im Zweifelsfall zählt der einzelne Einweiser jedoch mehr als einzelne lukrative Behandlungsfälle, schließlich ist er insgesamt rund 300 Berufsmonate Großkunde der Klinik (vgl. Riegl 2000, S. 143). Da die niedergelassenen Ärzte nicht nur einen großen Einfluss auf die Auslastung der Klinik haben (vgl. Kapitel 1.4) und dies in der verschärften Wettbewerbssituation entscheidend für das Überleben der Klinik ist, sondern auch die Beziehungen zu ihnen komplexer werden, ist eine Einweiserorientierung unumgänglich.

1.2 Dienstleistungsmarketing: Welche Besonderheiten sind bei Krankenhausdienstleistungen zu beachten?

„Marketing is an organizational function and a set of processes for creating, communicating, and delivering value to customers and for managing customer relationships in ways that benefit the organization and its stakeholders" (Kotler und Keller 2009, S. 45). Die Konzeption, Preisgestaltung und Distribution von Waren oder Dienstleistungen dient der Schaffung von Wert für den Kunden mit der Zielsetzung, einen Nutzen für die Unternehmung und ihre Anspruchsgruppen zu kreieren. Dabei soll im besten Fall auch eine (langfristige) Beziehung zum Kunden aufgebaut werden.

Marketing im Krankenhaus bedeutet die Ausrichtung der Krankenhausarbeit auf die Kunden des Krankenhauses – insbesondere auf Patienten und Einweiser – und die Darstellung des Nutzens und der Qualität der eigenen Arbeit gegenüber den Kunden und weiteren Anspruchsgruppen der Klinik (vgl. Thill 1999, S. 25 f.).

Bei den Leistungen eines Krankenhauses handelt es sich um Dienstleistungen, also um selbstständige, marktfähige Leistungen, die mit dem Einsatz von Leistungsfähigkeiten verbunden sind. Interne (z. B. Krankenhausärzte) und externe Faktoren (also solche, die nicht im Einflussbereich des Dienstleisters liegen) werden im Rahmen des Erstellungsprozesses kombiniert, um an den externen Faktoren (z. B. an Patienten) nutzenstiftende Wirkungen (z. B. Heilung) zu erzielen (vgl. Meffert und Bruhn 2009, S. 33). Krankenhausdienstleistungen weisen besondere Charakteristika auf (vgl. Thill 1999, S. 44 ff.; Riegl 2000, S. 76):

- *Immaterieller Charakter*: Die Dienstleistungen von Kliniken sind abstrakt, stofflich nicht fassbar und zeichnen sich durch eine hohe Erklärungsbedürftigkeit aus. Dienstleistungen des Krankenhauses können kaum vorgeführt oder getestet werden. Daher bringt der Kunde dieser Leistungen demjenigen, der die Leistungen erbringt, ein großes Vertrauen entgegen. Dieses Vertrauen kann unter anderem durch Angaben über die Qualifikation des Dienstleisters, also in der Regel der Mitarbeiter des Unternehmens, aufgebaut werden. Patienten müssen dem Krankenhaus einen „Vertrauensbonus" gewähren, da beispielsweise die fachliche Kompetenz der Ärzte für sie nicht fassbar ist. Auch niedergelassene Ärzte befinden sich in dieser Situation, falls sie das Krankenhaus, in das sie einweisen, nicht kennen. Daher spielen neben Qualitätsindikatoren Meinungsführer eine wichtige Rolle. Meinungsführer für Patienten sind beispielsweise niedergelassene Ärzte, für die Niedergelassenen sind es z. B. die Kollegen.
- *Fehlende Lagerfähigkeit/geringe Standardisierbarkeit*: Krankenhausdienstleistungen können nicht gelagert werden und somit ist eine ständige Leistungsbereitschaft erforderlich. Aus diesem Grund ist ein planbarer und kontinuierlicher Patientenzustrom zu organisieren, der durch intensive Zusammenarbeit mit den niedergelassenen Ärzten erreicht werden kann.

17

- *Fehlende Transportfähigkeit*: Die Leistungen des Krankenhauses sind an den Ort der Leistungserbringung, also die Klinik, gebunden. Folglich hat das Einzugsgebiet eine entscheidende Bedeutung und sollte hinsichtlich seiner Einwohner, niedergelassener Ärzte und ansässiger Wettbewerber untersucht werden.
- *Der Kunde als Teil des Produktionsprozesses*: Die Krankenhausdienstleistung wird am Kunden erbracht. Die Qualität der Leistung ist somit abhängig von seiner Kooperationsfähigkeit und -bereitschaft. Die Patienten sind teilnehmende Augenzeugen für die Krankenhausqualität, gleichzeitig treten ungleiche, subjektive Beurteilungen bei identischen Krankenhausleistungen auf. Darüber hinaus sind die Krankenhausmitarbeiter fester Bestandteil der Leistungserbringung und entscheidend für die Kundenzufriedenheit.
- *Mangelnde Reversibilität*: Die medizinischen Leistungen des Krankenhauses können in der Regel nicht rückgängig gemacht werden. Dies erschwert die Entscheidung des Patienten und führt zu einem hohen Informationsbedarf, um die Risiken abwägen zu können.

Bei der Vermarktung von Dienstleistungen ist zu beachten, dass die traditionellen vier Ps um ein weiteres P ergänzt werden (vgl. Meffert und Bruhn 2009, S. 44):

- *Product*: Welche Dienstleistungen werden angeboten?
- *Place*: An welchem Ort bzw. auf welchen Vertriebswegen werden die Dienstleistungen angeboten?
- *Price*: Was kosten die Dienstleistungen? Welche Preispolitik wird verfolgt?
- *Promotion*: Welche Strategie verfolgt die Kommunikationspolitik? Welche Kommunikationsinstrumente werden eingesetzt, um die Leistungen bekannt zu machen?
- *People*: Wer erbringt die Dienstleistungen? Wie wird die Personalpolitik gestaltet?

Zu beachten ist allerdings, dass die Dimension *Price* bei Krankenhausdienstleistungen bei den Kundengruppen *Patient* und *niedergelassener Arzt* in den Hintergrund tritt. Bei knapp 90 % der Bevölkerung werden die Kosten der Behandlung – abgesehen von einem Eigenanteil – von der gesetzlichen Krankenversicherung übernommen. Folglich besitzen die Patienten kaum Transparenz über die Kosten der Inanspruchnahme der Leistung. Bei Wahl- oder Zusatzleistungen besteht jedoch für die Krankenhäuser preispolitischer Spielraum (vgl. Janßen und Schmidt 2007, S. 125). Auch für die niedergelassenen Ärzte spielt die Preispolitik der Klinik – sofern das Krankenhaus keine verdeckten Prämien oder unzulässige Patienten-Kopfgelder bezahlt – keine Rolle. Sie erzielen Einnahmen aus der Abrechnung mit der gesetzlichen Krankenversicherung oder aus privatärztlicher Tätigkeit (vgl. Bundesministerium für Gesundheit online 2009).

Auch die logistische Komponente der Dimension *Place* kann von den Krankenhäusern kaum gestaltet werden, da die Nachfrage der Leistung direkt am

Standort stattfindet. Wichtig sind jedoch Maßnahmen, welche die optimale Erreichbarkeit des Standortes sicherstellen, beispielsweise eine gute Erreichbarkeit mit öffentlichen Verkehrsmitteln und ausreichend Parkplätze (vgl. Deutz 1999, S. 46).

1.3   Relationship Marketing: Welche Anspruchsgruppen sind im Krankenhaus zu berücksichtigen?

Gegenstand des Relationship Marketings sind die Stakeholder des Unternehmens (Anspruchsgruppenorientierung). „Stakeholder sind alle internen und externen Individuen und Institutionen, die von den unternehmerischen Tätigkeiten gegenwärtig oder in Zukunft direkt oder indirekt betroffen sind" (Gabler Verlag (Hrsg.), online). Dies betrifft insbesondere die Beziehungen zu den Kunden, da sie die zentrale Anspruchsgruppe des Unternehmens darstellen, welche die Wertschöpfungskette direkt beeinflusst oder unmittelbar an ihr beteiligt ist. Das Relationship Marketing umfasst alle Maßnahmen der Analyse, Planung, Durchführung und Kontrolle (Entscheidungsorientierung), die dazu dienen, Beziehungen zu den Anspruchsgruppen zu initiieren, zu stabilisieren, zu intensivieren und wiederaufzunehmen (Zeitraumorientierung). Das Ziel dieser Maßnahmen ist der gegenseitige Nutzen der Beziehungspartner (Nutzenorientierung). Für den Kunden liegt der Nutzen in der Erfüllung seiner Bedürfnisse. Für das Unternehmen liegt der Nutzen der Kundenbindung in Weiterempfehlung, erneuter Inanspruchnahme (Wiederkauf) und Zusatzkauf (Cross Buying) (vgl. Bruhn 2001, S. 9 ff.).

Das Relationship Marketing ist im Krankenhaus mit einem Perspektivenwechsel von der reinen Bereitstellung der Leistungsangebote hin zu Aufbau, Pflege und Gestaltung individueller und langfristiger Kundenbeziehungen verbunden (Abb. 1.1). Weiterhin ist die konsequente Orientierung an den Wünschen und Bedürfnissen der Kunden in allen Hierarchieebenen zu verankern – nicht nur bei den Mitarbeitern mit direktem Kundenkontakt.

Im Krankenhaus zählen drei Anspruchsgruppen zu den Kunden: Der Patient als Empfänger der Leistung, die Krankenversicherung als Kostenträger, der die Kaufkraft besitzt, und der Einweiser, der die „Kaufentscheidung" des Patienten wesentlich beeinflusst. In Abb. 1.2 sind neben den Kunden weitere Stakeholder des Krankenhauses dargestellt. Im Folgenden werden die drei Kundengruppen und die Anspruchsgruppen „Mitarbeiter" und „Besucher" kurz beschrieben.

> „Wir verstehen uns als kundenorientiertes Unternehmen, Patienten, Einweiser und Krankenkassen sind unsere Kunden. Insbesondere mit den Einweisern steht und fällt ein Krankenhausbetrieb, da brauche ich natürlich eine enge Beziehung."
> *(Krankenhausvertreter im Interview)*

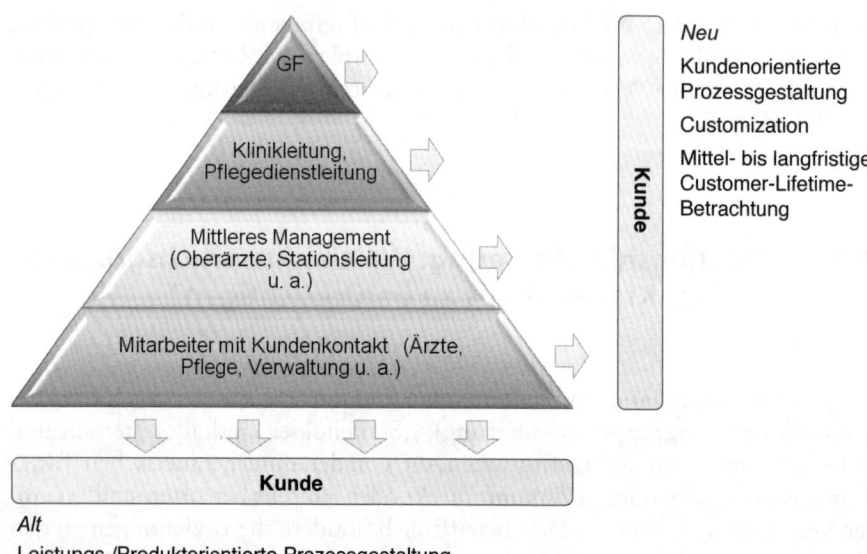

Abb. 1.1: Perspektivenwechsel des Relationship Marketings (vgl. Hensen 2009, S. 850)

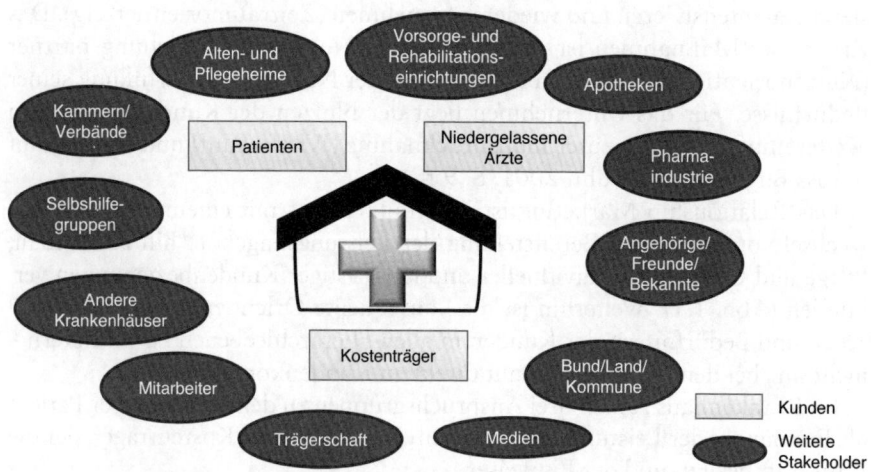

Abb. 1.2: Kunden- und Stakeholderkreis eines Krankenhauses (Auswahl)
(vgl. Hensen 2009, S. 851)

Patienten

Der lateinische Begriff „patiens" bedeutet wörtlich übersetzt „erduldend", „erleidend". Ein Patient ist eine Person, die sich in ärztlicher Behandlung befindet. Ein Patient im weiteren Sinne ist ein Mensch, der gesund ist und ärztliche Be-

treuung in Anspruch nimmt, beispielsweise durch eine Impfung oder Vorsorge-
untersuchung (vgl. Brockhaus 2006, Stichwort „Patient").

Die Frage, wie der „Nutzer" von Gesundheitsleistungen am besten bezeichnet werden sollte, gibt Anlass für Diskussionen (vgl. im Folgenden auch Hensen
2009, S. 851; Leebov 1988, S. 25; Thill 1999, S. 49). Der Begriff Patient un-
terstellt, dass der Nutzer abhängig von einer Institution ist, beispielsweise dem
Krankenhaus. Das Abhängigkeitsverhältnis beruht heutzutage jedoch vielmehr
auf Gegenseitigkeit. Um zu bestehen, sind Krankenhäuser auf die Patienten im
gleichen Maße angewiesen, wie Patienten die Krankenhäuser benötigen. Andererseits wird der Patient von der Medizin nur ungern als *Kunde* bezeichnet, da
der Begriff nicht angemessen erscheint für eine Leistung, der im Normalfall kein
Kundenwunsch vorausgeht und auf die der Patient zwangsweise angewiesen
ist. Jedoch ist der Gebrauch des Begriffes „Kunde" sinnvoll, um den erforder-
lichen Perspektivenwechsels hin zum kundenorientierten Denken zu fördern;
er stellt eine Erweiterung des bestehenden Begriffes „Patient" dar, weg von dem
Erduldenden und hin zu einem Empfänger von Gesundheitsleistungen, der mit
Rechten und Ansprüchen ausgestattet ist. Weiterhin verdeutlicht dieser Begriff
die Bedeutung des Patienten für den Krankenhauserfolg und seine veränderten
Anforderungen an die Krankenhausleistung, welche sich in den letzten Jahren
stark gewandelt haben. Patienten wollen selbst zunehmend mehr eine aktive
Rolle im Prozess übernehmen, sind selbstständiger, fragen kritisch nach, informieren sich im Internet und holen Zweit- und Drittmeinungen ein. In der Vergangenheit gestaltete es sich für den Patienten eher schwer, sich über die Qualität des zur Auswahl stehenden medizinischen Angebots zu informieren. Vom
Gesetzgeber vorgeschriebene Qualitätsberichte und zunehmende Möglichkeiten,
die Einrichtungen anhand definierter Kriterien im Internet zu vergleichen, z. B.
mithilfe des Klinikführers der Techniker Krankenkasse oder Focus-Listen (vgl.
Techniker Krankenkasse; Focus online Gesundheit; Focus, 2010), stärken jedoch heute den Informationsgrad der Kunden.

Kostenträger

Der Kostenträger, also im Normalfall die gesetzliche oder private Krankenversicherung, besitzt die finanziellen Mittel, um den Bedarf des Patienten nach den
Dienstleistungen eines Krankenhauses zu erfüllen, und zählt somit auch zu den
Kunden des Krankenhauses. Die gesetzlichen Krankenversicherungen versichern
nahezu 90 % der Bevölkerung in Deutschland. Berücksichtigt man auch die
private Krankenversicherung sowie die 2,2 % Heilfürsorgeberechtigten (Angehörige der Polizei, des Bundesgrenzschutzes, der Bundeswehr und der Feuer-
wehr), so besitzen über 98 % der Bevölkerung in Deutschland einen Versiche-
rungsschutz im Krankheitsfall (vgl. Greiling 2000, S. 76).

Aufgrund der wachsenden Ausgaben bei vergleichsweise geringer ansteigen-
den Einnahmen und einer Verstärkung des Wettbewerbs üben die Krankenkassen vermehrt Einfluss auf die Gestaltung des Leistungsangebots der Krankenhäuser aus. Weiterhin ist davon auszugehen, dass die Nachfragemacht der

gesetzlichen Krankenversicherung in den nächsten Jahren noch zunehmen wird (vgl. Hansen 2004, S. 125). Auf die Leistungserbringer im Gesundheitswesen wird zunehmend das Problem der selektiven Kontrahierung zukommen. Kostenträger sind dann in der Lage, die Leistungserbringer, mit denen sie zusammenarbeiten möchten, zu selektieren und sich nur die besten auszusuchen (vgl. Tecklenburg 2010, S. 46). Krankenkassen sehen sich folglich zunehmend in der Rolle des kritischen Einkäufers und Controllers, der unter Umständen auch nach Prüfung bereits erstellte Leistungen, z. B. wegen Fehlbelegung, nicht vergütet. Der Kostenträger wird mehr und mehr zum aktiven Mitgestalter der stationären Versorgung.

Niedergelassene Ärzte

Ein niedergelassener Arzt, der seinen Patient in ein bestimmtes Krankenhaus einweist, wird als Einweiser oder Zuweiser bezeichnet. Unter einer Einweisung ist ein formales Ersuchen des behandelnden Arztes zur Aufnahme eines Patienten in stationäre medizinische Betreuung zu verstehen. Der Einweisungsgrund ist die gewünschte stationäre Leistung, die durch die Einweisungsdiagnose gestützt wird (vgl. Zetkin und Schaldach (2005); Stichwort „Einweisung"). Bei einer Überweisung handelt es sich zwar auch um eine temporäre oder permanente Abgabe von Verantwortung für die Therapie des Patienten an einen oder mehrere Ärzte, jedoch ohne stationäre Unterbringung des Patienten. Davon kann die Konsultation abgegrenzt werden, bei der die Verantwortung bei dem behandelnden Arzt bleibt, dieser aber weitere Ärzte zu Rate zieht oder Untersuchungen in Auftrag gibt (vgl. Rost 2002, S. 87 f.).

> „40 % der Patienten kommen über elektive Einweisungen ins Haus."
> *(Krankenhausvertreter im Interview)*

> „Früher mussten sich die Krankenhäuser nicht um ihre Einweiser bemühen. Heute im DRG-System werden Einweiser von den Krankenhäusern umworben. Es geht darum, attraktive Patienten (attraktive DRG-Fälle) von den Einweisern zu bekommen. Daraus ergibt sich eine Machtposition für die Zuweiser."
> *(Experte im Interview)*

Als Zugangswege der stationären Versorgung eines Krankenhauses lassen sich unterscheiden (vgl. Behar und Wichels 2009, S. 350):

- Elektive Einweisungen von niedergelassenen Ärzten (Zugangsweg für ca. 45 % aller stationär aufgenommenen Patienten in einer typischen städtischen Klinik)
- „Selbsteinweiser" über Ambulanz/Nothilfe (ca. 30 %)
- Notfalleinweisungen des Rettungswesens und der Notfallversorgung (ca. 15 %)
- Verlegungen von anderen Häusern/Institutionen (ca. 10 %)

Elektivzuweiser stellen also den wichtigsten Zugangsweg von Patienten in die stationäre Versorgung dar.

Mitarbeiter

Die Mitarbeiter spielen insbesondere bei Krankenhausdienstleistungen eine große Rolle, denn sie sind wesentlich an der Erbringung der Dienstleistung beteiligt (vgl. Kapitel 1.2). Sie erbringen die Krankenhausleistung direkt am Patienten und die Qualität der Leistung wird ummittelbar durch den Patienten erlebt und beurteilt. Über das Auftreten der Mitarbeiter wird Qualität assoziiert, die Mitarbeiter haben somit einen großen Einfluss auf das Image eines Hauses. Außerdem stellen die Ärzte und die Mitarbeiter der Pflege und Verwaltung die entscheidende Schnittstelle zu den niedergelassenen Ärzten dar. Es ist entscheidend, wie sie den Einweisenden z. B. am Telefon begegnen. Insbesondere die Freundlichkeit der Ansprechpartner und das kooperative Miteinander von Niedergelassenen und Krankenhausärzten wurde von *Dobbelstein* als wichtig nachgewiesen (vgl. Kapitel 3.4 bzw. Dobbelstein 2008, S. 213). Außerdem spielt die Ausrichtung aller Mitarbeiter und Tätigkeiten am Wohl des Patienten (1,76), die Motivation der Mitarbeiter (1,92) und das Arbeitsklima im Krankenhaus (2,24) eine Rolle (vgl. Dobbelstein 2008, S. 213)[1]. Darüber hinaus stellte die *INQA – Initiative Neue Qualität der Arbeit* fest, dass der betriebswirtschaftliche Erfolg eines Unternehmens eng mit einer mitarbeiterorientierten Unternehmenskultur zusammenhängt (vgl. Lüthy und Buchmann 2009, S. 59). Die Kombination verschiedener Kulturdimensionen, wie das Erleben von Zugehörigkeit zum Unternehmen, die Wertschätzung und das Interesse, das den Mitarbeitern gegenüber gezeigt wird, sowie die Schaffung von Teamgeist, resultieren in bis zu einem Drittel des Finanzerfolges des Unternehmens. Dies liegt darin begründet, dass Mitarbeiter, die sich in einer mitarbeiterorientierten Unternehmenskultur befinden, leistungsbereiter und motivierter sind und auch gegenüber externen Kunden besser auftreten (vgl. Dobbelstein 2008, S. 59). Eine hohe Kundenorientierung kann unter anderem durch die richtige Personalauswahl, Schulungen, gute (bzw. verbesserte) Arbeitsbedingungen und Corporate-Identity-Maßnahmen erreicht werden (vgl. Riegl 2000, S. 18). Anständig geführte, kompetente, motivierte und freundliche Mitarbeiter sind somit eine Voraussetzung für zufriedene Patienten und Einweiser und letztlich damit für den wirtschaftlichen Erfolg eines Krankenhauses.

Besucher (Angehörige, Freunde und Bekannte)

Bei den Besuchern handelt es sich entweder um ehemalige oder potenzielle Patienten. Waren die Freunde oder Angehörigen selbst schon einmal Patienten in einer (bzw. dieser) stationären Einrichtung, sind sie für den zu behandelnden Patienten eine Informationsquelle und beeinflussen ihn in seiner Krankenhausauswahl mit ihrer Empfehlung bzw. Rückmeldung (Abb. 1.3). Falls die Bekannten selbst noch keinen Krankenhausaufenthalt wahrzunehmen hatten, werden

---

1   n = 111 niedergelassene Ärzte, Mittelwerte, Skala von 1 (= sehr wichtig) bis 5 (= völlig unwichtig).

sie durch die Rückmeldung des Patienten und ihren eigenen Eindruck bei dessen Besuch in ihrer zukünftigen Krankenhauswahl beeinflusst. Bei der Bewertung von Krankenhäusern spielen die eigenen Erfahrungen aus der Besucherperspektive eine wichtige Rolle. Insbesondere der Umgang mit älteren Menschen wird von den Besuchern deutlich wahrgenommen (vgl. Jaeger und Bovelet 2007, S. 8). Angehörige, Freunde und Bekannte sind somit eine wichtige Zielgruppe im Krankenhausmarketing, die jedoch im Einweiserbeziehungsmanagement eine untergeordnete Rolle spielt.

1.4   Kundengruppe „niedergelassener Arzt": Warum ist diese Kundengruppe entscheidend?

Um im Wettbewerb bestehen zu können, muss ein Krankenhaus mit einer hohen medizinischen und pflegerischen Dienstleistungsqualität überzeugen – und zwar nicht nur den Patienten, sondern vor allem den niedergelassenen Arzt. Zielsetzung ist es, dem Niedergelassenen die Kompetenzen des Krankenhauses optimal zu vermitteln und ihn von einer besseren Leistung im Vergleich zu konkurrierenden Häusern zu überzeugen. Warum ist dieses Ziel von höchster Wichtigkeit? Der niedergelassene Arzt bekleidet für den Patienten die Rolle des Beraters und Meinungsführers, für das Krankenhaus ist er Lenker von Patientenströmen und somit Einflussgröße auf die Auslastung eines Krankenhauses (vgl. Brinkmann 2007, S. 11 f.; Thill 2010, S. 16 f.).

> „Die Akquisition und Steuerung der Patienten läuft hauptsächlich über unsere Zuweiser."
> (*Krankenhausvertreter im Interview*)

Nach Meinung von 24 niedergelassenen Ärzten, die in einer Region Bayerns im Rahmen von teilstandardisierten Interviews befragt wurden, folgen mindestens zwei Drittel der Patienten bei der Auswahl eines Krankenhauses der Empfehlung ihres Arztes (vgl. Drissner 2010, S. 95)[2]. Auch von den Patienten wird die hohe Bedeutung des Arztes bei der Entscheidung über ein Krankenhaus bestätigt. Im Rahmen einer Befragung durch TNS Healthcare im Auftrag der Bertelsmann Stiftung wurden die Versicherten nach ihrem theoretischen Vorgehen bei der Auswahl eines Krankenhauses für einen planbaren Eingriff befragt (vgl. Geraedts 2008, S. 175). Die große Mehrheit der Versicherten würde sich gemeinsam mit dem behandelnden Arzt entscheiden (91 %) oder aber die Entscheidung ganz dem Arzt überlassen (81 %) (Abb. 1.3).

---

2   Teilstandardisierte Befragung mithilfe eines Leitfadens von n = 24 niedergelassenen Ärzten (davon 20 Fachärzte für Allgemeinmedizin, 2 praktische Ärzte, 2 Fachärzte für Innere Medizin) der bayerischen Planungsregion 10. Untersuchungszeitraum: 25. März 2010 bis 5. April 2010 (unveröffentlichte Quelle).

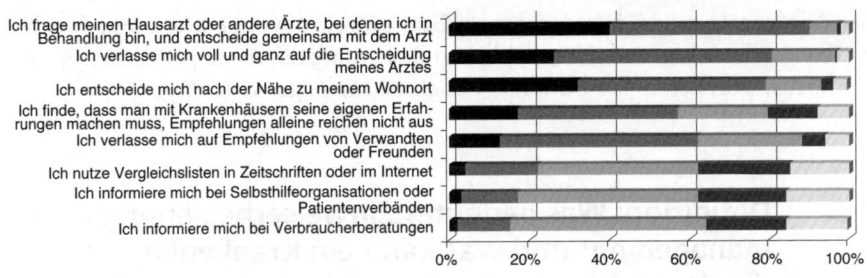

Ich frage meinen Hausarzt oder andere Ärzte, bei denen ich in Behandlung bin, und entscheide gemeinsam mit dem Arzt
Ich verlasse mich voll und ganz auf die Entscheidung meines Arztes
Ich entscheide mich nach der Nähe zu meinem Wohnort
Ich finde, dass man mit Krankenhäusern seine eigenen Erfahrungen machen muss, Empfehlungen alleine reichen nicht aus
Ich verlasse mich auf Empfehlungen von Verwandten oder Freunden
Ich nutze Vergleichslisten in Zeitschriften oder im Internet
Ich informiere mich bei Selbsthilfeorganisationen oder Patientenverbänden
Ich informiere mich bei Verbraucherberatungen

0%   20%   40%   60%   80%   100%

■ Stimme voll zu ■ Stimme eher zu ■ Lehne eher ab ■ Lehne voll ab Weiß nicht

Abb. 1.3: Vorgehen bei der Krankenhauswahl bei einem planbaren Eingriff (Geraedts 2008, S. 176, n = 1.523 Personen)

Diese Ergebnisse zeigen: Die niedergelassenen Ärzte sind die entscheidenden Gatekeeper für das Krankenhaus und sichern die Auslastung des Krankenhauses sowohl durch Zuweisung einer *ausreichenden Anzahl* an Patienten als auch durch Einweisung der *richtigen Krankheitsbilder*. Und die Bedeutung der Niedergelassenen wird nach Meinung von Krankenhausvertretern und Experten aus Beratungen, Verbänden und Kammern weiter steigen. 88 % der Interviewten stimmen der Aussage, dass die Fallzahlen eines Krankenhauses zukünftig in erster Linie über professionelles Einweiserbeziehungsmanagement zu steuern sind, voll zu oder zu (vgl. Drissner 2010, S. 71 f.)[3].

Doch der niedergelassene Arzt hat nicht nur die Rolle des Zuweisers oder Kunden inne, sondern ist auch in weiterer Hinsicht bedeutend für die Krankenhäuser: Als Folge der integrierten Versorgung ist er zugleich auch Kooperationspartner. Knapp 20 % der integrierten Versorgungsverträge, die bei der Bundesgeschäftsstelle Quali-

> „Die Konkurrenzsituation unter den Krankenhäusern steigt, wir müssen uns immer stärker um die Einweiser kümmern, vor allem jetzt, wo es auch noch Nachwuchsprobleme bei den Niedergelassenen gibt."
> *(Krankenhausvertreter im Interview)*

tätssicherung bis 30. Juni 2007 gemeldet waren, bestehen aus den Vertragspartnern Krankenhaus und niedergelassener Arzt (vgl. Kurscheid und Hartweg 2008, S. 53). Gleichzeitig tritt der niedergelassene Arzt unter Umständen auch in Konkurrenz zum Krankenhaus, beispielsweise bei ambulanten Behandlungen der Patienten im Krankenhaus nach § 116b SGB V (hochspezialisierte Leistungen) oder nach § 115b (ambulantes Operieren im Krankenhaus) (vgl. Brinkmann 2007, S. 14). Auch bei Gründung eines MVZ ohne Kooperation mit den niedergelassenen Ärzten tritt das Krankenhaus in direkten Leistungswettbewerb mit

---

3   Teilstandardisierte Befragung mithilfe eines Leitfadens von n = 17 Krankenhausvertretern, Beratern und Experten aus Kammern, Verbänden und Beratungsgesellschaften in Deutschland. Untersuchungszeitraum: 9. April 2010 bis 4. Mai 2010 (unveröffentlichte Quelle).

den Niedergelassenen. Dieser schmale Grat zwischen Kooperation und Wettbewerb erfordert aufgrund der erheblichen Bedeutung des niedergelassenen Arztes ein höchst professionelles Einweiserbeziehungsmanagement.

1.5 Definition: Was bedeutet Einweiserbeziehungsmanagement und was kann ein Krankenhaus damit erreichen?

Das Interesse an der systematischen Gestaltung der Einweiserbeziehungen hat sich in Deutschland erst in den letzten Jahren verstärkt entwickelt. Aus diesem Grund findet sich in der Literatur keine anerkannte Definition des Begriffs „Einweiserbeziehungsmanagement". Häufig wird jedoch von *Einweisermarketing* gesprochen. *Thill* schreibt dazu: *„Mit den Begriffen Einweiser- oder Zuweisermarketing wird eine professionell betriebene Etablierung und Steuerung von Kooperationsprozessen mit zuweisenden Ärzten bezeichnet"* (Thill 2010, S. 5). *Thill* geht sogar noch weiter und sieht darin eine *„Form der Klinikführung, die sich an den Anforderungen und Wünschen der Zuweiser orientiert"* (Thill 2010, S. 16).

Die Beschreibung von *Thill* beinhaltet den strategischen Ansatz, der auch diesem Werk zugrunde liegt. Das *Einweiserbeziehungsmanagement* ist nicht eine reine Anwendung verschiedener operativer Marketinginstrumente im Rahmen des Klinikmanagements, sondern ein Ansatz, welcher die konsequente Ausrichtung der Prozesse an den Bedürfnissen der Einweiser anstrebt. *Somit bezeichnet Einweiserbeziehungsmanagement eine markt- und kundenorientierte Form der Klinikführung, die den Aufbau, die Intensivierung und gegebenenfalls die Wiederaufnahme langfristiger Beziehungen zu den niedergelassenen Ärzten auf Basis einer ganzheitlichen und differenzierten Einweiserstrategie mit dem Ziel der gegenseitigen Nutzenstiftung zur Aufgabe hat.*

Die Betrachtung von niedergelassenen Ärzten als Kunden hat folglich die Absicht, bestehende Zuweiser an das Krankenhaus zu binden und neue zu gewinnen, um gegebenenfalls wegfallende Ärzte zu ersetzen und das Zuweisungsvolumen auszuweiten. Durch die Ausrichtung der Prozesse an den Anforderungen der niedergelassenen Ärzte sollen diese in ihrer Arbeit bestmöglich unterstützt und schlussendlich mittels einer optimalen Behandlung der Patienten im stationären und ambulanten Sektor zufriedengestellt werden.

Mit dem Einweiserbeziehungsmanagement kann letztlich durch Steigerung der Patientenzahlen, erhöhte Auslastung der Kapazitäten und Gewinnung von *idealen* Patientenfällen eine Verbesserung der Ergebnissituation erreicht werden (vgl. Mayer 2007, S. 45). Darüber hinaus ist die Beziehung zu den niedergelassenen Ärzten von großer Bedeutung, um neue Marktpotenziale zu erschließen. Dazu zählen die Erlangung eines neuen geografischen Einzugsgebiets oder der Aufbau einer Kernkompetenz in einem neuen Fachgebiet (vgl. Thill 1999, S. 10).

Ferner sichert eine professionelle Zusammenarbeit mit den Zuweisern die Ausnutzung von ambulant-stationär erzielbaren Synergieeffekten und schließt Doppel- und Mehrfachuntersuchungen aus, was insbesondere auch dem Niedergelassenen Nutzen bringt. *„Es steigert die Effizienz für beide, wenn stationär und ambulant gut zusammenarbeiten"* (Krankenhausvertreter im Interview). Die bessere Abstimmung von Diagnostik, Therapie und Nachbehandlung kann außerdem die Behandlungsqualität steigern. *„Durch gute Kommunikation und Zusammenarbeit mit den Einweisern wird eine ideale Patientenversorgung ermöglicht"* (Krankenhausvertreter im Interview).

1.6 Status quo: Welche Relevanz hat Einweiserbeziehungsmanagement heute in Krankenhäusern?

In der Vergangenheit überließen die Krankenhausmanager das Einweiserbeziehungsmanagement allein ihren Chefärzten. Damit war eine Zufallskomponente verbunden: Die Priorität des Themas, die Intensität der Beziehungen und die Regelmäßigkeit von Analysen und Maßnahmen waren abhängig von der Aktivität oder Passivität der einzelnen Chefärzte. Aufgrund der bereits beschriebenen hohen Bedeutung einer guten Zusammenarbeit mit den Einweisern ist es von höchster Bedeutung, dass die Geschäftsführungsebene sich nicht mehr allein auf den Tätigkeitsdrang seiner Ärzte verlässt, sondern das Management der Zuweiserbeziehungen für strategisch relevant erklärt, diesbezüglich Ziele definiert und kommuniziert sowie die Chefärzte motiviert und darin unterstützt, sich Zeit für diese Aufgabe zu nehmen.

Einen Hinweis darauf, inwiefern die deutschen Krankenhäuser die Wichtigkeit dieses Themas bereits erkannt haben, liefert das Krankenhausbarometer 2007 des Deutschen Krankenhausinstituts. Demzufolge sind die vier wichtigsten Unternehmensziele (vgl. Blum et al. 2007, S. 40)[4]:

1. Hohe Patientenzufriedenheit (4,6)
2. Hohe Qualität der Leistungserbringung (4,5)
3. Gutes Image des Krankenhauses (4,4)
4. Verstärkung der Einweiserbindung (4,2)

Bei der Frage, inwieweit diese Ziele bereits erreicht wurden, ergibt sich im Hinblick auf die Einweiserbindung ein anderes Bild[5]:

1. Hohe Qualität der Leistungserbringung (3,4)
2. Hohe Patientenzufriedenheit (3,4)

---

4   n = 304 Krankenhäuser, Mittelwerte, Skala von 1 (unwichtig) bis 5 (äußerst wichtig).
5   n = 304 Krankenhäuser, Mittelwerte, Skala von 1 (schlecht) bis 5 (ausgezeichnet).

3. Gutes Image des Krankenhauses (3,4)
4. ...
10. Verstärkung der Einweiserbindung (2,8)

Diese Untersuchung zeigt, dass die Krankenhäuser zwar die Notwendigkeit der Einweiserbindung erkennen, aber Schwierigkeiten haben, die gewünschte Bindung zu erreichen.

Auch die *contec – Gesellschaft für Organisationsentwicklung mbH* Studie zur aktuellen Lage des Zuweisungsmanagements in Deutschland bestätigt, dass die strategische Relevanz des Themas bereits von den Krankenhäusern erkannt wurde (vgl. Schmidt et al. 2008). Bei 41 % der 104 befragten Krankenhäuser liegt die Verantwortlichkeit für das strategische Zuweisungsmanagement bei den Chefärzten. Bei weiteren 20 % bzw. 18 % liegt die Verantwortung bei der Geschäftsführung bzw. der Direktion/Leitung (vgl. Schmidt et al. 2008, S. 9). Weiterhin konnte in Interviews mit neun Krankenhäusern in Deutschland festgestellt werden, dass knapp 90 % der befragten Kliniken in Bezug auf das Einweiserbeziehungsmanagement strategische Ziele definiert und kommuniziert haben (vgl. Drissner 2010, S. 71 f.). Die Krankenhäuser sehen das Thema zwar als wichtig bzw. sehr wichtig an, jedoch wird es nur von einer Minderheit systematisch im eigenen Haus umgesetzt (vgl. HPP Harnischfeger, Pietsch und Partner 2009, S. 5)[6].

In Interviews mit Krankenhausvertretern und anderen Experten wird die Priorität des Themas Einweiserbeziehungsmanagement im Durchschnitt durch die befragten Krankenhausvertreter bei einem Mittelwert von 1,55 etwas höher eingeschätzt als durch die Vertreter aus Beratungen, Verbänden und Kammern (Mittelwert 2,25) (vgl. Abb. 1.4)[7] (vgl. Drissner 2010, S. 52). Jedoch bezeichnet letztere Gruppe das Bewusstsein für die Relevanz des Themas in den Krankenhäusern als sehr unterschiedlich vorhanden: In vielen Häusern sind weder die Ressourcen noch das Know-how vorhanden, um professionelles Einweiser(beziehungs)management zu betreiben.

> „Das Bewusstsein über die Effekte, die mit einem Einweiserbeziehungsmanagement erzielt werden können, ist noch nicht überall gegeben. Die Schere geht sehr weit auseinander zwischen großen Klinikketten, die sogar eigenes Personal dafür haben, und kleinen Häusern, die Einzelkämpfer sind und weder das Know-how noch die finanziellen Ressourcen haben, sich darum zu kümmern."
> *(Experte im Interview)*

---

6   n = 30 Krankenhäuser (von insgesamt 89 im Rhein-Main-Gebiet), Befragung im August 2009. „Wie wichtig ist das Thema ‚Einweisermarketing' für Ihre Klinik?" Sehr wichtig: 54 %; Wichtig: 47 %. „Betreibt Ihre Klinik systematisches Einweisermarketing?" Ja: 40 %; Nein: 57 %.
7   Nicht signifikanter Unterschied der Mittelwerte beider Gruppen bei einem Signifikanzniveau von 5 %.

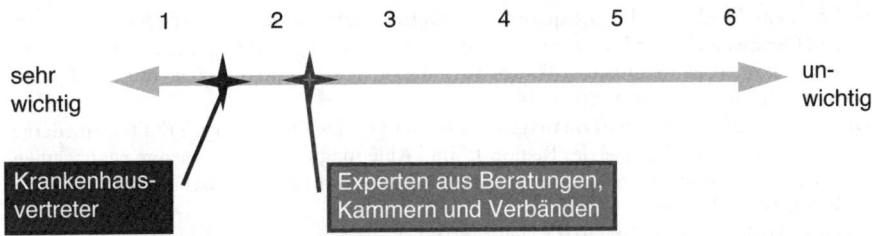

Abb. 1.4: „Welche Priorität hat das Thema Einweisermanagement in Ihrem Haus/in Krankenhäusern?"[8]

Darüber hinaus wurde in den Interviews eine existierende Verbindung zwischen der Priorität des Themas und dem jeweiligen externen Umfeld des Krankenhauses angesprochen. Demzufolge wird in wettbewerbsintensiven Regionen aggressives Einweisermanagement betrieben, welches den Experten zufolge auch von den Einweisern ausgeht, indem sie Prämien einfordern. Im Gegensatz dazu ist nach Meinung einiger Berater die Priorität des Themas in einer ländlichen Umgebung als geringer einzustufen.

Literatur

Augurzky, B. (2008): Krankenhaus Rating Report 2007: Die Spreu trennt sich vom Weizen. In: Klusen, N., Meusch, A. (Hrsg.): Zukunft der Krankenhausversorgung: Qualität, Wettbewerb und neue Steuerungsansätze im DRG-System. Baden-Baden: Nomos, S. 185–198.

Behar, B. I., Wichels, R. (2009): Einweisermanagement in Gesundheitsnetzwerken – Ein schmaler Grat zwischen Kooperation und Wettbewerb. In: Amelung, V. E., Sydow, J., Windeler, A. (Hrsg.): Vernetzung im Gesundheitswesen: Wettbewerb und Kooperation. Stuttgart: Kohlhammer, S. 349–358.

Blum, K., Offermanns, M. (2009): Krankenhaus Barometer 2009. Düsseldorf: Deutsches Krankenhausinstitut.

Brinkmann, A. (2007): Niedergelassene Ärzte als Kunden des Krankenhauses – eine empirische Untersuchung der Determinanten von Einweiserzufriedenheit. Köln: Dissertation Medizinische Fakultät der Universität zu Köln.

Brockhaus (2006): Enzyklopädie. 21. Aufl. Mannheim: F. A. Brockhaus.

Bruhn, M. (2001): Relationship Marketing: Das Management von Kundenbeziehungen. München: Verlag Vahlen.

Bundesministerium für Gesundheit online (2009): Stichwort „Ärzte" (http://www.bmg.bund.de/SharedDocs/Standardartikel/DE/AZ/A/Glossarbegriff-Aerzte.html, Zugriff 03.08.2010).

Deutz, W. (1999): Marketing als Erfolgsfaktor im Krankenhausmanagement. Frankfurt/M. u. a.: Lang.

---

8 Interviews Experten aus Beratungen, Kammern, Verbänden n = 8 und Krankenhausvertreter n = 9 (beide deutschlandweit); Skala von 1 (= sehr wichtig) bis 6 (= überhaupt nicht wichtig); arithmetisches Mittel.

Dobbelstein, T. (2008): Prozessqualität als Wettbewerbsvorteil für Krankenhäuser – eine Analyse aus Sicht der Einweiser. In: Klusen, N., Meusch, A. (Hrsg.): Zukunft der Krankenhausversorgung: Qualität, Wettbewerb und neue Steuerungsansätze im DRG-System. Baden-Baden: Nomos, S. 209–224.

Drissner, A. (2010): Einweisermanagement – Analyse des Einweisungsverhaltens niedergelassener Ärzte am Beispiel der Region 10 und Ableitung von Strategien zum Management der Zuweiserbeziehungen. Unveröffentlichte Bachelorarbeit, Hochschule Ingolstadt, Fakultät Wirtschaftswissenschaften.

Focus (2010): Die Ärzteliste 2010: Deutschlands härtester Mediziner-Check. In: Focus Magazin. Nr. 22, 31.05.2010

Focus online Gesundheit: Arztsuche und Kliniksuche (http://arztsuche.focus.de/arztsuche/, Zugriff 05.07.2010).

Gabler Verlag (Herausgeber), Gabler Wirtschaftslexikon, Stichwort: Anspruchsgruppen (http://wirtschaftslexikon.gabler.de/Archiv/1202/anspruchsgruppen-v5.html, Zugriff 24.02.2010).

Geraedts, M. (2008): Qualitätsberichte deutscher Krankenhäuser aus Versichertensicht – Ergebnisse aus dem Gesundheitsmonitor der Bertelsmann Stiftung. In: Klusen, N., Meusch, A. (Hrsg.): Zukunft der Krankenhausversorgung: Qualität, Wettbewerb und neue Steuerungsansätze im DRG-System. Baden-Baden: Nomos, S. 169–184.

Greiling, D. (2000): Rahmenbedingungen krankenhausbezogenen Unternehmensmanagements. In: Eichhorn, P., Seelos, H.-J., Graf von der Schulenburg, M. (Hrsg.): Krankenhausmanagement. München, Jena: Urban & Fischer, S. 69–104.

Hansen, H. (2004): Die Gesetzliche Krankenversicherung als Stakeholder des Krankenhauses: Vorschläge für krankenkassenbezogene Kennzahlen. In: Pfaff, H., Lütticke, J., Badura, B., Piekarski, C., Richter, P. (Hrsg.): „Weiche" Kennzahlen für das strategische Krankenhausmanagement: Stakeholderinteressen zielgerichtet erkennen und einbeziehen. Göttingen u. a.: Hans Huber, S. 125–145.

Heberer, M. (1998): Erfolgsfaktoren der Krankenhausführung. In: Der Chirurg 69, S. 1305–1312.

Hensen, P. (2009): Relationship Marketing im Krankenhaus. In: Das Krankenhaus 9, S. 849–856.

Hodek, J.-M., Gramsch, A., Greiner, W. (2009): Markenbildung im Krankenhaussektor. In: Betriebswirtschaftliche Forschung und Praxis (BFuP), 61/3 (2009), S. 254–270.

HPP Harnischfeger, Pietsch und Partner (2009): Aktuelle Studie zum Einweisermarketing der Krankenhäuser (http://medinfoweb.de/apps/webeditor/files/20090915_hpp_einweisermarketing.pdf, Zugriff 10.02.2010).

Jaeger, H., Bovelet, J. (2007): Krankenhaus ohne Angst: Befürchtungen, Bedürfnisse und Wünsche von (zukünftigen) Patienten, Angehörigen und Besuchern. Eine Studie von Vivantes in Zusammenarbeit mit Sinus Sociovision. Berlin: Medizinisch Wissenschaftliche Verlagsgesellschaft.

Janßen, U., Schmidt, E.-M. (2007): Die Keimzelle des Erfolges – Entwicklung eines Zuweisermarketingkonzeptes. In: Saßen, S., Franz, M. (Hrsg.): Zuweisermarketing mit sektorenübergreifender Kommunikation: Ein Kompendium zur gezielten Einflussnahme auf Patientenströme und transsektorale Versorgungsqualität. München, Berlin u. a.: Economica, S. 39–54.

Kotler, P., Keller, K.L. (2009): Marketing Management. 13. Aufl. New Jersey: Pearson Prentice Hall.

Kurscheid, C., Hartweg H.-R. (2008): Versorgungsstrukturen in Deutschland – Aktueller Stand und Perspektiven für das Krankenhaus. In: Hellmann, W., Baumann, H., Bienert, M.-L., Wichelhaus, D.-P. (Hrsg.): Abteilungsmanagement für Leitende Ärzte. Heidelberg u. a.: Economica, S. 37–55.

Leebov, W. (1988): Service Excellence: The Customer Relations Strategy for Health Care. Trump, USA: American Hospital Publishing.

Lüthy, A., Buchmann, U. (2009): Marketing als Strategie im Krankenhaus: Patienten- und Kundenorientierung erfolgreich umsetzen. Stuttgart: Kohlhammer.

Mayer, A. G. (2005): Marktorientierung im Krankenhaus der Zukunft – Erfolgsfaktoren für unternehmerisch geführte Kliniken. Kulmbach: Baumann Fachverlage.

Mayer, A. G. (2007): Einweisermarketing vom Nice-to-Have zum strategischen Erfolgsfaktor. In: Saßen, S., Franz, M. (Hrsg.): Zuweisermarketing mit sektorenübergreifener Kommunikation: Ein Kompendium zur gezielten Einflussnahme auf Patientenströme und transsektorale Versorgungsqualität. München, Berlin u. a.: Economica, S. 39–54.

Meffert, H., Bruhn, M. (2009): Dienstleistungsmarketing – Grundlagen – Konzepte – Methoden. 6. Aufl. Wiesbaden: Gabler.

Oberreuter, P. (2010): Einweisermanagement und -marketing. In: Debatin, J. F. , Ekkernkamp, A., Schulte, B. (Hrsg.): Krankenhausmanagement: Strategien, Konzepte, Methoden. Berlin: Medizinisch Wissenschaftliche Verlagsgesellschaft, S. 160–175.

Riegl, G. F. (2000): Krankenhaus-Marketing & Qualitäts-Management. Großes Handbuch für das Erfolgs-Management in Hospitälern. Augsburg: Verlag Prof. Riegl & Partner GmbH.

Rost, M. (2002): Zur Effizienz des Einweisungsverhaltens niedergelassener Ärzte unter besonderer Berücksichtigung vernetzter Praxen (= Schriften zur öffentlichen Verwaltung und öffentlichen Wirtschaft, Bd. 171). Baden-Baden: Nomos.

Schmidt, E.-M., Walter, T., Messner, T. (2008): Aktuelle Lage des Zuweisungsmanagements in Deutschland. Repräsentative Erhebung zur Zusammenarbeit mit ärztlichen Zuweisern aus Krankenhausperspektive (= Schriftenreihe zur Gesundheits- und Sozialwirtschaft, Bd. 9). Bochum, Berlin: contec.

Statistisches Bundesamt (2009): Gesundheit – Grunddaten der Krankenhäuser. Wiesbaden: Statistisches Bundesamt.

Techniker Krankenkasse: TK Klinikführer (http://www.tk-online.de/tk/klinikfuehrer/114928, Zugriff 05.07.2020).

Tecklenburg, A. (2010): Strategische Ausrichtung im Krankenhaus. In: Debatin, J. F., Ekkernkamp, A., Schulte, B. (Hrsg.): Krankenhausmanagement: Strategien, Konzepte, Methoden. Berlin: Medizinisch Wissenschaftliche Verlagsgesellschaft, S. 41–48.

Thill, K.-D. (1999): Kundenorientierung und Dienstleistungsmarketing für Krankenhäuser. Theoretische Grundlagen und praktische Fallbeispiele. Stuttgart: Kohlhammer.

Thill, K.-D. (2010): Einweisermarketing für Krankenhäuser: Niedergelassene Ärzte professionell gewinnen und binden. 2. Aufl. Wiesbaden: Gabler.

Zetkin M., Schaldach, H. (2005) Lexikon der Medizin. 16. Aufl. Stichwort Einweisung (online) (http://imedo.de/medizinlexikon, Zugriff 05.03.2010).

2 Der strategische Planungsprozess: Wie entwickelt ein Krankenhaus eine Einweiserstrategie?

2.1 Strategie: Warum basiert das Einweiserbeziehungsmanagement auf einer Strategie?

Eine Unternehmensstrategie ist die Zusammenstellung eines Planes, um die Gunst der Kunden gegenüber den Wettbewerbern zu gewinnen. Sie hat langfristigen Charakter und basiert auf Kontinuität. Eine Strategie muss sorgfältig auf Basis von Kunden- und Wettbewerbererkenntnissen vorbereitet und im Krankenhaus kommuniziert werden, denn sie wird nicht jedes Jahr neu entwickelt, sondern an die gegebenen Rahmenbedingungen angepasst. Die Strategieentwicklung ist Aufgabe des Top-Managements. Die Geschäftsführung setzt damit den grundsätzlichen Orientierungsrahmen für die zukünftige Unternehmensentwicklung. An diesem Rahmen orientiert sich die operative Unternehmensführung und sorgt für die *richtige* Umsetzung, d. h. den effizienten Einsatz von Mitteln und Maßnahmen.

Eine Strategie setzt im besten Fall sowohl eine Mission als auch eine Vision voraus. Die *Mission* legt den Zweck eines Unternehmens fest. Sie beantwortet die Frage „Was ist unsere Aufgabe, warum gibt es uns?" und beschreibt somit den Kernauftrag eines Krankenhauses. Idealerweise ergänzt wird die Mission durch eine positive, faszinierende und realisierbare Zukunftsvorstellung, die *Vision*. Visionen wirken auf Menschen anziehend, motivierend und sinnstiftend (vgl. Riegl 2000, S. 86). Die Vision muss in klarer, einfacher und kurzer Form an Kunden, Mitarbeiter und Öffentlichkeit vermittelbar sein und besitzt eine Orientierungsfunktion, d. h. sie legt fest, wo die Klinik langfristig stehen soll (vgl. Riegl 2000, S. 87).

Auch im Einweiserbeziehungsmanagement ist eine Strategie unabdingbar, um eine strategische Erfolgsposition für das Krankenhaus zu generieren, zu erhalten und damit wettbewerbsfähig zu bleiben. Der Einweiser als der Vertriebskanal schlechthin bestimmt mit, wie ein Krankenhaus am Markt aufgestellt ist. Um im Wettbewerb zukünftig zu bestehen, ist eine konsequente Ausrichtung der Klinik auf die Kunden notwendig. Einweiserbeziehungsmanagement führt zum aktiven Management der Beziehungen mit den Kunden „niedergelassene Ärzte" durch ein Krankenhaus bestimmt durch deren Anforderungen.

Einweiserbeziehungsmanagement ist somit ein Top-Management-Thema, welches strategisch zu verankern und entsprechend zu planen ist. Ohne entsprechendes Commitment von Geschäftsführung und Chefärzten lässt sich Einweiserbeziehungsmanagement im Krankenhaus schwer umsetzen. Zentraler Erfolgsfaktor für die Implementierung eines strategischen Customer Relationship Managements (CRM) ist eine kundenorientierte Unternehmensführung und -kultur, also die konsequente Ausrichtung der Unternehmensaktivitäten an den Bedürfnissen der Kunden (vgl. Homburg und Sieben 2000, S. 493 ff.). Im Klartext heißt das, passende Leistungen für den Kunden zu finden, nicht geeignete Kunden für die jeweilige Leistung. Ebenfalls eine wichtige Rolle kommt den Mitarbeitern des Unternehmens zu. Deren kundenorientierte Einstellung und ein an Kundenbedürfnissen ausgerichtetes Verhalten schafft ein einheitliches und konsistentes Erscheinungsbild in der Öffentlichkeit. Unmittelbaren Einfluss auf den Erfolg einer CRM-Implementierung haben Strukturen und Abläufe (Prozesse) der gesamten Organisation, die streng kundenorientiert ausgestaltet werden sollten (vgl. Homburg und Sieben 2000, S. 493 ff.). Dazu müssen im Rahmen der strategischen Planung die übergeordneten Eckpunkte sozusagen als Grundpfeiler festgelegt werden, damit diese auf operativer Ebene durch Festlegung und Einsatz verschiedener Instrumente des Marketing-Mix[1] und Gestaltung der Prozesse umgesetzt werden können.

Der strategische Planungsprozess (Abb. 2.1), der zur Entwicklung und Implementierung einer Einweiserstrategie führt, soll in den folgenden Kapiteln aufgezeigt werden.

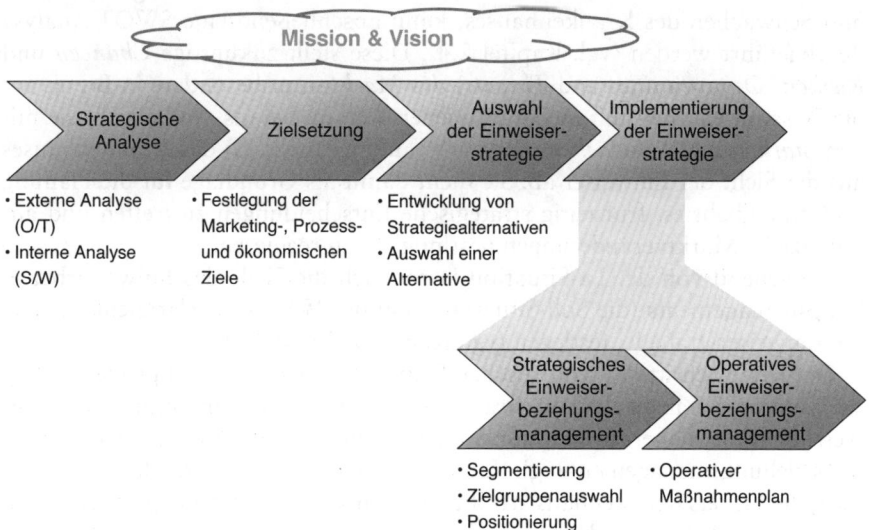

Abb. 2.1: Der strategische Planungsprozess (O = Opportunities, T = Threats, S = Strenghts, W = Weaknesses)

---

1   Es handelt sich um die 5 Ps (siehe Kapitel 1.2).

Als Voraussetzung der Strategieentwicklung ist im ersten Schritt eine umfassende Bestandsaufnahme der Ausgangssituation durchzuführen. Diese strategische Analyse umfasst die externe und interne Analyse.

Die Betrachtung des Makroumfelds eines Krankenhauses, also im wesentlichen des politisch-rechtlichen, wirtschaftlichen und sozio-kulturellen/soziodemografischen Umfelds ist der erste Teil der externen Analyse. Diese Faktoren können durch das Krankenhaus nicht beeinflusst werden, sie gelten für alle Häuser einer geografischen Region und sind daher als gegeben anzusehen (vgl. Hofbauer und Schweidler 2006, S. 206). Das Makroumfeld legt die Rahmenbedingungen für das grundlegende Handeln und das grundsätzliche Leistungsangebot des Krankenhauses fest. Dies ist nicht nur im Rahmen des Einweiserbeziehungsmanagements, sondern insbesondere für die übergeordnete grundsätzliche Unternehmensstrategie relevant und wurde aus diesem Grund bereits in vielen Werken ausführlich beschrieben (vgl. Kapitel 2.2 und 2.4; dazu ausführlicher unter anderem Lüthy und Buchmann 2009, S. 105 ff.; Kotler und Keller 2009, S. 119 ff.; Nieschlag et al. 2002, S. 98 ff.).

Daneben beinhaltet die externe Analyse auch die Analyse des Mikroumfelds. Diese umfasst mindestens eine Betrachtung des (regionalen) Marktes – insbesondere des Marktpotenzials –, der Wettbewerber und der Kunden – Patienten und Einweiser – und wird in Kapitel 2.2 behandelt. Zusätzlich ist ggf. noch die technologische Entwicklung in die Mikroanalyse einzubeziehen.

Mit Informationen aus der internen Analyse, d. h. der Ermittlung der Stärken und Schwächen des Krankenhauses, kann abschließend eine SWOT-Analyse durchgeführt werden (vgl. Kapitel 2.4). Diese stellt zukünftige *Chancen* und *Risiken* (*Opportunities* and *Threats*) *des Marktes*, insbesondere in Bezug auf die Zusammenarbeit mit niedergelassenen Ärzten, heraus, und gleicht sie mit den *Stärken* und *Schwächen* (*Strengths* and *Weaknesses*) des Krankenhauses aus der Sicht der Einweiser ab. Sie dient damit als Grundlage für die Planung und ermöglicht es, frühzeitig strategische Entscheidungen zu treffen und auf potenzielle Marktveränderungen bestmöglich zu reagieren.

Ausgehend von der Ist-Situation lassen sich die Ziele des Einweiserbeziehungsmanagements (die Soll-Situation) und der Weg zur Zielerreichung, also die Einweiserstrategie, festlegen (vgl. Kapitel 2.5 und 2.6).

Der letzte Schritt des strategischen Planungsprozesses, die Implementierung der Einweiserstrategie, liegt im strategischen Einweiserbeziehungsmanagement, welches in einen operativen Maßnahmenplan mündet. Im strategischen Einweiserbeziehungsmanagement (vgl. Kapitel 2.8) wird der relevante Markt segmentiert, die für das Krankenhaus attraktiven (Einweiser-)Segmente priorisiert und ein grundsätzliches Angebot für die Zielsegmente in Form eines Positionierungskonzepts entwickelt. Operative Maßnahmen werden auf Basis der in Kapitel drei gewonnenen Erkenntnisse über Erwartungen und Bedürfnisse der niedergelassenen Ärzte im vierten Kapitel beschrieben.

2.2 Externe Analyse: Wie analysiert ein Krankenhaus sein Mikroumfeld?

Dirk Elmhorst

2.2.1 Einführung: Wie ist der grundlegende Aufbau der Analyse?

Das Einweisermanagement eines Krankenhauses soll helfen, die Erlöse zu sichern und zu steigern. Die Grundidee dabei ist, über die Einweiser Einfluss auf die Patientenströme in die eigene Einrichtung nehmen zu können. Ein effizientes Einweiserbeziehungsmanagement muss auf einer genauen Kenntnis des eigenen Versorgungsmarktes und seiner Möglichkeiten basieren. Eine umfassende Marktpotenzial- und Einweiseranalyse ist dafür unabdingbar. Auf dieser Grundlage lassen sich realistische und messbare Ziele setzen und konkrete Maßnahmen planen, mit denen die Ziele erreicht werden können.

Der Autor hat in den letzten fünf Jahren für über 250 Krankenhausstandorte diese Analysen begleitet oder selber durchgeführt. In Zusammenarbeit mit Controllern, Marketingexperten, IT-Fachleuten und Führungskräften der Krankenhäuser wurde dabei eine Best Practice entwickelt, die im Folgenden vorgestellt werden soll. Abbildung 2.2 stellt die wichtigsten Schritte in einer Übersicht dar.

Markt	Potenziale	Mitbewerber	Einweiser

• Marktgebiete abgrenzen, die analysiert werden sollen
• Bewährt hat sich eine Vierteilung des Marktes in:
  – Kernmarkt
  – Erweiterter Kernmarkt
  – Peripherie
  – Rest
	• Eigenen Marktanteil und vorhandene Fallpotenziale für alle relevanten Leistungsbereiche und Marktgebiete bestimmen
	• Marktanteile und Potenziale geografisch darstellen
	• Ökonomische Bewertung durchführen
	• Zukünftige Entwicklung abschätzen
		• Leistungsspektrum der Mitbewerber analysieren.
		• Geografische Lage der Mitbewerber zu den regionalen Fallpotenzialen darstellen
		• Bisherige regionale Entwicklungen der eigenen Fallzahlen in den letzten Jahren kontrollieren
			• Einweiser segmentieren in:
			  – Schlüssel-Einweiser
			  – Potenzial-Einweiser
			  – Problem-Einweiser
			  – Nicht-Einweiser
			• Zieleinweiser bestimmen (z.B.: Einweiser, auf die Maßnahmen zur Fallzahlsteigerung in strategisch wichtigen Leistungsbereichen ausgerichtet werden sollen)

Abb. 2.2: Best-Practice Markt- und Einweiseranalyse von Krankenhausstandorten

Die erste Aufgabe beim Durchführen einer Marktanalyse ist es, den Markt, der analysiert werden soll, festzulegen. Das können ein oder mehrere regional abgegrenzte Gebiete sein. Dieser Schritt ist notwendig, da sich alle Kalkulationen von Kennzahlen, mit denen der Markt bewertet wird, die Mitbewerber, die betrachtet werden müssen, und die relevanten Einweiser auf diese abgegrenzten Regionen beziehen. Im zweiten Schritt werden alle Leistungsbereiche innerhalb der abgegrenzten Marktgebiete anhand von Kennzahlen bewertet. Dabei werden zunächst der eigene Marktanteil und das noch vorhandene Potenzial an Behandlungsfällen abgeschätzt. Das vorhandene Potenzial wird ökonomisch (z. B. anhand des zu erwartenden Erlöses oder Deckungsbeitrages) bewertet und die zukünftige Entwicklung wird abgeschätzt. Zusätzlich kann es sinnvoll sein, auch die bisherige Entwicklung zu untersuchen.

Für die interessanten Leistungsbereiche müssen anschließend in einem weiteren Schritt die relevanten Mitbewerber analysiert und im Anschluss daran die Einweiser einer tiefergehenden Analyse unterzogen werden. Die Einweiseranalyse lässt sich noch einmal in zwei Teile untergliedern. Erstens in eine Segmentierung der Einweiser und potenziellen Einweiser im Marktgebiet und zweitens in eine Bestimmung der Zieleinweiser für Leistungsbereiche, in denen zum Beispiel Fälle hinzugewonnen werden sollen.

2.2.2 Markt: Wie wird der Markt abgegrenzt?

Wer eine Marktanalyse durchführen will, muss zunächst erst einmal den relevanten Markt festlegen, den er analysieren will. Stationäre Versorgungsmärkte beziehen sich in der Regel auf regional abgrenzbare Gebiete. Die Regionen können je nach angebotenen Leistungen kleiner oder größer sein. So sucht in der Regel ein akut erkrankter Patient das nächstgelegene Krankenhaus auf, während elektiv behandelbare Patienten, die spezielle Versorgungsleistungen benötigen, größere Strecken zurücklegen, um sich in darauf spezialisierten Kliniken behandeln zu lassen. Krankenhäuser stellen in unterschiedlichen Fachgebieten stationäre Leistungen mit abweichenden Versorgungsschwerpunkten zur Verfügung. Rein theoretisch müsste sich für jeden Leistungsbereich, je nach Ruf der Fachabteilung oder des Krankenhauses, in Abhängigkeit von den Standorten und dem Angebot der Mitbewerber ein eigener Markt abgrenzen lassen. Das bedeutet, man müsste für jede Fachabteilung und jeden Versorgungsbereich einen eigenen Markt darstellen. Dies würde den Analyseaufwand extrem in die Höhe treiben und die Vergleichbarkeit und damit Bewertung der einzelnen Abteilungen untereinander erschweren.

Vor diesem Hintergrund hat es sich bewährt, zunächst für das gesamte Krankenhaus einen Markt abzugrenzen und erst im weiteren Verlauf der Analysen für definierte Leistungsbereiche andere Märkte festzulegen, sofern festgestellt wird, dass die ursprünglich gewählte Marktabgrenzung den tatsächlichen Sachverhalten nicht gerecht wird. Abbildung 2.3 zeigt die Versorgungsmärkte eines Krankenhauses, die auf Basis der Marktanteile, die das Krankenhaus an der stationären Versorgung in den Regionen bisher hatte, festgelegt wurden.

Für jedes Postleitzahlengebiet wurde ermittelt, wie viele stationäre Behandlungsfälle dort zu erwarten sind, unabhängig davon, ob diese tatsächlich in dem betrachteten Krankenhaus behandelt werden können. Die tatsächliche Anzahl an Fällen, die das Krankenhaus behandelt hat, wurde anschließend durch die statistisch zu erwartenden Fälle geteilt. Damit erhält man den Marktanteil[2] an der stationären Versorgung für jedes Postleitzahlengebiet. Um anschließend das Ganze etwas anschaulicher darstellen zu können, werden die Postleitzahlen, deren Marktanteile in einem vorgegebenen Intervall liegen, zusammengefasst. Zusätzlich werden alle Postleitzahlengebiete, die eine bestimmte Marktanteilsgrenze unterschreiten, ausgeblendet. Die Idee dabei ist, die Region herauszuarbeiten, aus der das Krankenhaus regelmäßig Patienten erwarten kann. Auch wenn es an den Randgebieten, die noch innerhalb des abgegrenzten Marktes liegen (Peripherie), nur wenige Patienten sind, so lässt sich doch davon ausgehen, dass auch in der Zukunft ein kleiner Prozentsatz der Patienten aus diesen Gebieten kommen wird. Die Legende in der linken oberen Ecke der Abbildung gibt die vorgenommene Gruppierung der Marktanteile in Prozentwerten wieder. Mit zunehmender geografischer Entfernung vom Krankenhaus nimmt der Marktanteil ab und zwar je nach Standorten der Mitbewerber unterschiedlich schnell, was nicht verwundert.

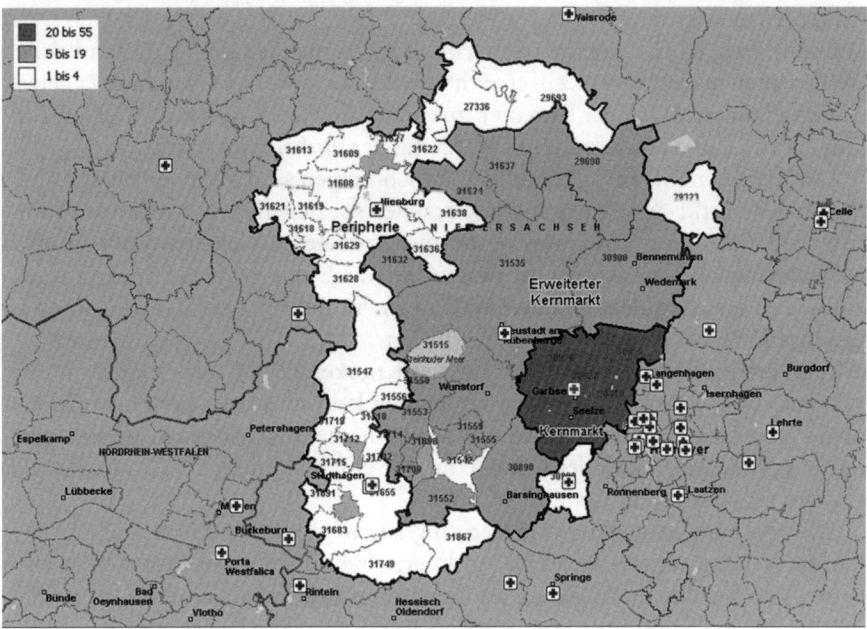

Abb. 2.3: Marktanteile je Postleitzahlenbereich und Marktabgrenzung (Quelle: trinovis KM-Explorer, Demodatensatz 2009)[3]

Wie der Markt in den einzelnen Regionen ausgeschöpft wird und aus welcher Entfernung noch Patienten zur stationären Behandlung kommen, hängt, wie bereits erwähnt, von der Konkurrenzsituation, dem Ruf des Krankenhauses

---

2   Die Kennzahlen Erwartungswert und Marktanteil werden in Kapitel 2.2.3 erläutert.
3   Werte in der Legende in Prozent.

und der Art der Erkrankung ab. Vor diesem Hintergrund hat es sich als sinnvoll erwiesen, drei Versorgungsregionen herauszuarbeiten:

1. Einen Kernmarkt (> 20 % Marktanteil)
2. Einen erweiterten Kernmarkt (5–20 % Marktanteil)
3. Einen peripheren Markt (1–5 % Marktanteil)

Der *Kernmarkt* ist dadurch gekennzeichnet, dass das Krankenhaus für die Versorgung der akut erkrankten Patienten in dieser Region relevant ist. Ein Patient mit einem akuten Herzinfarkt oder einem gebrochenen Oberschenkelknochen wird das nächstgelegene Krankenhaus aufsuchen und daher die kürzest mögliche Distanz zurücklegen.

Der *erweiterte Kernmarkt* ist dadurch gekennzeichnet, dass erheblich weniger akut erkrankte Patienten aus diesem Markt behandelt werden und das Krankenhaus in diesem Markt generell in deutlicher Konkurrenz zu Mitbewerbern steht. Es wird zwar noch ein signifikanter Anteil an der Versorgung erreicht, viele Patienten gehen aber auch in andere Krankenhäuser. Der erweiterte Kernmarkt ist häufig der Markt, auf den sich viele Aktivitäten zur Steigerung der Fallzahlen konzentrieren, da dort noch größere Potenziale vorhanden sind und nachweislich die Patienten in diesen Gebieten erreicht werden können, denn es kommt ja bereits ein signifikanter Anteil der Patienten aus diesen Gebieten zu stationären Behandlung in die eigene Einrichtung. Es ist häufig der *umkämpfte* Markt.

Der *periphere Markt* (alternative Bezeichnungen sind Fernmarkt oder überregionaler Markt) wird insbesondere von den speziellen, herausragenden Kompetenzen eines Krankenhauses bestimmt. Aus diesen Gebieten können noch Patienten gewonnen werden, die bereit sind, auch eine größere Strecke zurückzulegen, um sich in dem Krankenhaus in einem Leistungsbereich versorgen zu lassen, für den es einen besonderen Ruf hat.

Angemerkt werden muss noch, dass es Krankenhäuser, insbesondere im Bereich der Grundversorgung, gibt, für die sich kein sinnvoller peripherer Markt abgrenzen lässt, da schlicht und einfach keine herausgehobenen Leistungsbereiche vorhanden sind. Hier sollte dann nur eine Einteilung in Kernmarkt und erweiterter Kernmarkt gewählt werden.

Die vorgeschlagene Marktabgrenzung ist ein einfaches und bewährtes Verfahren, welches auf den bisher im Markt erzielten Ergebnissen basiert. Natürlich lassen sich Märkte auch anders festlegen, zum Beispiel als umschriebene Zielmärkte, die man zukünftig erreichen möchte, auch wenn bisher noch keine oder nur wenige Patienten aus diesen Gebieten behandelt wurden. Oder es können für miteinander verbundene Krankenhäuser an unterschiedlichen Standorten Märkte definiert werden, in denen sich die bisherigen Versorgungsgebiete überschneiden und die zukünftig gemeinsam bearbeitet werden sollen. Unabhängig davon ist es aber zwingend notwendig, Regionen abzugrenzen, auf die sich alle weiteren Analysen beziehen[4].

---

4   Die Möglichkeiten der Marktabgrenzung werden in dem Beitrag von Elmhorst (2008b) genau erläutert. Eine weitere Darstellung dazu findet sich in Elmhorst und Hünefeld

2.2.3 Potenziale: Wie wird das Fallpotenzial bestimmt?

Die Marktabgrenzung ist die notwendige Voraussetzung für die weiteren Analysen. Nachdem diese erfolgt ist, werden im nächsten Schritt die Kennzahlen kalkuliert, mit denen die Potenziale im Markt beurteilt werden können. In diesem Zusammenhang sind folgende Kennzahlen wichtig:

1. Die *Fallzahl* entspricht der Anzahl an stationären Behandlungsfällen, die das Krankenhaus behandelt hat (nicht gleich der Anzahl an Patienten!).[5]
2. Der *Erwartungswert* entspricht dem statistisch zu erwartendem stationären Fallaufkommen.[6]
3. Der *Marktanteil* ist ein Maß für den Anteil, den das Krankenhaus an der stationären Versorgung hat. Er wird berechnet, indem die Fallzahl multipliziert mit 100 durch den Erwartungswert geteilt wird.
4. Das *Potenzial* ist gleich dem Erwartungswert abzüglich der eigenen Fallzahl. Es ist ein Maß für die absolute Anzahl an Fällen, die in einer Region von Mitbewerbern behandelt werden und die rein theoretisch noch hinzugewonnen werden könnten.
5. Mit dem *Erlös* kann die ökonomische Bedeutung der stationären Behandlungsfälle abgeschätzt werden. Er lässt sich vorteilhaft in Eurobeträgen ausdrücken (CMI[7] abzüglich Zu- und Abschläge * Baserate[8]), da sich diese sofort für alle, denen die Analysen präsentiert werden müssen, auch ohne Kenntnisse des DRG-Systems erschließen.

Tabelle 2.1 enthält die Ergebnisse einer Kalkulation für die in Abbildung 2.2 abgegrenzten Märkte, die in den weiteren Analysen als Vergleichswerte herangezogen werden können.

(2008), S. 187–193.

5   Ein Patient kann mehrfach im Jahr stationär behandelt werden. Ein Behandlungsfall entspricht immer genau einer Behandlungsepisode.

6   Da für kleinräumige Gebiete von den statistischen Ämtern in der Regel keine Daten zum tatsächlichen Fallaufkommen herausgegeben werden, muss man sich dieses Verfahrens bedienen. Die kleinste Gebietsebene für die noch Daten veröffentlicht werden, ist der Kreis. Über alters- und geschlechtsadjustierte Berechnungen der Erwartungswerte für jede einzelne Hauptdiagnose lassen sich hinreichend genaue Werte für Postleitzahlengebiete berechnen. Das genaue Verfahren wird in Elmhorst (2008a) auf den Seiten 59–66 beschrieben.

7   Case-Mix-Index (CMI): Spezifische Kennzahl im DRG-System, die die durchschnittliche ökonomische Schwere der Patientenfälle widergibt.

8   Baserate (Basisfallwert oder auch Basisfallpreis): Betrag in Euro, der im DRG-System jährlich landesweit festgelegt wird und über den sich das Entgelt für einen konkreten Behandlungsfall errechnet.

Tab. 2.1: Kennzahlen für die in Abbildung 2.2 abgegrenzten Märkte (Quelle: trinovis KM-Explorer, Demodatensatz 2009)

Gebiet	Einwohner	Erwartungswert	Fallzahl	Potenzial	Marktanteil
Kernmarkt	152.318	33.293	12.246	21.047	36,7%
Erw. Kernmarkt	211.086	45.405	5.902	39.503	13,0%
Peripherie	168.962	36.594	705	35.889	1,9%
Rest			399		

Entsprechende Analysen müssen für jeden Leistungsbereich erstellt werden. Auf Grundlage der veröffentlichten Statistiken ist das auf Basis der Hauptdiagnose (ICD) der behandelten stationären Patienten oder alternativ der durchgeführten Prozeduren (OPS) möglich. *DRGs eignen sich nicht für solche Auswertungen!* Tabelle 2.2 zeigt eine bewährte gegenüberstellende Darstellung. Die Auswertungen wurden für alle dreistelligen ICD-Codes des offiziellen ICD-Katalogs durchgeführt. Zur besseren Veranschaulichung wurden aus der umfangreichen Liste die Ergebnisse für einzelne Hauptdiagnosen herausgegriffen. Neben den schon beschriebenen Kennzahlen wird in Tabelle 2.2 mit *Fallzahl Rest* die Anzahl an Behandlungsfällen, die nicht aus den abgegrenzten Marktgebieten kommen (Kernmarkt, erweiterter Kernmarkt, Peripherie) ausgewiesen. Im Verhältnis zu der Kennzahl *Fallzahl Gesamt* gibt sie Aufschluss darüber, ob für die einzelne Erkrankung das abgegrenzte Marktgebiet richtig erfasst wurde. Wenn zum Beispiel, wie im Fall der Diagnose Prostatahyperplasie, 25 % der Behandlungsfälle nicht aus dem festgelegten Markt kommen, dann muss für diese Diagnose ein anderes Marktgebiet zugrunde gelegt werden. Dazu müssen dann weiterführende Analysen durchgeführt werden.

Tab. 2.2: Ergebnisse einer Potenzialanalyse auf Basis der Hauptdiagnose der stationären Behandlungsfälle. Legende: K = Kernmarkt, E = Erweiterter Kernmarkt, P = Peripherie (Quelle: trinovis KM-Explorer, Demodatensatz 2009)

ICD	Fallzahl gesamt	Fallzahl Rest	Potenzial			Marktanteil			Ø Erlös pro Fall
			K	E	P	K	E	P	
I50 Herzinsuffizienz	559	12	217	787	735	67,0%	12,0%	0,1%	3.347 €
I21 Akuter Myokardinfarkt	447	7	0	542	457	100,0%	4,6%	0,6%	2.777 €
G40 Epilepsie	360	59	92	210	263	63,0%	39,0%	5,1%	2.094 €
N40 Prostatahyperplasie	293	73	32	119	118	78,0%	39,0%	24,0%	3.010 €
M17 Gonarthrose	290	2	190	423	418	50,3%	18,6%	0,1%	6.103 €
K40 Hernia inguinalis	235	3	112	421	354	65,0%	5,2%	0,5%	1.987 €
K80 Cholelithiasis	232	5	188	527	434	53,0%	3,2%	0,1%	4.776 €

Die Ergebnisse der Tabelle 2.2 müssen mit den Verantwortungsträgern der Fachabteilungen durchgesprochen werden. Dabei sollen die einzelnen Leistungsbereiche der Fachabteilung bewertet und mögliche Optionen erörtert werden. Die zentralen Fragen hierzu lauten:

• Welche Stärke, gemessen am Marktanteil, haben wir in den einzelnen Leistungsbereichen?
• In welchen Leistungsbereichen und welchen Märkten, gemessen am noch vorhandenen Potenzial, haben wir noch Wachstumsmöglichkeiten?
• Welche Leistungsbereiche sollen ausgebaut werden?
• In welchen Leistungsbereichen soll die Position gehalten werden?
• Welche Leistungsbereiche haben keine besondere Bedeutung?

Die Analysen lassen sich weiter vertiefen, indem anhand der Bevölkerungsprognosen für das Versorgungsgebiet des Krankenhauses die zukünftige Entwicklung der Fallzahl abgeschätzt wird. Dazu wird der Erwartungswert auf Basis der zukünftig zu erwartenden demografischen Struktur in der Region berechnet. Kritisch anzumerken ist, dass neben dem demografischen Wandel auch andere Entwicklungen Einfluss auf die zukünftige Entwicklung der stationären Fallzahlen haben werden. Dazu zählen veränderte Lebensgewohnheiten (z. B. Diabetes mellitus), die Verlagerung zwischen ambulantem und stationärem Versorgungsbereich (z. B. Kataraktoperationen, Leistenhernienchirurgie), neue Behandlungsmethoden (z. B. weniger Herz-Kreislauferkrankungen als Folgeerkrankungen anderer Erkrankungen durch neue Medikamente oder bessere ambulante Behandlung) und die Konzentration der Behandlung auf Spezialkliniken (z. B. gefäßchirurgische Eingriffe durch dafür ausgewiesene gefäßchirurgische Kliniken).

2.2.4 Mitbewerber: Wie werden relevante Konkurrenten einbezogen?

Die in Kapitel 2.2.3 beschriebene Potenzialanalyse erlaubt, die unterschiedlichen Leistungsbereiche einer Klinik hinsichtlich ihres grundsätzlichen Marktpotenzials zu beurteilen. Ob sich die identifizierten Potenziale auch tatsächlich gewinnen lassen, hängt auch von der Positionierung der Mitbewerber ab, die daher ebenfalls einer eingehenden Analyse unterzogen werden müssen. Dazu werden die relevanten Mitbewerber ermittelt und deren Leistungsspektren mit den eigenen Fallzahlen verglichen. Grundlage hierfür sind die Angaben in den Qualitätsberichten der Krankenhäuser. Besonders bewährt hat sich die Darstellung in einer Matrix, die in den Zeilen jeweils die Hauptdiagnosen oder die Prozeduren absteigend nach deren Häufigkeit (Summe über alle Mitbewerber) auflistet und in den Spalten die einzelnen Krankenhäuser absteigend nach deren Gesamtfallzahl auflistet. Damit lässt sich auf einen Blick erfassen, wer in welchen Leistungsbereichen im Vergleich besonders stark ist und wo Lücken und Schwerpunkte im

Leistungsspektrum liegen. Weiterführende Ausführungen zu den Themen *Wettbewerbsanalyse* und *SWOT (Stärken-, Schwächen-, Chancen-, Risiken-Analyse im Vergleich zum stärksten Wettbewerber)* finden sich in Kapitel 2.4.

In einer weiteren wichtigen Darstellung werden die regionalen Potenziale des eigenen Krankenhauses mit den Standorten der Mitbewerber ins Verhältnis gesetzt. Ziel dabei ist es, die Regionen mit hohem Potenzial herauszuarbeiten, die in einer günstigen geografischen Lage zum eigenen Krankenhaus liegen. So macht es zum Beispiel wenig Sinn, Aktivitäten auf Regionen zu konzentrieren, in denen zwar ein hohes Potenzial vorhanden ist, der stärkste Mitbewerber aber seinen Standort hat.

Zusätzlich wertvolle Informationen zu Mitbewerberaktivitäten kann gelegentlich eine Analyse der Entwicklung der eigenen Fallzahlen in den vergangenen Jahren differenziert nach Regionen liefern.

2.2.5 Einweiser: Wie werden die niedergelassenen Ärzte analysiert?

Die in den Kapiteln 2.2.2 bis 2.2.4 beschriebene Marktpotenzialanalyse liefert differenzierte Informationen zum Bedarf an stationären Behandlungsleistungen im eigenen Einzugsgebiet und zeigt auf, welche Krankenhäuser mit welchem Ergebnis um diesen Bedarf konkurrieren. Da der einweisende Arzt eine wesentliche Rolle bei der Wahl des Krankenhauses durch den Patienten spielt, muss der Marktpotenzialanalyse eine ebenso gründliche Einweiseranalyse folgen, denn ein Ziel des Einweiserbeziehungsmanagements ist es, wie bereits eingangs erwähnt, über die Einweiser Einfluss auf die Patientenströme in die eigene Einrichtung zu nehmen. Erst in der Kombination der Marktpotenzialanalyse mit der Einweiseranalyse lassen sich dafür handlungsleitende Informationen gewinnen.

Einweiseranalysen werden mit Hilfe von Kennzahlen, durch raumbezogene Auswertungen und über spezielle inhaltliche Auswertungen der eingewiesenen Patienten vorgenommen. Die Analysen können drei Ziele verfolgen:

- Erstens die *Einweisersegmentierung*, die dazu dient, die eigenen Einweiser ganz allgemein in Gruppen einzuteilen. Den Gruppen sollen sich bestimmte Aktivitäten im Einweiserbeziehungsmanagement zuordnen lassen, unabhängig von speziellen strategischen Zielen.
- Zweitens die Zielgruppenauswahl (Einweisertargeting), bei dem die Zieleinweiser ermittelt werden, auf die sich Aktivitäten konzentrieren müssen, um spezielle strategische Ziele zu erreichen.
- Drittens das *Einweisercontrolling*, welches zum Ziel hat, Veränderungen im Einweisungsverhalten frühzeitig zu erkennen sowie die Ergebnisse der Aktivitäten innerhalb des Einweisermanagements zu kontrollieren.

Die Übergänge zwischen den eingesetzten Methoden der Einweiseranalyse und den genannten Zielen der Analysen sind fließend. So werden vergleichbare kennzahlenbasierte Auswertungen sowohl für die Segmentierung, die Zielgruppenauswahl als auch für das Controlling eingesetzt. Bevor praktische Beispiele folgen, sollen zunächst die möglichen Auswertungen vorgestellt werden.

Den Einweisern lassen sich eine ganze Reihe von Kennzahlen und Merkmalen zuordnen, die für Analysen nützlich sein können. Tabelle 2.3 gibt eine Übersicht über Kennzahlen, die dem Autor in der Zusammenarbeit mit Krankenhauskunden bisher genannt worden sind. Bei genauer Betrachtung der aufgelisteten Kennzahlen wird deutlich, dass sich diese in wenige Gruppen einteilen lassen. Die absolute Zahl an eingewiesenen *Fällen pro Einweiser* in einem definierten Zeitraum dürfte in jedem Krankenhaus als Kennzahl bekannt sein. Daneben besteht ein Interesse, die Entwicklung der Einweisungen verfolgen zu können. Dazu hat es sich bewährt, die eingewiesenen Fallzahlen nach Quartalen aufzusummieren. Die Abweichungen der Quartale zueinander können dann nach unterschiedlichen Verfahren bestimmt werden, um einen *langfristigen* und einen *kurzfristigen Einweisungstrend* zu ermitteln. Die Zahl der eingewiesenen Fälle korreliert nicht unbedingt mit der *ökonomischen Bedeutung* des Einweisers für das Krankenhaus. Um diese zu bestimmen, kann die Summe der Effektivgewichte der Fälle pro Einweiser oder der Erlösbeitrag in Euro dargestellt werden. Als weitere Kennzahl mit ökonomischer Bedeutung sollte die *Abweichung der eingewiesenen Fälle von der mittleren Verweildauer* nach DRG-Katalog ermittelt werden. Sofern die eingewiesenen Fälle deutlich negativ abweichen, muss geprüft werden, ob der Einweiser ursächlich dafür ist. Das kann zum Beispiel der Fall sein, wenn die eingewiesenen Patienten schlecht vorbereitet waren, undifferenziert eingewiesen wurden oder selektive Einweisungen von Problempatienten erfolgten.

Wie Tabelle 2.3 zu entnehmen ist, gibt es neben den bereits beschriebenen Kennzahlen eine weitere Kennzahlenkategorie, die Bezug zum möglichen *Einweisungspotenzial* nimmt. So lassen sich zum Beispiel Einweiser in der Nähe des eigenen Krankenhauses in der Regel eher binden als weiter entfernt liegende.

Bei den *raumbezogenen Auswertungen* werden die Marktanteile, die noch vorhandenen Potenziale und die Konkurrenzsituation in einer Region zu den Praxisstandorten und deren Einweisungszahlen in Beziehung gesetzt. Dabei sollen die Einweiser in einer Region ermittelt werden, die gewonnen werden müssen, um das dort noch vorhandene Potenzial zu erschließen. Das besondere Augenmerk liegt dabei auf Einweisern mit noch vermutetem Einweisungspotenzial, die mit geringem Aufwand gewonnen werden können. Das sind typischerweise Einweiser, die zwar Patienten einweisen, aber erkennbar weniger als vergleichbare Praxen. So könnten zum Beispiel die Gynäkologen im Kernmarkt durchschnittlich zwischen 25 und 50 Fällen im Jahr einweisen, während die Gynäkologen in anderen Gebieten nur zwischen 5 und 25 Fällen einweisen.

Spezielle *inhaltliche Auswertungen* betrachten besonders das Erkrankungsspektrum der eingewiesenen Patienten. Das Ziel dabei ist es, auffällige Lücken im Einweisungsspektrum zu erkennen. So ist es z. B. auffällig, wenn sich unter den 50 Fällen pro Jahr, die ein Urologe in eine urologische Klinik einweist, keine Patienten mit einer Prostatahyperplasie befinden.

Tab. 2.3: Übersicht möglicher Kennzahlen der Einweiseranalyse

Kategorie	Kennzahl oder Merkmal
Fallzahl	Fallzahl
Fallzahl	Relativer Anteil der Fallzahl eines Einweisers an der Gesamtfallzahl der Fachabteilung
Einweisungstrend	Trend aus Regressionsgraden über die Fallzahlen der letzten 10 bis 12 Quartale
Einweisungstrend	Abweichung Hochrechnung der Fallzahlen aktuelles Jahr zu Vorjahr
Einweisungstrend	Statistisch auffällige Abweichung der Fallzahlen des letzten Quartals zu allen vorherigen Quartalen
Einweisungstrend	Abweichung der Fallzahlen des letzten Quartals zu Vorquartal
Einweisungstrend	Abweichung der Fallzahlen des letzten Quartals zu Quartal des Vorjahres
Einweisungstrend	Abweichung der Fallzahlen des letzten Quartals vom gleitenden Durchschnitt der letzten 3 Quartale
Einweisungstrend	Abweichung der Fallzahlen des letzten Quartals von den durchschnittlichen Fallzahlen pro Quartal
Einweisungstrend	Zeitpunkt der letzten Einweisung
Ökonomie	Summe der Effektivgewichte
Ökonomie	Ø Effektivgewicht pro Fall
Ökonomie	Summe der Erlöse
Ökonomie	Ø Erlös pro Fall
Ökonomie	Summe der Belegungstage
Ökonomie	Ø Verweildauer pro Fall
Ökonomie	Summe der Abweichungen von den mittleren Verweildauern
Ökonomie	Ø Abweichung von der mittleren Verweildauer pro Fall
Einweisungspotenzial	Entfernung Praxisstandort in Kilometer
Einweisungspotenzial	Entfernung Praxisstandort zum nächsten Mitbewerber (Krankenhaus) in Kilometer
Einweisungspotenzial	Anzahl Ärzte an dieser Adresse
Einweisungspotenzial	Einzugsgebiet der eingewiesenen Fälle des Einweisers
Einweisungspotenzial	Auffällige Abweichungen im Einweisungsspektrum
Einweisungspotenzial	Marktanteil im PLZ-Gebiet der Praxis des Einweisers
Einweisungspotenzial	Noch vorhandenes Fallpotenzial im PLZ-Gebiet der Praxis des Einweisers
Einweisungspotenzial	Erstmalige Einweisung

Der erste Schritt der Einweiseranalyse ist die Segmentierung der Einweiser. Dabei hat sich eine Einteilung in Schlüsseleinweiser, Einweiser mit vermutetem Potenzial und Problemeinweiser bewährt. In Tabelle 2.4 findet sich ein Vorschlag für eine mögliche Segmentierung. Ausführliche Erläuterungen zur Segmentierung finden sich im Kapitel 2.7.1 und 2.7.2.

Tab. 2.4: Beispiel für eine Einweisersegmentierung

Einweiser-segment	Untergruppe	Beschreibung
Schlüssel-einweiser		Hoher Erlösbeitrag mit in der Regel keinem oder wenig weiterem Einweisungspotenzial
Potenzial-einweiser	Niedriger Aufwand	Noch vorhandenes Einweisungspotenzial bei geringem oder mittlerem Akquiseaufwand
Potenzial-einweiser	Hoher Aufwand	Zum Beispiel Nicht-Einweiser, die bisher keine Fälle eingewiesen haben
Problem-einweiser	Fallzahlenrückgang	Einweiser mit rückläufigen Fallzahlen
Problem-einweiser	Verweildauerüberhang	Einweiser, deren eingewiesenen Fälle in der Summe deutlich positiv von der mittleren Verweildauer abweichen, sofern die Ursache dafür beim Einweiser liegt

Auf Basis der Analyseergebnisse sollten die Einweiser den dargestellten Segmenten zugeordnet werden. Die Nicht-Einweiser lassen sich sofort ermitteln, sofern die Adressen aller niedergelassenen Ärzte[9] aus dem Einzugsgebiet des Krankenhauses vorliegen. Die Schlüsseleinweiser und die Problemeinweiser können über die entsprechenden Kennzahlen ermittelt werden. Tabelle 2.5 zeigt dazu eine beispielhafte Auswertung, die auch im Einweisercontrolling zu empfehlen ist.

Die Tabelle ordnet den Einweisern wichtige Kennzahlen zu und über eine bedingte Formatierung mit grafischen Symbolen, wie in dem Beispiel, oder alternativ mit Signalfarben kann das Augenmerk sofort auf auffällige Einweiser geleitet werden. Diese müssen dann in inhaltlichen Auswertungen einzeln weiter analysiert werden. Konkret heißt das, sich die einzelnen eingewiesenen Patienten anzuschauen. Gibt es Auffälligkeiten im eingewiesenen Fallspektrum? Sind die Einweisungszahlen generell oder nur für bestimmte Erkrankungen rückläufig? Sind nur die Fallzahlen von bestimmten Fachabteilungen rückläufig? Welche Patienten genau weichen von der mittleren Verweildauer ab? Gibt es Hinweise, dass die Ursache dafür beim Einweiser liegt? Erst nach einer genauen inhaltlichen Analyse kann die Zuordnung eines Einweisers in das Segment des Problemeinweisers vorgenommen werden.

---

9   Die Adressen der Nicht-Einweiser können zugekauft werden.

Tab. 2.5: Beispiel für eine Datenaufbereitung innerhalb der Einweiseranalyse bzw. des Einweisercontrollings

Einweiser	Fallzahl	Erlös	Abweichung VWD	Einweisungstrend
Einweiser 1	208	594.675 €	51	24
Einweiser 2	176	325.816 €	-224	-27
Einweiser 3	194	478.518 €	-59	10
Einweiser 4	187	707.046 €	-72	-3
Einweiser 5	128	611.692 €	-2	-3
Einweiser 6	131	243.941 €	-113	5
Einweiser 7	114	468.860 €	6	2
Einweiser 8	104	498.292 €	166	3
Einweiser 9	133	515.952 €	-193	-2
Einweiser 10	94	478.214 €	34	5
Einweiser 11	104	250.041 €	-64	0
Einweiser 12	116	289.387 €	-13	3
Einweiser 13	83	233.769 €	131	3
Einweiser 14	100	370.664 €	177	7
Einweiser 15	112	192.001 €	87	2
Einweiser 16	97	300.689 €	225	0
Einweiser 17	82	166.152 €	-13	-4
Einweiser 18	71	147.261 €	25	3
Einweiser 19	73	318.146 €	-89	-3
Einweiser 20	69	256.531 €	-197	4
Einweiser 21	69	413.865 €	-99	-3
Einweiser 22	78	422.002 €	-5	-2
Einweiser 23	65	372.969 €	-39	3
Einweiser 24	70	302.458 €	-34	-2
Einweiser 25	75	224.401 €	-206	-2
Einweiser 26	58	238.691 €	3	-1
Einweiser 27	76	231.671 €	-87	-3
Einweiser 28	66	226.089 €	58	2
Einweiser 29	74	107.893 €	-95	0
Einweiser 30	52	320.203 €	-63	5

Das noch vorhandene Einweisungspotenzial eines Einweisers kann nur vermutet werden. Ziemlich sicher ist, dass Nicht-Einweiser ein Einweisungspotenzial haben. Die Nicht-Einweiser haben aber häufig einen Grund dafür, nicht in das analysierte Krankenhaus einzuweisen und werden wahrscheinlich nur mit hohem Aufwand als Einweiser zu gewinnen sein. Daher ist es sinnvoller, das Augenmerk auf Einweiser zu legen, bei denen sich eine geringe bis mittlere Einweisungshäufigkeit in Relation zu vergleichbaren Praxen (z. B. Fachgebiet, Größe der Praxis) findet. Es gibt viele weitere Faktoren, um indirekt auf das zu vermutende Potenzial eines Einweisers zu schließen, die hier nicht weiter dargelegt werden sollen.

Die Bestimmung der Zieleinweiser (Zielgruppenauswahl – zweiter Schritt) erfolgt ebenfalls auf Basis der beschriebenen Einweiseranalysen. Eine ausführliche Darstellung zu den Zieleinweisern findet sich in Kapitel 2.7.2.

Abschließend noch eine Bemerkung zu den Datengrundlagen für die Einweiseranalyse: Wer sich mit dem Thema Einweiseranalyse beschäftigt, stolpert schnell über die schlechte Datenlage in Bezug auf die erfassten Einweiser und niedergelassene Ärzte. Oft gilt: Je größer die Klinik, umso schlechter die Datenlage. Von dieser Regel weichen in Deutschland nur sehr wenige Ausnahmekliniken ab. Es gibt durchaus einige große Krankenhäuser, die nur etwas mehr als 30 % ihrer Behandlungsfälle den jeweiligen Einweisern zuordnen können! Was nicht erfasst ist, kann auch nicht ausgewertet werden. Um die Voraussetzungen für ein kontinuierliches Einweisercontrolling und die Grundlage für Programme zur Einweiserbindung zu schaffen, müssen organisatorische Maßnahmen in der Patientenaufnahme umgesetzt werden, insbesondere damit jeder Behandlungsfall auch tatsächlich mit dem richtigen Einweiser verknüpft werden kann. Als besonders hilfreich erweist sich dafür die sorgfältige Pflege der in den Patientenadministrationssystemen hinterlegten Daten zu potenziellen und bestehenden Einweisern (Stammdatenpflege) aus dem Einzugsgebiet des Krankenhauses. Die Stammdaten der Einweiser (Name, Adresse, Fachgebiet, Praxistyp, Telefonnummer usw.) werden sowohl für die Datenanalyse als auch für das Management der Zuweiserbeziehungen benötigt. Vor dem Hintergrund der Einführung von CRM-Systemen zur Unterstützung des Einweiserbeziehungsmanagements, die die ersten Krankenhäuser vorgenommen haben oder aktuell planen, sind diese Daten unverzichtbar.

Fallbeispiel

Felix Dorn, Leiter Marketing und Vertrieb, Albertinen Gruppe

Ausgangslage

Die Albertinen-Gruppe mit zwei Krankenhäusern, mehreren Seniorenwohnanlagen und Pflegeeinrichtungen sowie weiteren Einrichtungen (z. B. Albertinen-Schule, Albertinen-Akademie) ist der drittgrößte Krankenhausträger und größte diakonische Krankenhausbetreiber in Hamburg. Gerade in der Hansestadt, dem *Haifischbecken* für Krankenhäuser, sind Marketing- und Vertriebsstrategien überlebensnotwendig. Die strategische Planung und operative Umsetzung ist dabei mit geeigneten Systemen/Tools zu unterstützen, die einen hohen Beitrag zur schnellen Entscheidungsfindung liefern.

Die Herausforderung an diesem Punkt des strategischen Marketings war für die Albertinen-Gruppe, sowohl die strategischen Anforderungen der Managementebene (Geschäftsführungen) zu bedienen als auch die tragenden Säulen in der Umsetzung von Maßnahmen (Chefärzte) ausreichend mit Informationen in der operativen Ebene zu versorgen. Ziel war, ein robustes System zu konzipieren, das langfristig mit bereits bestehenden personellen Ressourcen funktionsfähig ist sowie darüber hinaus durch die zu bildende eigene Excellence hohe Schnelligkeit sowie unmissverständliche Ergebnisorientierung zu Tage bringt. Die Erfahrung hat uns gelehrt, dass die Vergabe dieser Kernleistung der Marketing-Analyse nach außen hin zur Verlangsamung des Prozesses geführt und die fehlende breite Beteiligung der Entscheider im Analyseprozess nur eine geringe Akzeptanz für Produktentscheidungen hat entstehen lassen. Wir alle kennen diese Projekte – ein externer Berater analysiert den § 21er Datensatz, präsentiert den IST-Status des Klinikums und zeigt Potenziale im Mikromarkt auf. Danach passiert erst einmal lange nichts. Die Entscheider fühlen sich meist in ihren Kompetenzen nicht mitgenommen und trauen damit oft den Analysen nicht. Darüber hinaus fehlt die Idee, wie Handlungen unkompliziert auf breiter Ebene ausgelöst werden können, um den Markt mit gezielten Leistungsversprechen zu durchdringen. Um auch diese Hürde letztlich zu nehmen, war es dringend erforderlich, die handlungsfähigen Produktmanager in der Organisationsstruktur zu identifizieren und diesen ein einfach zu bedienendes Aktions-Tool an die Hand zu geben, um Handlungsentscheidungen auf einen klaren Erkenntnisstand folgen zu lassen. Fehlt ein solches Aktions-Tool, bleibt der Entscheider (in unserem Falle der Chefarzt als Produktmanager) häufig in den alt gewachsenen Krankenhausstrukturen stecken. Wir alle kennen die wohlbekannten sechsseitigen Abteilungsflyer DIN lang[10], deren Entwicklung meist mehrere Monate in Anspruch nimmt. Symptomatisch für den Klinikbetrieb sind mühsame wie langwierige Abstimmungsprozesse zur Kontaktaufnahme etwaiger Zielgruppen. Und genau hier lag die zweite große Herausforderung in diesem Projekt.

Strategische Ebene

Um die strategische Managementebene dauerhaft auf einem qualitativen Erkenntnisstand zu halten, bot sich die ausgedehnte Implementierung eines Marktanalyse-Tools an (hier: KM Explorer der Firma Trinovis), das in Periodenerhebungen die Entwicklung von zukünftigen Erkrankungspotenzialen darstellen und gerade auf den Mikromarkt (Kernmarktgebiet) orientiert nach Postleitzahlen und Verkehrswegen visuelle Darstellungen erzeugen kann. Darüber hinaus sollte das Marktanalyse-Tool auch eine auf Geodaten angelegte lokale/regionale Abgrenzung zum Wettbewerb ermöglichen. Krankenhausgeschäft ist in der Regel Stadtteilgeschäft – deshalb ist die Erkennung und Festlegung von Marktgebieten für Produkt- und damit auch Investiti-

---

10 Standardgröße für Briefumschläge.

onsentscheidungen von erheblicher Wichtigkeit. Um dieses Tool lebhaft in die Anwendung zu bringen, sind wir einen einfachen und plausiblen Weg gegangen. Wenn es alle haben, kann es keiner mehr durch den parallel im Alltagsgeschäft bestehenden Leistungsdruck/Arbeitsanfall ignorieren oder vernachlässigen. Wir haben alle Geschäftsführer, alle Geschäftsbereichsleiter sowie alle Ärztlichen Direktoren mit diesem Telematik-Tool ausgestattet und diese intensiv darauf geschult. Jegliche Leistungsdiskussion wird auf über tool-ermittelte Evidenzen gestützt geführt. Geodaten-Charts sind in Präsentationen Pflicht. Viele Diskussionen wurden seit dieser sehr breiten und klaren Implementierung des Marktanalyse-Tools im eigenen Hause nicht mehr geführt, da nachweislich die Evidenzen fehlten, oder gelangten schneller zur Entscheidung, da einfach im Zugriff Markterkenntnisse ermittelt werden konnten – und zwar ohne das zeitaufwendige Hinzuziehen eines externen Beraters.

Damit haben wir zwei wichtige Faktoren für das Management mit der einfachen aber breiten Implementierung eines Telematik-Tools erfüllt.

Hohe Informationsdichte führt zu *rascher wie zielgerichteter Entscheidung.*

Gerade hier liegt ein Grundbedürfnis der Entscheider im Klinikgeschäft. Entscheidungen können meist nur mühsam herbeigeführt werden, weil die Informationsdichte zu niedrig ist. Das lähmt in Folge nicht nur das Einzelprojekt, sondern auch alle anderen abzuschließenden Projekte der Managementebene.

Operative Ebene

Um im Markt bestehen zu können, ist nicht nur die strategische Ausrichtung von Leistungsangeboten von erheblicher Wichtigkeit, sondern auch die Erreichung von so genannten Quick-Wins. Welche Leistungen kann ich welchen Einweisern in welchen Postleitzahlgebieten auf welchen Kommunikationswegen anbieten?

Im Mittelpunkt dieser Aufgabenstellung steht zum einen die Erkenntnis über Marktdaten und zum anderen die Anbindung eines hochleistungsfähigen und einfach zu bedienenden Kommunikations-Moduls. Der Akteur in diesem *Doc-to-Doc-System* ist der Chefarzt als Produktmanager, der aus dem *Chefarzt-Cockpit* seine Produktkommunikation durch eine Verknüpfung des Analysetools (hier: dem KM Explorer Web) mit einer leistungsfähigen CRM-Schnittstelle (in unserem Hause das CRM Dynamics Microsoft/Comline AG aus Dortmund) steuert.

Bei der Implementierung dieser Telematik-Kombination stand im Vorwege die Definition des Produktmanagers, die Übertragung dieses Verantwortlichkeitsprofils auf den für den Einweiser glaubwürdigsten und übrigens im herkömmlichen Krankenhaussystem auch für die Abteilungsergebnisse verantwortlichen Chefarzt sowie die Übertragung der Produktkommunikations-Excellence (inhaltlich bestimmend) auf diesen. Mit den gefundenen und von Telematik-Lieferanten weiterentwickelten Lösungen wurden die Analyse einer medizinischen Abteilung, die Bestimmung der Marktpotenziale sowie die Auslösung von zeitnaher bis sofortiger produktorientierter Handlung unter einer Stunde möglich.

Zwei Dinge haben wir getan, um den Chefarzt in dieses System hinein zu motivieren. *Schneller Zugriff auf belastbare Evidenzen* und *einfache Bedienung bzw. Bestellung von* selbst für die Zielgruppen bestimmten *Handlungsaufgaben.*

In dieser Systematik bleibt der Chefarzt selbstbestimmt und ihm werden zeitaufwendige Abstimmungsphasen durch ein hoch professionelles Kommunikations-Tool, dem CRM-Tool, abgenommen. Er kann also – bis auf die eigenen von ihm geplanten Praxenbesuche – Aufgaben delegieren. Das CRM garantiert ihm in Folge durch entsprechende Reportingleistungen rasche wie dokumentierte Umsetzung.

Durch die darüber hinausgehende (innerhalb eines Data-Warehouse-Projektes) gerade in der Umsetzung befindliche Anbindung des Krankenhausinformationssystems (KIS) an das Marktanalyse-Tool (KM Explorer Web) ermöglichen wir dem Chefarzt in Kürze sogar die eigene zeitnahe Evaluation von Maßnahmen. Und genau dies versetzt den Chefarzt als Produktmanager und Leistungsverantwortlichen zusätzlich in die Lage, das Abteilungsprofil flexibel und rasch nach außen im Detail zu steuern und, wenn nötig, zu korrigieren.

Mit dieser Grundsatzentscheidung, vorhandene Leistungserbringer (Chefärzte) in Telematik unterstützte Automatismen zu integrieren, haben wir ein robustes Grundsystem geschaffen, auf das diverse vertriebsunterstützende Maßnahmen, wie die eines vielleicht in Zukunft notwendigen Außendienstes, angehängt werden können. Ganz gleich, wie sich auch immer das Maßnahmenportfolio entwickelt, die Produktmanager bleiben als Steuermänner nachhaltig bestehen.

Mit der klaren Entscheidung für ein leistungsfähiges CRM als Drehscheibe diverser Handlungspakete schaffen wir darüber hinaus schon jetzt nicht nur die Basis für ein entscheidendes B-to-B-Konzept (in Richtung Einweiser), sondern auch die Perspektiven für ein zukünftiges B-to-C-Konzept (in Richtung potenzieller Patienten).

Kern beider Ebenen (strategische und operative Ebene) ist zusammengefasst der schnelle automatisierte eigene Zugriff auf Chancen identifizierende Potenzialdaten, zugleich die klare Implementierung der Analysedaten in bestimmte Handlungsmuster (Managementpräsentationen oder Telematik-Schnittstellen als formales Kommunikations- bzw. Bestellwesen).

2.3 Exkurs: Wie gelingt Marketingforschung bei niedergelassenen Ärzten?

Im Rahmen des Einweiserbeziehungsmanagements ist die planmäßige Erforschung des Marktes – wie bereits mehrfach dargelegt – Voraussetzung für eine zielgerichtete Entwicklung einer Einweiserstrategie. Die Marketingforschung stellt dabei eine wichtige Methodik zur Generierung von relevanten Informationen dar. Einweisermarketingforschung charakterisiert die systematische Beschaffung interner wie externer Daten sowie deren Aufbereitung, Analyse und Interpretation, um Informationen zu erhalten, welche für das Einweiserbeziehungsmanagement bedeutsam sind. Aufbau, Erhalt und Vertiefung einer Einweiserbeziehung hat sich primär an den Wünschen und Anforderungen der zuweisenden Ärzte zu orientieren, dies macht deren genaue Kenntnis im Krankenhaus zwingend erforderlich. Erfahrungsgemäß ist die Diskrepanz zwischen den Vermutungen von Klinikmitarbeitern über die Bedürfnisse von Zuweisern und deren realen Erwartungen sehr deutlich. (vgl. Thill 2010, S. 38).

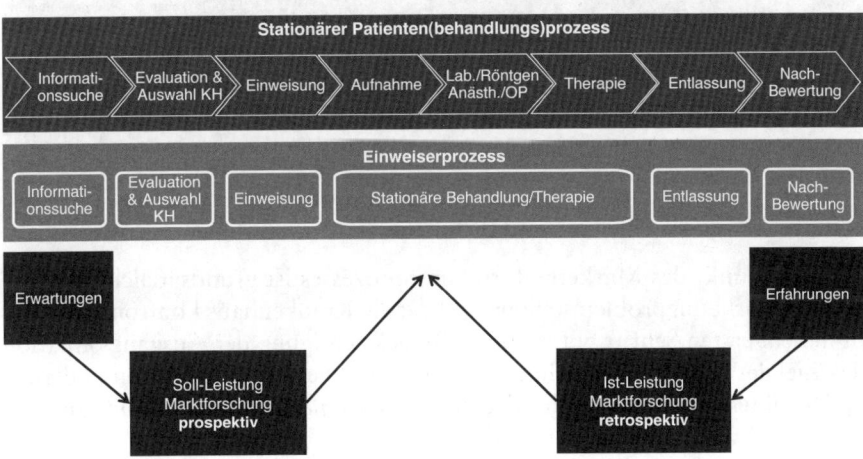

Abb. 2.4: Marketingforschung im Krankenhaus im Einweiserprozess
(vgl. Schmutte 2001, S. 498)

Wie Marketingforschung bei niedergelassenen Ärzten gelingt, wird in diesem Kapitel aufgezeigt. Marketingforschung im Krankenhaus lässt sich in eine prospektive und retrospektive Sichtweise einteilen. Dabei bedeutet die retrospektive Sichtweise eine Analyse der Vergangenheit von der Gegenwart ausgehend. Die vorausschauende Ermittlung von entscheidungsrelevanten Informationen hingegen ist die prospektive Sichtweise. Die Bestimmung von sogenannten Zufriedenheitsmaßen hat eine enorme Aussagekraft, wenn die wahrgenommene Leistungsqualität im Zeitverlauf betrachtet wurde. Hinweise auf Verbesserungen oder weiteren Optimierungsbedarf erhält man durch einen Soll-Ist-Vergleich (vgl. Schmutte 2001, S. 498). Zufriedenheit resultiert aus einem psychischen Vergleichs-

51

prozess. Dabei vergleicht der Patient bzw. der Einweiser, wie in Abbildung 2.4 skizziert, die tatsächliche Erfahrung bei der Nutzung der Dienstleistung (Ist-Leistung) mit seinen Erwartungen bzw. einem bestimmten Vergleichsstandard (Soll-Leistung). Abbildung 2.4 zeigt, dass in jeder einzelnen Phase die im Vorfeld gemachten Erwartungen mit den Erfahrungen verglichen und beurteilt werden (vgl. hierzu im Detail Kapitel 3.7).

Um die benötigten Daten für die jeweilige Problemstellung zielgerichtet zu erheben, orientiert sich die Marketingforschung an einem systematischen Prozess, der in Abb. 2.5 dargestellt ist. Der Marketingforschungsprozess kann in vier Hauptphasen untergliedert werden. Die einzelnen Schritte sollten in der Praxis systematisch abgearbeitet werden, um zur Lösung eines spezifischen Marketing-problems zu gelangen (vgl. für Kapitel 2.3 Raab et al. 2009a). Eine strukturierte Methodik zur Erhebung und systematischen Auswertung von Informationen nie-dergelassener Ärzte wird im Folgenden anhand eines Fallbeispiels beschrieben.

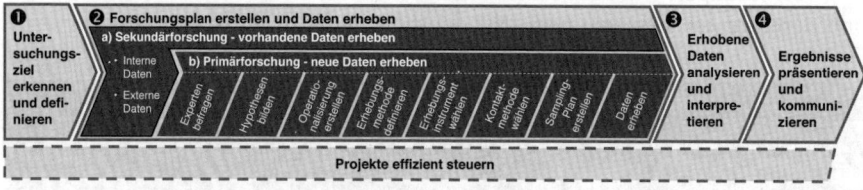

Abb. 2.5: Der Marketingforschungsprozess

Untersuchungsziel erkennen und definieren

Ausgangspunkt des Marketingforschungsprozesses ist grundsätzlich eine spe-zifische Marketingproblemstellung, mit der ein Krankenhaus konfrontiert wird. In diesem ersten Schritt gilt es, unter Berücksichtigung der Ausgangssituation das Ziel der Marketingforschungsuntersuchung genau einzugrenzen und auch im Detail festzuhalten, welche Themen Gegenstand der Untersuchung sind (in scope) und welche nicht (out of scope).

Beispiel: In der vorliegenden Studie[11] wurde beleuchtet, wie das Image eines Krankenhauses bei Patienten und Einweisern bewertet und mit objektiven Kenn-zahlen gemessen werden und wie eine Verbesserung der Wahrnehmung des

---

11 Vgl. Studiengang MBA Gesundheitsmanagement Jahrgang 2008 (2009): Das Öffentlich-keitsbild des Klinikums Ingolstadt – Befragung von Patienten und Einweisern zur Image-Evaluation des Klinikums Ingolstadt und Identifikation von potenziellen Marketingstra-tegien. Unveröffentlichte Imagestudie, Hochschule Ingolstadt. Im vorliegenden Kapitel werden Methodik und Ergebnisse der Imagestudie in jeder Phase des Marketingfor-schungsprozesses beispielhaft dargestellt. Mein Dank gilt an dieser Stelle den Herren Ertan Akarca, Christian Berberich, Stefan Brenner, Steffen Birkmann, Achim Ehrt, Leo-nard Fuhry, Roland Grimm, Jürgen Hauffen, Christian Noweck, Sönke v. Weihe und Achim Wolf, die im Rahmen meiner Kurse *Marketing* und *Projektmanagement* die be-schriebene Imagestudie sehr engagiert und professionell erstellt haben.

Krankenhauses in der Öffentlichkeit zu einem vermehrten Patientenzustrom führen kann. Als weitere Fragestellung sollte beantwortet werden, warum sich Patienten für die Behandlung in einem bestimmten Krankenhaus (hier: Klinikum Ingolstadt) entscheiden und welchen Einfluss dabei die einweisenden Ärzte nehmen.

Forschungsplan erstellen und Daten erheben

Die Informationssammlung beginnt in der zweiten Phase des Marketingforschungsprozesses, wofür ein detaillierter Forschungsplan erstellt wird. Eine intensive Sekundärrecherche dient in der Regel als Basis für die Einarbeitung in die Themenstellung. Durch die Recherche werden Daten gesammelt, die zur bestehenden oder einer ähnlichen Fragestellung bereits intern und extern erhoben worden sind. Im günstigsten Fall finden sich bereits in dieser Prozessphase genügend Informationen zur Lösung der Problemstellung. Ist spezifischeres Informationsmaterial gewünscht, müssen neue Daten im Rahmen der Primärforschung erhoben werden.

Im vorliegenden Beispiel wurden in einem ersten Schritt die wesentlichen Grundlagen zu den Themen *Krankenhausimage, imagebildende Kriterien, Qualitätsdimensionen* recherchiert sowie bereits existierende Patienten- und Einweiserbefragungen der im Fokus stehenden Klinik sowie weiterer Krankenhäuser analysiert. Zu den zentralen Ergebnissen der Sekundärrecherche zählen folgende Erkenntnisse:

- Laut einer forsa-Umfrage auf Basis einer repräsentativen Stichprobe aus dem Jahr 2007 herrscht bei den Patienten größtenteils Ratlosigkeit bezüglich der Krankenhauswahl: Obwohl nahezu alle Befragten (98 %) den Behandlungserfolg als wichtigsten Faktor ansehen, kümmert sich nur jeder zweite Patient darum, ob Erfahrung, Routine und Qualität im gewählten Haus gegeben sind. 55 % der Patienten fühlen sich schlecht informiert und wünschen sich, in Zukunft Krankenhäuser über verschiedene Medien (z. B. Internet) und Organisationen (z. B. Krankenkassen) besser vergleichen zu können (vgl. Witthüser 2008, S. 2; Studiengang MBA Gesundheitsmanagement Hochschule Ingolstadt 2009).
- Eine Einweiserbefragung für das Klinikum Ingolstadt aus dem Jahr 2004 ergab, dass sich rund 55 % der Einweiser mehr persönlichen Kontakt zu den Klinik-Kollegen wünschen. Außerdem wurde die Zusammenarbeit und Kommunikation zwischen Einweisern und Klinik-Kollegen sehr unterschiedlich bewertet. Als gut wurde diese empfunden, wenn die Ärzte des Krankenhauses persönlich bekannt und Zuständigkeiten sowie Erreichbarkeiten klar definiert sind (vgl. Einweiserbefragung Klinikum Ingolstadt 2004, Frage 33).
- Das Krankenhausbarometer 2009 zeigt auf, dass im Rahmen der Integrierten Versorgung in der Regel verschiedene Leistungserbringer mit Krankenhäusern kooperieren. Primäre Kooperationspartner der Kliniken, die einen Vertrag zur Integrierten Versorgung abgeschlossen haben, sind Vorsorge- und

Rehabilitationseinrichtungen (70 %) und niedergelassene Ärzte (62 %) (vgl. Blum und Offermanns 2009, S. 58).

Die aus der Sekundärrecherche gewonnenen Hinweise sollten in einem weiteren Schritt im Rahmen von Experteninterviews validiert und ergänzt werden. Daneben dienten die Experteninterviews als Grundlage für die Bildung von spezifischen Hypothesen und sicherten die Berücksichtigung von weiteren relevanten Aspekten im Rahmen der später folgenden Befragung der Einweiser. Im Laufe der beispielhaft aufgeführten Imagestudie wurden persönliche Interviews mit 15 Experten zu den zentralen Fragestellungen, welche im Schritt „Untersuchungsziel erkennen und definieren" dargelegt wurden, aus folgenden Gebieten geführt:

- Allgemein- und Fachärzte (Zuweiser)
- Allgemein- und Fachärzte (Nicht-Zuweiser; sehr wichtig, weil diese im Rahmen der Einweiserbefragung nicht mehr berücksichtigt werden)
- Vertreter des regionalen Ärztenetzwerkes
- Vertreter von Krankenhausgesellschaften (DKG, Bayerische Krankenhausgesellschaft etc.)
- Vertreter von großen Krankenkassen (TK, AOK etc.)
- Krankenhausinterne Experten

In Abbildung 2.6 ist die komprimierte Darstellung der Ergebnisse der Experteninterviews abgebildet:

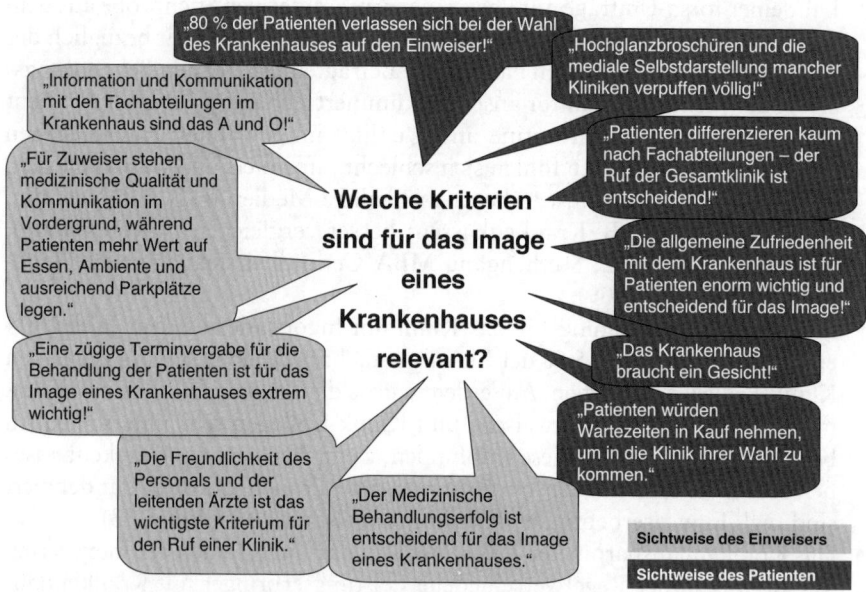

Abb. 2.6: Beispielhaftes Ergebnis einer Expertenbefragung (vgl. Studiengang MBA Gesundheitsmanagement Hochschule Ingolstadt 2009)

Hypothesen formulieren

Auf Basis der im Rahmen der Experteninterviews gewonnenen Daten konnten zur Vorbereitung auf die Patienten- und Zuweiserbefragung verschiedene Hypothesen gebildet werden. Im Folgenden sind auszugsweise vier Hypothesen, die im Rahmen der geplanten Einweiserbefragung verifiziert werden sollten, genannt:

- Einweiser aus Stadt (Ingolstadt) und angrenzender Landkreise (Region 10 ohne Ingolstadt) unterscheiden sich in ihrer Gesamtzufriedenheit mit dem Krankenhaus.
- Es besteht ein Zusammenhang zwischen der Anzahl der Einweisungen einer Praxis in ein Krankenhaus und der Gesamtzufriedenheit des einweisenden Arztes mit dem Krankenhaus oder: Wenigeinweiser sind unzufriedener als Vieleinweiser.
- Es besteht ein Zusammenhang zwischen der Art und Häufigkeit der Kommunikation Einweiser-Krankenhaus und der Gesamtzufriedenheit der Einweiser mit dem Krankenhaus.
- Es besteht ein Zusammenhang zwischen Arztbrief (Qualität und Schnelligkeit der Zusendung) und der Gesamtzufriedenheit der Einweiser mit dem Krankenhaus.

Operationalisierung erstellen

Basis eines guten Erhebungsinstruments ist die Erstellung einer Operationalisierung. Im Rahmen einer Operationalisierung werden theoretische Begriffe wie das Image eines Krankenhauses widerspruchsfrei in beobachtbare Indikatoren zerlegt, die anschließend empirisch gemessen werden können. Je präziser diese Zerlegung stattfindet, desto gezielter können die Fragen formuliert werden. Wichtig ist, dass jeder Indikator in eine Frage transferiert wird. Es soll in einer Einweiserbefragung nur gefragt werden, was tatsächlich für die Zielsetzung relevant ist.

Die Forschungsfrage „Welche Dimensionen sind für das Image eines Krankenhauses relevant?" lässt sich wie in den Abbildungen 2.7 und 2.8 dargestellt operationalisieren:

Theoretische Begriffe	Dimensionen (Abgeleitete Begriffe)	Indikatoren (Variablen)
	Medizinischer Behandlungserfolg	• Medizinische Kompetenz • Hoher Spezialisierungsgrad/Fach-Know-how • Stimmige Behandlungsstrategie (Gesamtkonzept) • Moderne Diagnostik- und Therapiemöglichkeiten
	Organisation und Unterbringung	• Qualität der Ausstattung (Zimmer, Aufenthaltsraum) • Qualität der Versorgung (pflegerisch, Essen etc.) • Gutes Zeitmanagement (Zeit bis zum Bezug des Zimmers) • Räumliche Gegebenheiten (Architektur, Sauberkeit, Lage zum Heimatort)
Image beim Patienten	Information und Kommunikation im Krankenhaus	• Freundlichkeit der Mitarbeiter • Angemessene Werbung (Erwartungen müssen Werbung standhalten) • Feste Ansprechpartner im medizinischen Bereich • Hohe mediale Präsenz (Hochglanzbroschüren, TV, Internetauftritt)
	Zufriedenheit mit medizinisch-pflegerischer Versorgung	• Informationsaustausch zwischen Krankenhaus und einweisendem Arzt • Engagement und Vermittlung von Sicherheit („gefühlte Professionalität") • „Offenes Ohr" für Patienten und Angehörige/pflegerische Wahrnehmung
	Allgemeine Zufriedenheit	• Der Ruf des Krankenhauses im Allgemeinen

Abb. 2.7: Operationalisierung Image beim Patienten (vgl. Studiengang MBA Gesundheitsmanagement Hochschule Ingolstadt 2009)

Erhebungsmethode definieren und Erhebungsinstrument wählen

Es empfiehlt sich die regelmäßige Durchführung einer Befragung von Zuweisern mit Hilfe eines standardisierten Fragebogens. Das Klinikmanagement erfährt dadurch insbesondere, wie sich das Krankenhaus aus Sicht der Einweiser im Zeitablauf verändert. Unter dem Stichwort „regelmäßig" kann hier mindestens einmal innerhalb von zwei Jahren, besser jährlich, verstanden werden. Als weitere Kommunikationsmöglichkeit zwischen niedergelassenen Ärzten und Krankenhaus dient eine Präsentation der Befragungsergebnisse, die, wenn rechtzeitig angekündigt, erfahrungsgemäß von einigen niedergelassenen Ärzten gerne wahrgenommen wird und zu weiteren Diskussionen anregt. Die Präsentation der Ergebnisse kann auch als ein Tagesordnungspunkt in ein entsprechendes Programm eingebettet werden.

Es ist anzuraten, die Befragung in Zusammenarbeit mit einem externen Partner (Institut oder auch Hochschule) durchzuführen, um die entsprechende Behandlung der sensiblen Daten gegenüber den Zuweisern zu dokumentieren.

Theoretische Begriffe	Dimensionen (Abgeleitete Begriffe)	Indikatoren (Variablen)
	Medizinischer Behandlungserfolg	• Medizinische Kompetenz • Hoher Spezialisierungsgrad/Fach-Know-how • Stimmige Behandlungsstrategie (Gesamtkonzept) • Moderne Diagnostik- und Therapiemöglichkeiten • Breites Leistungsspektrum
Image beim Einweiser	Information und Kommunikation im Krankenhaus	• Freundlichkeit der Mitarbeiter • Angemessene Werbung (Erwartungen müssen Werbung standhalten) • Feste Ansprechpartner im medizinischen Bereich • Zügige und unkomplizierte Terminvereinbarungen zur stationären Aufnahme • Schnelle Zusendung des Arztbriefes • Informative und übersichtliche Inhalte des Arztbriefes • Informationsaustausch zwischen Krankenhaus und Einweiser/Weiterbehandler • Ausreichendes Angebot an Fortbildungsveranstaltungen
	Allgemeine Zufriedenheit	• Der Ruf des Krankenhauses im Allgemeinen • Der Ruf des Krankenhauses bei niedergelassenen Kollegen

Abb. 2.8: Operationalisierung Image beim Einweiser (vgl. Studiengang MBA Gesundheitsmanagement Hochschule Ingolstadt 2009)

Organisation der Befragung

Folgende Checkliste ist hilfreich zur reibungslosen Organisation einer Befragung der niedergelassenen Ärzte (vgl. Lüthy 2009, S. 166):

- Befragungszeitraum festlegen
- Adressdatenbank/Zuweiserdatenbank auf Aktualität prüfen
- Wenn möglich geplante Befragung telefonisch in den Arztpraxen ankündigen
- Mindestens eine „Nachfassaktion" (schriftlich, telefonisch oder per E-Mail) einplanen
- Möglichkeit der Beilegung eines frankierten Rückumschlages andenken
- Anschreiben mit folgendem Inhalt vorbereiten:
  - Ziel der Befragung
  - Bitte um Unterstützung
  - Anonymitätsbewahrung
  - Termin für Rücksendung
  - Form der Ergebnisrückmeldung
  - Kontaktadresse für Rückfragen
  - Rücksendeadresse bzw. -faxnummer
  - kurze Danksagung im Voraus
- Fragebogen prägnant gestalten (max. drei Seiten)
- Pre-Test durchführen

- Versand organisieren
- Interne Poststelle über Befragung informieren

Befragungsinhalte

Bei einer standardisierten Einweiserbefragung ist es möglich, Ist- und Soll-Einschätzungen zu erheben. Die Einweiser werden dann gebeten, ihre Evaluation bezüglich des Status quo (retrospektive Analyse) und der Wichtigkeit (prospektive Analyse) verschiedener Items (siehe Prozessschritt „Operationalisierung") jeweils auf einer Skala zu markieren (vgl. Messner 2007, S. 147). Im vorliegenden Einweiserfragebogen (Abb. 2.9) wurden die Items in Form von Statements formuliert. Die Einweiser hatten jeweils auf einer vierstufigen Rating-Skala die Möglichkeit, ihre Zustimmung zu den einzelnen Items zu indizieren. Die Einschätzung der Wichtigkeit wurde im unten abgebildeten Fragebogen nicht erhoben.

Zusätzlich zu den Skalenfragen werden im ersten Block, alternativ auch am Ende des Fragebogens, Mehrfachauswahlfragen zur Erhebung soziodemografischer Merkmale und offene Fragen zu den Einweiserzahlen gestellt.

Es ist anzuraten, mindestens eine offene Frage am Schluss des Fragebogens zu bringen, um den Befragten die Möglichkeit zu geben, sich ausführlich und konkret insbesondere über Schwächen der Zusammenarbeit bzw. Verbesserungspotenziale mitzuteilen.

HOCHSCHULE
FÜR ANGEWANDTE
WISSENSCHAFTEN FH
INGOLSTADT
Institut für
Akademische Weiterbildung **IAW**

KLINIKUM
INGOLSTADT

Einweiserfragebogen:

Ich bin
- ☐ Facharzt für Allgemeinmedizin/Hausarzt
- ☐ Facharzt für Chirurgie
- ☐ Facharzt für Gynäkologie
- ☐ Facharzt für Pädiatrie
- ☐ Facharzt für Neurologie
- ☐ andere Fachrichtung (bitte angeben): _____

- ☐ Facharzt für Innere Medizin
- ☐ Facharzt für Urologie
- ☐ Facharzt für Orthopädie
- ☐ Facharzt für Psychiatrie/Psychotherapie
- ☐ Nervenarzt

Ich praktiziere in einer
- ☐ eigenen Praxis
- ☐ Gemeinschaftspraxis
- ☐ keine Angaben

Die Praxis befindet sich
- ☐ in Ingolstadt
- ☐ im Landkreis Neuburg/Schrobenhausen
- ☐ im Landkreis Eichstätt
- ☐ im Landkreis Pfaffenhofen
- ☐ keine Angaben

Meine Praxis überweist pro Jahr in Summe ca. _____ Patienten an das Klinikum Ingolstadt.

Meine Praxis überweist pro Jahr in Summe ca. _____ Patienten an andere Krankenhäuser innerhalb der Region 10.

Meine Praxis überweist pro Jahr in Summe ca. _____ Patienten an andere Krankenhäuser außerhalb der Region 10.

	stimme voll zu	stimme zu	stimme weniger zu	stimme überhaupt nicht zu
Mit dem Ergebnis der stationären Behandlung meiner Patienten bin ich voll zufrieden.	☐	☐	☐	☐
Die medizinische Qualität im Klinikum Ingolstadt befindet sich auf hohem Niveau.	☐	☐	☐	☐
Die pflegerische Qualität im Klinikum Ingolstadt befindet sich auf hohem Niveau.	☐	☐	☐	☐
Das diagnostische/therapeutische Angebot in den für mich relevanten Fachabteilungen ist mir sehr gut bekannt.	☐	☐	☐	☐
Das Klinikum Ingolstadt befindet sich hinsichtlich Diagnostik und Therapie auf dem neuesten Stand.	☐	☐	☐	☐
Termine zur stationären Aufnahme bekomme ich für meine Patienten im Allgemeinen in angemessener Zeit.	☐	☐	☐	☐
Die Terminvereinbarung zur stationären Aufnahme ist zügig und unkompliziert.	☐	☐	☐	☐
Die Arztbriefe erhalte ich in angemessenem Zeitabstand zur stationären Behandlung.	☐	☐	☐	☐
Die Arztbriefe sind informativ, übersichtlich und gut verständlich.	☐	☐	☐	☐
Im persönlichen Kontakt herrscht durch die Ärzte des Klinikums ein freundlicher freundlicher und kollegialer Umgangston.	☐	☐	☐	☐
Ich kann jederzeit Kontakt mit dem stationären Behandler aufnehmen (Erreichbarkeit/ Zuständigkeit).	☐	☐	☐	☐
Die Profile und Spezialisierungen der Chef- und Oberärzte in den für mich relevanten Fachabteilungen sind mir sehr gut bekannt.	☐	☐	☐	☐
Die Pressearbeit des Klinikums empfinde ich angemessen und informativ.	☐	☐	☐	☐
Die Informationsbroschüren des Klinikums empfinde ich angemessen und informativ.	☐	☐	☐	☐
Das Angebot der Fortbildungs-Veranstaltungen, z.B. Kolloquien und spezielle Fortbildungen empfinde ich als ausreichend häufig und inhaltlich informativ.	☐	☐	☐	☐

Wenn ich Patienten in ein anderes Krankenhaus einweise, geschieht dies hauptsächlich aus folgenden Gründen:

schnellere Terminvergabe ☐
kürzere Anfahrtswege für Patienten ☐
spezielles Angebot (im Klinikum nicht existent) ☐
bessere medizinische Qualität ☐
schöneres Ambiente (Ausstattung, Essen, Lage, Unterbringung, etc.) ☐
bessere Kommunikation ☐
auf Wunsch der Patienten ☐

Wir danken Ihnen für Ihre Mithilfe.

Abb. 2.9: Beispiel Einweiserfragebogen (vgl. Studiengang MBA Gesundheitsmanagement Hochschule Ingolstadt 2009)[12]

Kontaktmethode wählen

Die Kontaktmethode beschreibt den Weg, über den die Testpersonen kontaktiert und die Untersuchung durchgeführt werden soll. In Tabelle 2.6 sind die Vor- und Nachteile der verschiedenen Kontaktmethoden tabellarisch dargestellt:

Tab. 2.6: Vor- und Nachteile der Kontaktmethoden (Raab et al. 2009a, S. 70; vgl. Meffert et al. 2008, S. 159)

	Schriftliche Befragung	Mündliche Befragung	Telefonische Befragung	Online-Befragung
Vorteile	• Abdeckung eines größeren räumlichen Gebietes • Niedrige Kosten, wenn Interesse seitens der Stichprobe und damit eine hohe Rücklaufquote zu erwarten ist • Keine Beeinflussung durch Interviewer (Interviewer-Effekt)	• Hohe Erfolgsquote (wenig Verweigerer), dadurch hohe Repräsentativität der Ergebnisse • Fragebogenumfang und -inhalt kaum eingeschränkt • Befragungstaktisches Instrumentarium (Frageformen und -reihenfolge) bestmöglich einsetzbar • Befragungssituation weitgehend kontrollierbar • Zusätzliche Informationen zur Spontaneität oder zu emotionalen Reaktionen erhebbar	• Sehr kurzfristig einsetzbar • Geringere Kosten als bei mündlicher Befragung	• Relativ geringe Kosten • Schnelle Kontaktierung von Befragten per E-Mail bzw. Internetseite (Zeitvorteil) • Hohe Reichweite und Möglichkeit der Ansprache internationaler Zielgruppen • Automatische Erfassung der Daten

---

12 Durch die Limitierung des Fragebogens auf zwei Seiten wurden Fragen zur Wichtigkeit von Kriterien und die Fragen der Wiedereinweisungs- und Weiterempfehlungsbereitschaft nicht gestellt. Wiedereinweisungs- und Weiterempfehlungsbereitschaft als Determinanten der Kundenbindung werden in Kap. 3.7 detailliert erklärt. Die gefühlte Gesamtzufriedenheit wurde im vorliegenden Fragebogen mit der ersten Frage des Evaluationsblocks „Mit dem Ergebnis der stationären Behandlung meiner Patienten bin ich voll zufrieden" abgedeckt. Ebenso wurde auf die Integration einer offenen Frage in den Fragebogen verzichtet, die in der Regel sehr gute ergänzende und erklärende Kommentare der Einweiser hervorbringt.

	Schriftliche Befragung	Mündliche Befragung	Telefonische Befragung	Online-Befragung
Nachteile	• Nur Personen erreichbar, deren Adressen bekannt sind • Rücklauf- und Erfolgsquoten von nur 5–30 % • Fragenumfang ist limitiert, tabuisierte Themenstellung wenig erfolgreich • Kein Kontakt während Ausfüllsituation, dadurch ggf. mangelnde Repräsentativität (Wer füllt aus?) • Keine Kontrolle der Reihenfolge der Fragebeantwortung sowie des situativen Umfelds und dessen Einflusses	• Hohe Kosten • Interviewer-Effekt: Verzerrungen durch Situation und Einfluss des Interviewers	• Durch Anonymität des Interviewers und fehlenden Sichtkontakt Einschränkung der Befragungsthemen und Einschränkung bei Verwendung von Hilfsmitteln (keine optischen Hilfen möglich)	• Rücklaufquoten ggf. gering • Oftmals unzureichende Informationen über die Grundgesamtheit • Repräsentativität ggf. eingeschränkt – Selbstselektion von Internetnutzern • Keine Kontrolle der Ausfüllsituation – Antwortverzerrung aufgrund von Anonymität der Befragten

Die meisten Einweiserbefragungen werden heute trotz einiger Nachteile schriftlich mit standardisierten Fragebögen durchgeführt, insbesondere weil durch telefonische Vorankündigung das Interesse zur Teilnahme bei den Arztpraxen gesteigert werden kann. Ausschlaggebend sind natürlich die relativ geringen Kosten im Vergleich zur telefonischen oder persönlichen Befragung, die oftmals auch an der fehlenden Praktikabilität scheitern.

Sampling-Plan erstellen

Die Auswahl der Testpersonen für die Marketingforschungsuntersuchung erfolgt in der Prozessphase „Sampling-Plan erstellen". Bei der Auswahl der Erhebungsmethode, des Erhebungsinstrumentes und der Kontaktmethode sollte bereits eine erste Vorstellung über die Zusammensetzung der Testpersonen vorherrschen, da das Auswahlverfahren und die Größe der Stichprobe einen bedeutenden Einfluss auf die Konstruktion des Erhebungsinstrumentariums haben kann.

Folgende Entscheidungen sind im Rahmen der Erstellung des Sampling-Plans zu treffen:

Definition der Grundgesamtheit

Ausgangsbasis für den Sampling-Plan ist die Grundgesamtheit der Untersuchung. Die Grundgesamtheit gibt an, für wen die Analyse gültig sein soll. Das Untersuchungsziel sollte bei der Definition der Grundgesamtheit nicht aus den Augen verloren werden. Generell wird die Grundgesamtheit anhand demografischer (z. B. Alter, Geschlecht), geografischer (z. B. PLZ-Gebiet, Land), psychografischer (z. B. Einstellung, Meinung) oder verhaltensorientierter Merkmale (z. B. Kaufverhalten) definiert, wobei meistens eine Kombination aus mehreren Kriterien herangezogen wird. Berücksichtigt werden alle Merkmalsträger, die zur Untersuchung der Problemstellung herangezogen werden könnten. Sollen beispielsweise Patienten nach ihrer Zufriedenheit befragt werden, ist es sinnvoll, nur Personen in die Untersuchung einzubeziehen, die bereits im Krankenhaus waren, da nur diese Personen Aussagen zur Problemstellung treffen können.

Die Grundgesamtheit der Imagestudie lässt sich folgendermaßen festlegen: Alle Einweiser der Region 10 (Stadt Ingolstadt und angrenzende Landkreise). Als Basis wurde eine aktuelle Einweiserdatenbank des Klinikums herangezogen. Die Überlegung, Nicht-Einweiser in Grundgesamtheit und Stichprobe einzubeziehen, ist nicht sofort von der Hand zu weisen, da gerade die Nicht-Einweiser deutliche Hinweise auf Gründe der Nicht-Einweisung geben könnten. Zu konkreten Leistungen des Krankenhauses können sie jedoch nicht valide Stellung beziehen, weil sie darüber keine (eigene) Kenntnis haben. Die Erfahrung zeigt außerdem, dass die Rücklaufquote der Nicht-Einweiser in der Regel sehr gering ist. Die Anstrengungen, einen entsprechend hohen Rücklauf zu erhalten, rechtfertigen den Aufwand nicht. Die Nicht-Einweiser sollten vielmehr im Fokus von persönlichen Gesprächen stehen. Die Stichprobe sollte aber durchaus Viel- und Wenig-Einweiser beinhalten, um im Rahmen der Auswertung signifikante Unterschiede zwischen beiden Gruppen herausarbeiten zu können (vgl. Studiengang MBA Gesundheitsmanagement Hochschule Ingolstadt 2009).

Festlegung des Auswahlverfahrens
In dieser Phase des Marketingforschungsprozesses wird ein Verfahren zur Auswahl der Einweiser disponiert. Dieses gibt genaue Anweisung, welche Merkmalsträger aus der Grundgesamtheit ausgewählt werden müssen, damit ein Repräsentationsrückschluss möglich ist. Der Rückschluss von der Stichprobe auf die Grundgesamtheit ist mit Fehlern behaftet, da die Stichprobe lediglich einen Schätzwert für die Grundgesamtheit darstellt. Man unterscheidet systematische Fehler und Zufallsfehler. Bei den systematischen Fehlern handelt es sich um Non-Response- (z. B. Antwortverweigerungen, Testpersonen nicht erreichbar) oder Erfassungsfehler (z. B. Fehler im Auswahlverfahren, Verzerrung durch Interviewer, Auswertungsfehler). Zufallsfehler hingegen sind Fehler, die in statistischen Massen vorkommen und nach den Regeln der Wahrscheinlichkeit um einen „wahren Wert" streuen, so dass sie sich per Saldo ausgleichen. Sie können nicht vermieden, sondern nur durch eine Vergrößerung der Stichprobe verkleinert werden.

Eine repräsentative Auswahl der Merkmalsträger kann durch eine Zufallsauswahl oder eine bewusste Auswahl erfolgen. Bei den Verfahren der *bewussten Auswahl* wird die Repräsentativität der Stichprobe gesichert, indem die Auswahl der Merkmalsträger gezielt und überlegt nach sachrelevanten Merkmalen erfolgt (vgl. Berekhoven et al. 2006, S. 71). Die Quotenauswahl ist insbesondere deswegen als Verfahren der Wahl anzustreben, weil zum Repräsentationsrückschluss eine geringere Stichprobengröße als bei der reinen Zufallsauswahl ausreicht. Aus diesem Grund soll hier nicht weiter auf das Verfahren der reinen Zufallsauswahl eingegangen werden. Bei der *Quotenauswahl* (quota sampling) wird für bestimmte Merkmale in der Stichprobe die Struktur der Grundgesamtheit auf die Stichprobe, welche deren verkleinertes Abbild darstellt, übertragen.

Diese Quotenmerkmale sollten leicht feststellbar sein (z. B. soziodemografische Merkmale), so dass es möglich ist, anhand von sogenannten Quotenanweisungen eine genau festgelegte Stichprobe zusammenzustellen. Die Quotenanweisung legt fest, wie viele Merkmalsträger mit einer bestimmten Merkmalskombination untersucht werden müssen (z. B. 15 Einweiser der Fachabteilung X des eigenen Krankenhauses).

Folgende Quotenmerkmale werden in der Regel bei Einweiserbefragungen herangezogen: „Medizinische Fachrichtung" und meist zusätzlich „Region".

Berechnung der Stichprobengröße
An dieser Stelle muss festgestellt werden, dass es für die Berechnung der Stichprobengröße nach der Quotenauswahl kein Patentrezept gibt. Zu berücksichtigen sind Faktoren wie die Größe der Grundgesamtheit und die notwendigen statistischen Gruppenauswertungen, die in der Analysephase benötigt werden. In der Regel sollten die großen Fachrichtungen und die Hauptregionen (mindestens Stadt und Land) jeweils getrennt ausgewertet werden können und müssen damit jeweils mit ausreichend hohen Fallzahlen (möglichst > 30 Merkmalsträger) repräsentiert sein. Auf Basis von Erfahrungswerten kann für die Größe der Stichprobe eine Zielvorgabe von ca. 20 % der Grundgesamtheit, mindestens aber 100 Merkmalsträger, vorgegeben werden. Es ist mit einer Rücklaufquote von ca. 25 % zu rechnen, die mit entsprechender Vorankündigung und Nachfassaktion erhöht werden kann, d. h. es müssen ca. viermal so viele Ärzte kontaktiert werden, wie am Ende an der Befragung teilnehmen. Die Verteilung der Stichprobe sollte bezüglich der Quotenmerkmale Fachrichtung und Region möglichst exakt angelehnt sein an die Verteilung der Grundgesamtheit, was in der Phase des Fragebogenrücklaufes permanent überwacht werden sollte. Gegebenenfalls muss in einzelnen Gruppen (Fachrichtungen oder Regionen) gezielt nachgefasst werden.

Erhobene Daten analysieren und interpretieren

Das Ziel dieser Phase ist die Verdichtung der erhobenen Daten, so dass daraus Ableitungen für die zugrunde liegende Marketingproblemstellung getroffen werden können. Dies geschieht in der Regel mithilfe von statistischen Softwarepaketen wie z. B. PASW SPSS. Die gängigen Auswertungen können aber mittlerweile auch schon mit dem Programm MS Excel durchgeführt werden.

Mit Profildiagrammen können die einzelnen Gruppen, z. B. Einweiser unterschiedlicher Regionen, Viel- und Wenigeinweiser, zufriedene und unzufriedene Einweiser, bezüglich ihrer Einschätzungen im Vergleich dargestellt werden. In diesem Zusammenhang lässt sich auch feststellen, ob zwischen unterschiedlichen Gruppen signifikante Unterschiede in den Einschätzungen bestehen oder Korrelationen zwischen zwei Variablen signifikant sind, d. h. auf die Grundgesamtheit übertragen werden können (siehe Abschnitt „Hypothesen formulieren", S. 55).

Abbildung 2.10 zeigt die Ist-Einschätzung der Einweiser hinsichtlich der Skalenfragen, gesplittet nach Regionen (Ingolstadt und restliche Landkreise der

Region 10 bestehend aus Eichstätt, Pfaffenhofen, Neuburg und Schrobenhausen) als Profildiagramm.

Es ergaben sich beispielsweise signifikante[13] Unterschiede in der Zufriedenheit mit der Pressearbeit und den Informationsbroschüren zwischen beiden Gruppen. Weiterhin zeigt das Profildiagramm in Abbildung 2.10, dass in Summe die Zufriedenheit mit der Klinik bei den Ärzten außerhalb Ingolstadts höher ist als bei den Ärzten innerhalb von Ingolstadt. Dieser Unterschied ist allerdings als nicht signifikant zu bezeichnen und kann somit nicht auf die Grundgesamtheit übertragen werden. Die erste entsprechend formulierte Hypothese kann nicht bestätigt werden.

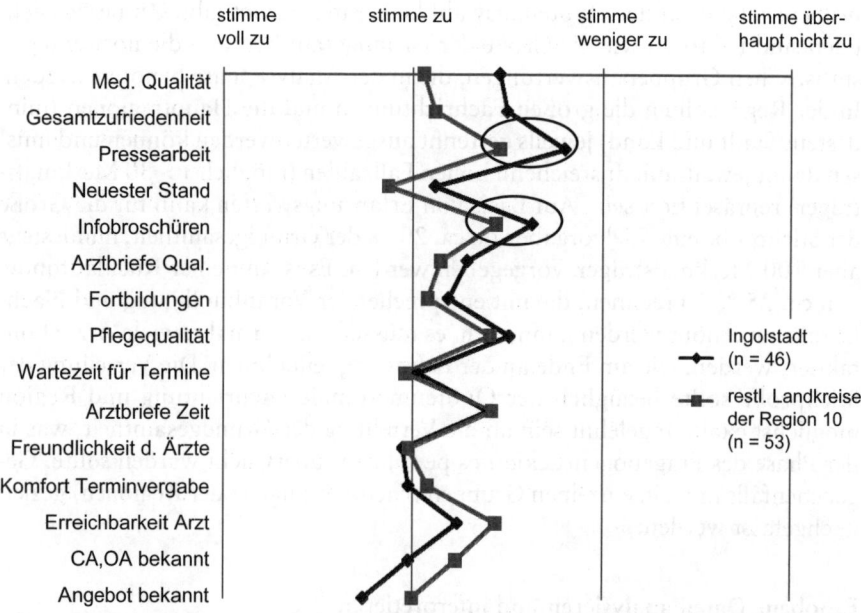

Abb. 2.10: Beispiel für ein Profildiagramm der Beurteilung diverser Kriterien (arithmetisches Mittel) von Einweisern aus Ingolstadt und restlichen Landkreisen der Region 10 im Vergleich (vgl. Studiengang MBA Gesundheitsmanagement Hochschule Ingolstadt 2009)

Die Gesamtzufriedenheit mit der Behandlungsqualität wird von Wenigeinweisern (< 39 % der Gesamteinweisungen einer Praxis gehen in das untersuchte Klinikum) und Vieleinweisern (> 39 % der Gesamteinweisungen einer Praxis gehen in das untersuchte Klinikum) unterschiedlich bewertet (Abb. 2.11), allerdings erweist sich der Unterschied als statistisch nicht signifikant. Damit sind Vieleinweiser in dieser Stichprobe nicht signifikant unzufriedener als Wenigeinweiser.

---

13 Für die im Folgenden durchgeführten Hypothesenprüfungen gilt ein Signifikanzniveau (Irrtumswahrscheinlichkeit p) von 5 %.

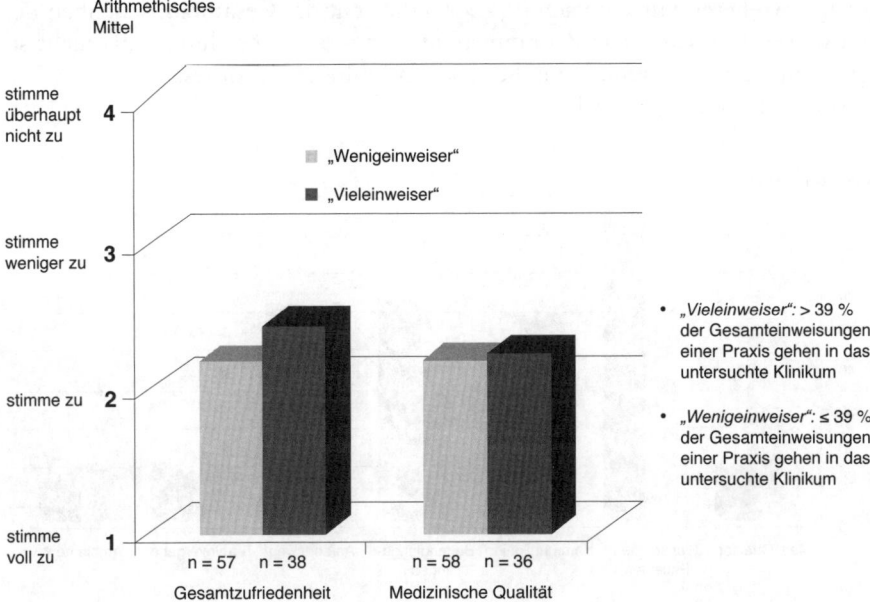

Abb. 2.11: Beispiel für ein Balkendiagramm über die Gesamtzufriedenheit (arithmetisches Mittel) von Viel-/Wenigeinweisern im Vergleich (vgl. Studiengang MBA Gesundheitsmanagement Hochschule Ingolstadt 2009)

Auch die Zufriedenheit mit der medizinischen Qualität ist bei beiden Einweisergruppen statistisch nicht signifikant unterschiedlich.

Abbildung 2.12 zeigt die Gründe für eine Nicht-Einweisung in das untersuchte Krankenhaus. Auch hier wurden zwei Gruppen (unzufriedene und zufriedene Einweiser) gebildet und die Gründe im Vergleich dargestellt. Insbesondere die Kriterien *Medizinische Qualität* und *Kommunikation* wurden von den unzufriedenen Einweisern signifikant häufiger genannt als von den zufriedenen, was auf einen signifikanten Zusammenhang zwischen der Kommunikation Einweiser – Krankenhaus und der Gesamtzufriedenheit der Einweiser schließen lässt.[14]

In Abbildung 2.13 ist die Korrelation unterschiedlicher Kriterien mit der Gesamtzufriedenheit dargestellt. Alle 14 Kriterien wurden nach dem Einfluss auf die Gesamtzufriedenheit geordnet. Lediglich die medizinische Qualität übt einen *starken* Einfluss auf die Gesamtzufriedenheit aus ($0{,}8 > r > 0{,}6$), während die pflegerische Qualität, der persönliche Kontakt und die neuesten Diagnose- und Therapiemethoden in *mittlerem* Zusammenhang ($0{,}6 > r > 0{,}4$) mit der Gesamtzufriedenheit stehen. Die Kriterien *Arztbriefqualität* und *Arztbriefein-*

---

14 An dieser Stelle sei noch angemerkt, dass die Summe der Einweisungen aller zufriedenen Einweiser signifikant höher ist als die Summe unzufriedener Einweiser.

gang korrelieren nur schwach (0,4 > r > 0,2) mit der Gesamtzufriedenheit der Einweiser. Der schwache Zusammenhang wurde darüber hinaus als nicht signifikant getestet. Damit kann die vierte formulierte Hypothese für diese Stichprobe nicht bestätigt werden.

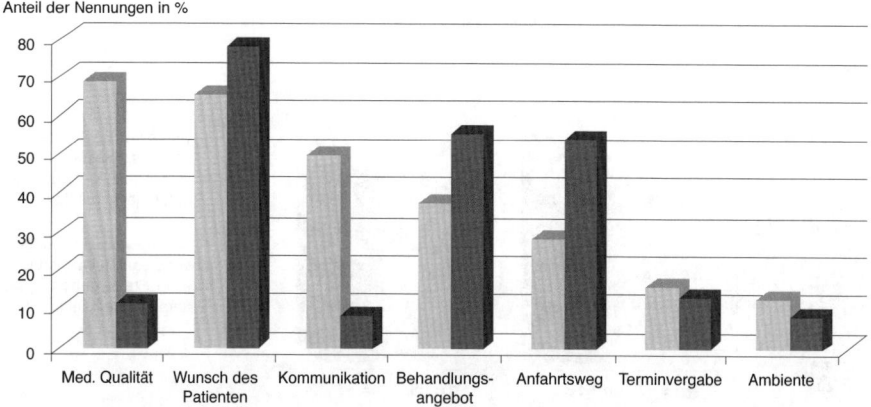

Anteil der Nennungen in %

☐ Unzufriedene Einweiser (F1 3,4) stehen für 3092 Einweisungen/Jahr (in 32)
■ Zufriedene Einweiser (F1 1,2) stehen für 3442 Einweisungen/Jahr (in 63)

Abb. 2.12: Beispiel für ein Balkendiagramm (Anteil der Nennungen in %) über die Gründe der Nicht-Einweisung von zufriedenen/unzufriedenen Einweisern im Vergleich (vgl. Studiengang MBA Gesundheitsmanagement Hochschule Ingolstadt 2009)

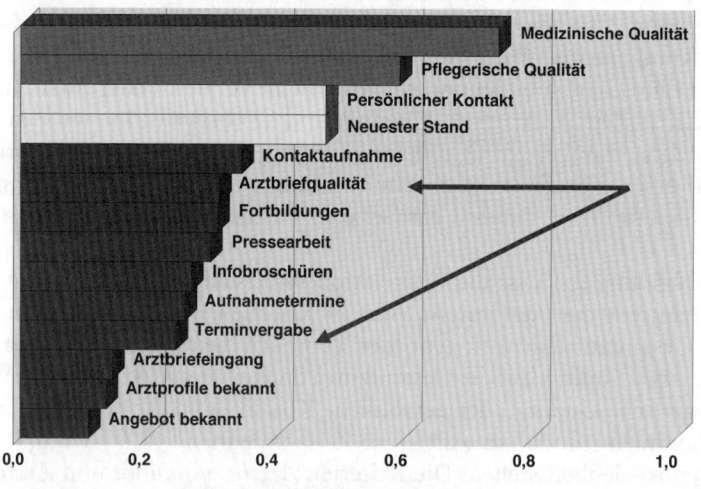

Rangkorrelationskoeffizient nach Spearman

Abb. 2.13: Beispiel für die Korrelation diverser Kriterien mit der Gesamtzufriedenheit der Einweiser (Rangkorrelationskoeffizient nach Spearman) (vgl. Studiengang MBA Gesundheitsmanagement Hochschule Ingolstadt 2009)

Ergebnisse präsentieren und kommunizieren

Die Präsentation der Untersuchungsergebnisse vor Entscheidungsträgern des Krankenhauses beendet die Marktforschungsuntersuchung. Es sollte allerdings nicht vergessen werden, dass anschließend die wesentlichen Erkenntnisse im Krankenhaus bzw. je nach Fragestellung auch im externen Krankenhausumfeld kommuniziert werden. Durch eine zielgruppenspezifische Kommunikation kann ein Prozess zur Maßnahmendefinition initiiert werden, der auch nach außen transparent gemacht werden sollte.

Projekte effizient steuern

Ein Marketingforschungsprojekt in einer Klinik ist, wenn es ohne externe Begleitung durchgeführt wird, mit einer entsprechenden Projektorganisation, die aus Ressourcen mit entsprechend freien Kapazitäten und Know-how auf dem Gebiet der Marktforschung besteht, zu hinterlegen. Eine dedizierte Projektleitung hat die Steuerung und Koordination des Projektes inne. Klassische und bewährte Projektmanagementwerkzeuge wie z. B. ein sauber durchgeplanter Projektplan kommen zum Einsatz. Diese Voraussetzungen sind unbedingt notwendig zur Generierung von validen[15], reliablen[16] und objektiven[17] Einweiserdaten.

2.4 Interne Analyse: Welche Position nimmt das Krankenhaus in der Region im Vergleich zum Wettbewerb (aus Sicht der niedergelassenen Ärzte) ein?

In einer Einweiserstrategie werden relevante Eckpfeiler des Einweiserbeziehungsmanagements formuliert, um die angestrebten quantitativen (z. B. Erhöhung der Einweiserzahlen) und qualitativen Ziele (z. B. Verbesserung der Einweiserzufriedenheit im Zeitablauf) zu erreichen. Vor der Strategieentwicklung muss daher eine Betrachtung der Ausgangsituation und der Position des Krankenhauses, in der Regel einer Fachabteilung, im Vergleich zum Wettbewerb hinsichtlich der relevanten Aspekte des Einweiserbeziehungsmanagements erfolgen. Dafür sind sämtliche für Einweiser bedeutsame interne (Ist-Situation) und die wichtigsten externen Informationen (auf die Zukunft bezogene Um-

---

15 Daten sind *valide,* wenn die Untersuchung genau den Sachverhalt abbildet, der gemessen werden soll.

16 *Reliabilität* liegt vor, wenn die Untersuchung bei wiederholter Durchführung dasselbe Ergebnis hervorbringt.

17 Daten sind *objektiv,* wenn die gemessenen Werte unabhängig und unbeeinflusst von der durchführenden Person sind.

feldentwicklungen) zu erheben und auszuwerten (vgl. Hofmann 2010, S. 78). Ein zielführendes Instrument für die Ableitung einer Einweiserstrategie ist in der Stärken- und Schwächen-Analyse zu sehen, mit dem sich dieses Kapitel im besonderen Maße auseinander setzen wird.

Die (Einweiser-)SWOT-Analyse ist ein Tool, um interne Stärken und Schwächen eines Krankenhauses auf den für Einweiser relevanten Gebieten mit denen des stärksten Wettbewerbers vergleichen zu können. Zusätzlich werden externe Chancen und Risiken wie in Kapitel 2.2 beschrieben in die Analyse einbezogen. Die Ergebnisse einer (Einweiser-)SWOT-Analyse geben erste Hinweise, welche Bereiche zukunftsweisend sind und weiter ausgebaut werden sollten. Es wird auch deutlich, an welchen Schwächen in Bezug auf die Einweiser gearbeitet werden muss, um die eigene Leistung im Vergleich zum Wettbewerb zu verbessern (vgl. Lüthy und Buchmann, 2009, S. 108 f.). Je fundierter diese Analyse gefahren wird, desto klarer und differenzierter kann daraus eine Positionierungsstrategie für die Zielgruppe der Einweiser abgeleitet werden und desto zielgerichteter lassen sich geeignete Kommunikationsmaßnahmen zu den niedergelassenen Ärzten festlegen. Die (Einweiser-)SWOT-Analyse sollte hierbei auf jede einzelne Fachabteilung ausgerichtet werden (siehe Abb. 2.14 und 2.15), um möglichst konkrete Ansatzpunkte für Maßnahmen herausarbeiten zu können. In der Regel differiert die Einschätzung der Einweiser von Fachabteilung zu Fachabteilung erheblich. Startpunkt ist eine Wettbewerbsanalyse, die sämtliche relevante Wettbewerber in Bezug auf ihre Einweiseraktivitäten miteinander vergleicht und dabei den sogenannten stärksten Wettbewerber herausfiltert.

Wettbewerbsanalyse

In der Wettbewerbsanalyse gilt es zuallererst, sämtliche konkurrierende Krankenhäuser für die eigene Fachabteilung festzulegen und spezifische quantitative (siehe auch Kapitel 2.2.4) und qualitative Informationen über diese zu erheben.[18] Zumeist muss die Sekundärrecherche aber insbesondere zur Gewinnung von tiefergehenden Erkenntnissen durch Experteninterviews ergänzt werden. Durch die Datenerhebung soll unter anderem herausgefunden werden:

- Wer die konkurrierenden Krankenhäuser in der Region sind.
- Welche Versorgungsstufe die Wettbewerber in der Region aufweisen.
- Welches medizinische und nicht-medizinische Leistungsspektrum durch die Wettbewerber angeboten wird.
- Welche Ziele und Strategien die Wettbewerber verfolgen.
- Welche Stärken und Schwächen (allgemein) die einzelnen Krankenhäuser aufweisen.

---

18 Als Quellen können die deutsche Krankenhausgesellschaft, Statistiken des Bundes-, bzw. der Landesgesundheitsministerien, www.klinikinfo.de, Krankenhaus-Report des wissenschaftlichen Instituts der AOK (WIdO), Qualitätsberichte der Krankenhäuser, Internetauftritte der Wettbewerber, die Kassenärztliche Vereinigung etc. dienen.

- Wie sich die Konkurrenten beim Patienten/Einweiser mit welchen Marketingaktivitäten positionieren.
- Wer sich als der stärkste Wettbewerber herauskristallisiert, also die größte „Bedrohung" für die eigene Fachabteilung darstellt.

Die gesammelten Daten werden in einem Leistungskriterienkatalog vergleichend gegenübergestellt. Im nächsten Schritt wird im Rahmen der eigentlichen (Einweiser-)SWOT-Analyse die relevante Fachabteilung des eigenen Hauses im Vergleich zum stärksten Wettbewerber beurteilt (vgl. Lüthy und Buchmann 2009, S. 113 f.).

Stärken und Schwächen

Bei der Untersuchung der aktuellen Situation lassen sich die für das Einweiserbeziehungsmanagement relevanten Kriterien in fünf wesentliche Bereiche einteilen:

1. Ruf/Image des Krankenhauses (der Fachabteilung) bei den Einweisern
2. Leistungsspektrum und Qualität
3. Räumliche und technische Ausstattung
4. Kommunikation/Zusammenarbeit/Information
5. Arztbrief/Medikation

Im Folgenden wird die Umsetzung einer Einweiser-SWOT-Analyse ausführlich beschrieben. In einem ersten Schritt sollte das Klinikmanagement in Zusammenarbeit mit ausgewählten Mitarbeitern Leistungsmerkmale, wie z. B. *Leistungsbreite* „Fallzahlen im Vergleich zum stärksten Wettbewerber", definieren und die Wahl begründen bzw. mit Augenmaß wählen. Es sei bei der Kriteriendefinition an folgende Regel gedacht: je ausführlicher der Katalog, desto aufwändiger die fundierte Bewertung auf der Basis von belegbaren Quellen.

Ein ausführlicher Vorschlag für die Wahl der Leistungsmerkmale ist in Abbildung 2.14 und 2.15 dargestellt (vgl. Lüthy und Buchmann 2009, S. 192 f.; Arnold 2008, S. 543; Einweiserbefragung Klinikum Ingolstadt 2004; Studiengang MBA Gesundheitsmanagement Hochschule Ingolstadt 2009; Raab et al. 2009b). Diese Vorlage ist als Anregung für eine individuelle Anpassung einer Klinik zu verstehen.

In einem weiteren Schritt wird die Wichtigkeit der Leistungsmerkmale für den Erfolg im Einweiserbeziehungsmanagement des Krankenhauses auf einer Skala zwischen hoch, mittel und gering definiert. Alternativ können nur Kriterien von hoher Wichtigkeit festgelegt werden. Anschließend wird empfohlen, die Leistung des eigenen Krankenhauses im Vergleich zum definierten Wettbewerber in den einzelnen Merkmalen mit *fundierter Begründung* zu beurteilen. Als Quellen für diese Beurteilung dienen beispielsweise Ergebnisse aus standardisierten Einweiserbefragungen, Auszeichnungen/Zertifikate, eigene Statistiken und Auswertungen (z. B. aus dem Beschwerdemanagement) und immer wieder möglichst viele Informationen aus persönlichen Gesprächen mit Einweisern. Die Leistung des eigenen Hauses wird anhand der Skala „große Stärke", „kleine Stärke", „ausreichende/neutrale Leistung", „kleine Schwäche", „große Schwäche" (siehe Abb. 2.14 und 2.15) bewertet. Wichtig ist, dass die Bewertung im Vergleich zum stärksten Wettbewerber durchgeführt wird. Im Zweifelsfall können auch mehrere definierte Wettbewerber in diese Analyse einbezogen werden.

| | Wichtigkeit | | | Leistung | | | | |
| | | | | Stärke | | | Schwäche | |
Ruf/Image des Krankenhauses	hoch	mittel	gering	groß	klein	neutral	klein	groß
• Allgemeiner Ruf/Image des Krankenhauses	☐	☐	☐	☐	☐	☐	☐	☐
• Ruf/Image der Chefärzte	☐	☐	☐	☐	☐	☐	☐	☐
• Ruf/Image der Oberärzte	☐	☐	☐	☐	☐	☐	☐	☐
• Ruf/Image der Assistenzärzte	☐	☐	☐	☐	☐	☐	☐	☐
• Ruf/Image der Fachabteilung	☐	☐	☐	☐	☐	☐	☐	☐
• Patientenzufriedenheit	☐	☐	☐	☐	☐	☐	☐	☐
• Einweiserzufriedenheit	☐	☐	☐	☐	☐	☐	☐	☐
Leistungsspektrum								
• Leistungsbreite	☐	☐	☐	☐	☐	☐	☐	☐
• Fallzahlen im Vergleich zum stärksten Wettbewerber	☐	☐	☐	☐	☐	☐	☐	☐
• Spezialisierung, Schwerpunkte der Krankenhausleistungen	☐	☐	☐	☐	☐	☐	☐	☐
• Diagnostische und therapeutische Möglichkeiten	☐	☐	☐	☐	☐	☐	☐	☐
• Kompetenzen und Erfahrungen der Chefärzte	☐	☐	☐	☐	☐	☐	☐	☐
• Besondere zielgruppenspezifische Wahlleistungen (z. B. Hotelkomponente, 2. Gesundheitsmarkt)	☐	☐	☐	☐	☐	☐	☐	☐
• Kapazitätsauslastung	☐	☐	☐	☐	☐	☐	☐	☐
Qualität								
• Medizinische Qualität	☐	☐	☐	☐	☐	☐	☐	☐
• Konstanz in der medizinischen Qualität (keine Abhängigkeit von Personen)	☐	☐	☐	☐	☐	☐	☐	☐
• Qualität der Diagnostik	☐	☐	☐	☐	☐	☐	☐	☐
• Qualität der Behandlung/Therapie	☐	☐	☐	☐	☐	☐	☐	☐
• Qualität der Pflege	☐	☐	☐	☐	☐	☐	☐	☐
• Zufriedenheit (der Einweiser) mit den Ergebnissen bei Entlassung	☐	☐	☐	☐	☐	☐	☐	☐
Räumliche und technische Ausstattung								
• Standort und Lage des Krankenhauses	☐	☐	☐	☐	☐	☐	☐	☐
• Zustand der Gebäude	☐	☐	☐	☐	☐	☐	☐	☐
• Sanitäre Ausstattung, Zimmerqualität	☐	☐	☐	☐	☐	☐	☐	☐
• Medizinische und technische Ausstattung	☐	☐	☐	☐	☐	☐	☐	☐

Abb. 2.14: Leistungsmerkmale der internen Analyse – Teil 1 (Vorschlag)

Zum besseren Verständnis soll als Beispiel die im Jahr 2009 durch das Institut für Angewandte Forschung der Hochschule Ingolstadt durchgeführte Marktforschungsstudie für das Klinikum Ingolstadt dienen (vgl. Raab et al. 2009b und Raab et al. 2011). Ausgangssituation und Zielsetzung dieser Projektstudie sei im Folgenden kurz beschrieben:

Innovative Kliniken wissen um den Umstand, dass sie sich zukünftig verstärkt um ihre Kunden, wie Einweiser und Patienten, kümmern müssen, um im harten Wettbewerb bestehen zu können. Im Projekt mit dem Klinikum Ingolstadt wurde hierzu auf Grundlage einer empirischen Untersuchung zur Einschätzung von Leistungselementen des angehängten Medizinischen Versorgungszentrums durch Patienten eine Spezialisierung auf die Indikation Adipositas herausgefiltert und durch Markt- und Umsatzpotenzialberechnungen bestärkt. Zur weiteren Plausibilisierung erfolgte der Vergleich mit dem stärksten relevanten Wettbewerber (in der angrenzenden Region) im Rahmen einer SWOT-Analyse anhand der für Patienten *und* Einweiser entscheidenden Leistungsmerkmale. Die Leistungsbilanz ließ auf dieser Grundlage die Entwicklung erster Positionierungsansätze gegenüber Einweisern und Patienten zu.

Leistungsmerkmale der internen Analyse	Wichtigkeit			Leistung				
				Stärke			Schwäche	
	hoch	mittel	gering	groß	klein	neutral	klein	groß
Zusammenarbeit/Kommunikation/Information								
• Klare Zuständigkeiten der Klinikkollegen	□	□	□	□	□	□	□	□
• Telefonische Erreichbarkeit (bei fachlichen Fragen, bei Fragen über einen Patienten)	□	□	□	□	□	□	□	□
• Responsiveness der Klinikkollegen (Rückruf in angemessener Zeit etc.)	□	□	□	□	□	□	□	□
• Freundlicher und kollegialer Umgang mit den Zuweisern	□	□	□	□	□	□	□	□
• Regelmäßiger persönlicher Kontakt mit den Zuweisern	□	□	□	□	□	□	□	□
• Regelmäßige Qualitätszirkel mit Klinikkollegen und Zuweisern	□	□	□	□	□	□	□	□
• Regelmäßige Einweiserbefragungen	□	□	□	□	□	□	□	□
• Veranstaltungen und Vorträge für Zuweiser (Anzahl und Qualität)	□	□	□	□	□	□	□	□
• Zügige Terminvereinbarungen zur stationären Aufnahme	□	□	□	□	□	□	□	□
Arztbrief								
• Rechtzeitige Zusendung	□	□	□	□	□	□	□	□
• Umfang und Inhalt	□	□	□	□	□	□	□	□
• Ausführliche Therapievorschläge	□	□	□	□	□	□	□	□
Medikation								
• Rechtzeitige Information im Vorfeld der Entlassung	□	□	□	□	□	□	□	□
• Zusendung einer Medikamentenliste	□	□	□	□	□	□	□	□
• Übermittlung von Operationsberichten	□	□	□	□	□	□	□	□
• Umstellung der Patienten auf andere Medikamente	□	□	□	□	□	□	□	□

Abb. 2.15: Leistungsmerkmale der internen Analyse – Teil 2 (Vorschlag)

In Abb. 2.16 sind die Ergebnisse der SWOT-Analyse auszugsweise für vier in diesem Projekt relevante Leistungsmerkmale aufgeführt. Handlungsbedarf lässt sich insbesondere aus einer hohen Erfolgswichtigkeit und einer ausreichenden Leistung bzw. (kleinen oder großen) Schwäche heraus begründen.

In Abbildung 2.17 sind die Erfolgswichtigkeit und die Leistungsausprägung des Klinikums (Stärken und Schwächen) zur Etablierung eines Adipositaszentrums dargestellt. Die abgeleiteten Stärken sollten sich unbedingt in der Formulierung der Einweiserstrategie mit Schwerpunkt auf diese Indikation und die hierfür zuständigen Fachabteilungen (vor allem Chirurgie) wiederfinden. So ergibt sich ein roter Faden für die Kommunikation mit den Einweisern.

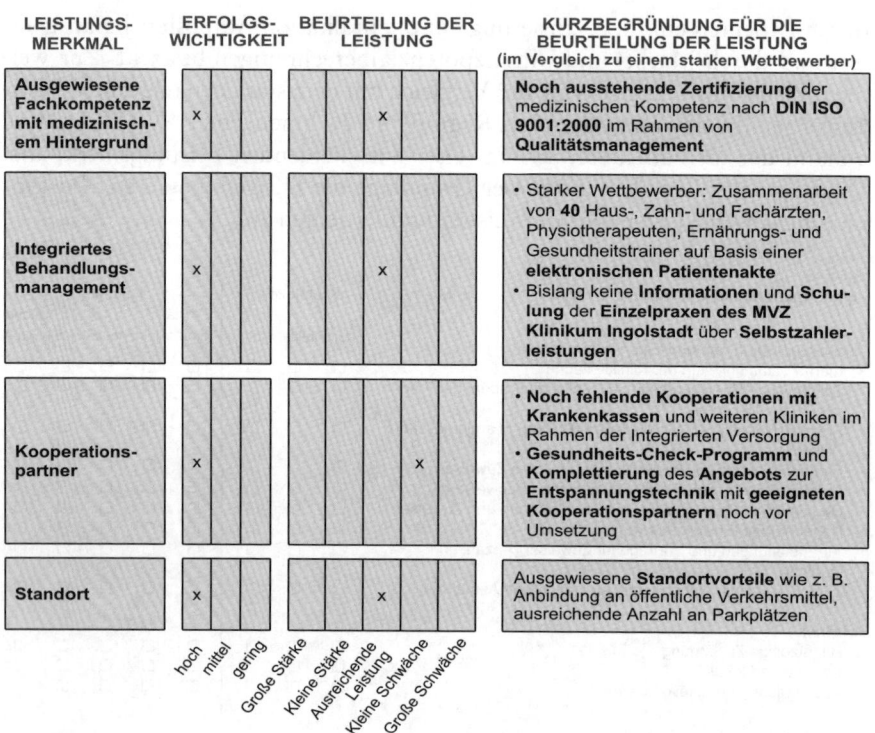

Abb. 2.16: Template Zusammenfassung der SWOT-Analyse am Fallbeispiel MVZ Klinikum Ingolstadt (vgl. Raab et al. 2009b)

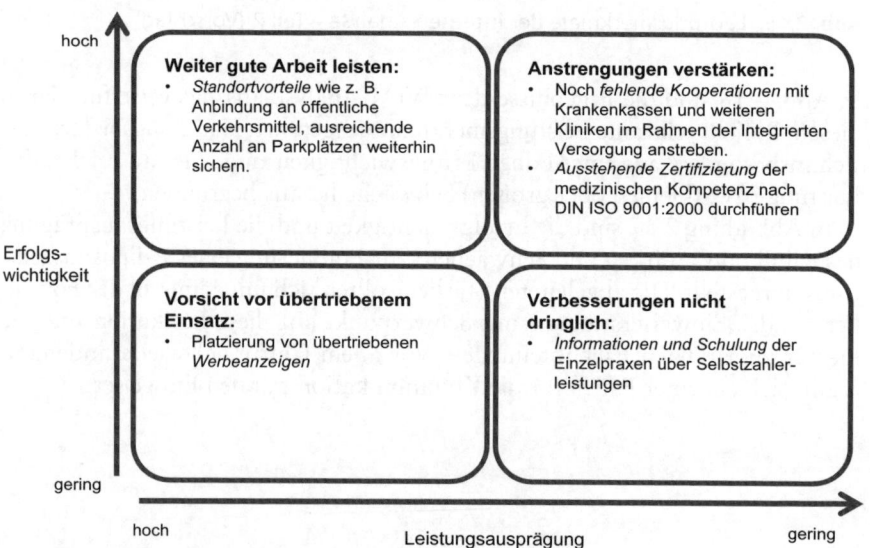

Abb. 2.17: Template Erfolgswichtigkeit und Leistungsausprägung am Fallbeispiel MVZ Klinikum Ingolstadt (vgl. Raab et al. 2009b)

Chancen und Risiken

Aus Gründen der Vollständigkeit sei hier noch auf die Chancen- und Risiken-Analyse hingewiesen. In diesem Schritt der SWOT-Analyse wird untersucht, welche Entwicklungen sich im Makro- und im Mikroumfeld ergeben (vgl. Arnold 2008, S. 541 f.) und inwiefern diese die eigene Fachabteilung beeinflussen.

Das Makroumfeld des Krankenhauses besteht im Wesentlichen aus dem politisch-rechtlichen, wirtschaftlichen[19] und sozialen Umfeld und hängt insbesondere stark von der aktuellen Gesetzgebung ab. Beispielhafte Fragestellungen sind (vgl. Thill 2009, S. 39; Hofmann 2010, S. 26 ff.):

- Welche sozial-gesellschaftlichen Veränderungen (z. B. sinkende Bevölkerungszahl, steigende Lebenserwartung) beeinflussen die Nachfrage von Gesundheitsleistungen in der jeweiligen Fachabteilung?
- Werden veränderte gesetzliche Anforderungen an ein Einweiserbeziehungsmanagement (z. B. Urteile über Verbote von Entgelten für Einweiser durch Kliniken) gestellt?

Das Mikroumfeld umfasst eine Markt- und Potenzialanalyse, eine Wettbewerbsanalyse, eine Analyse der Einweiser (siehe im Detail Kapitel 2.2 Externe Analyse) und ggf. eine Technologieanalyse (technologische Trends der Branche). Um den Einfluss dieser Faktoren auf die Fachabteilung zu identifizieren, sind beispielsweise folgende Fragestellungen hilfreich (vgl. Thill 2009, S. 39; Hofmann 2010, S. 26 ff.):

- Wer sind die konkurrierenden Kliniken und welche Stärken/Schwächen kennzeichnen diese bzw. welche Strategien und Maßnahmen verfolgen diese in Bezug auf Einweiser und niedergelassene Ärzte?
- Welche Entwicklungen finden zukünftig in den Bereichen Medizintechnik, (z. B. neue Diagnose- oder Therapieverfahren) und Informations- und Kommunikationstechnologie (z. B. Vernetzung mit Niedergelassenen, Telemedizin) statt, die die Klinik bzw. die jeweilige Fachabteilung betreffen?

Ziel der Chancen- und Risiken-Analyse ist es, potenzielle Trends und Entwicklungen aus dem Umfeld möglichst frühzeitig aufzudecken und auf ihr Chancen- bzw. Gefahrenpotenzial für die eigene Fachabteilung *und* unter Umständen auch für die jeweiligen niedergelassenen Ärzte zu untersuchen (vgl. Hofmann 2010, S. 11 ff.).

Im letzten Schritt der SWOT-Analyse werden alle Erkenntnisse in einer Matrix konsolidiert. In Abbildung 2.18 ist eine 4-Felder-Matrix anhand des oben beschriebenen Fallbeispiels MVZ Klinikum Ingolstadt dargestellt. Es wurden die wichtigsten Stärken und Schwächen nochmals aufgeführt und den relevanten Chancen und Risiken für die Etablierung eines Adipositaszentrums gegenübergestellt.

---

19 Zumeist mit der politischen Entwicklung verknüpft, da die wirtschaftliche Entwicklung eng mit staatlich fixierten Investitionsprogrammen für das Gesundheitswesen gekoppelt ist.

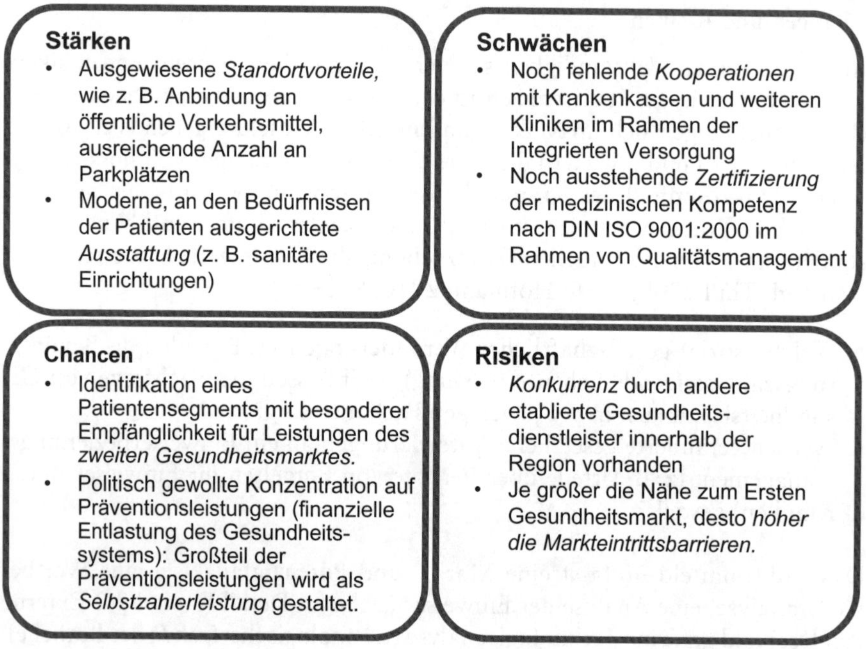

Stärken

- Ausgewiesene *Standortvorteile,* wie z. B. Anbindung an öffentliche Verkehrsmittel, ausreichende Anzahl an Parkplätzen
- Moderne, an den Bedürfnissen der Patienten ausgerichtete *Ausstattung* (z. B. sanitäre Einrichtungen)

Schwächen

- Noch fehlende *Kooperationen* mit Krankenkassen und weiteren Kliniken im Rahmen der Integrierten Versorgung
- Noch ausstehende *Zertifizierung* der medizinischen Kompetenz nach DIN ISO 9001:2000 im Rahmen von Qualitätsmanagement

Chancen

- Identifikation eines Patientensegments mit besonderer Empfänglichkeit für Leistungen des *zweiten Gesundheitsmarktes.*
- Politisch gewollte Konzentration auf Präventionsleistungen (finanzielle Entlastung des Gesundheitssystems): Großteil der Präventionsleistungen wird als *Selbstzahlerleistung* gestaltet.

Risiken

- *Konkurrenz* durch andere etablierte Gesundheitsdienstleister innerhalb der Region vorhanden
- Je größer die Nähe zum Ersten Gesundheitsmarkt, desto *höher die Markteintrittsbarrieren.*

Abb. 2.18: Template 4-Felder Matrix der SWOT-Analyse am Fallbeispiel MVZ Klinikum Ingolstadt (vgl. Raab et al. 2009b)

2.5 Zielhierarchie: Welche Ziele setzt sich das Krankenhaus in Bezug auf die Einweiser?

Die Ziele des Einweiserbeziehungsmanagements werden auf Basis der Gesamtziele des Krankenhauses entwickelt. Es gibt verschiedene Möglichkeiten, Ziele zu klassifizieren, z. B. funktional nach Unternehmensbereichen (Marketingziele, Finanzierungsziele) oder nach Messbarkeit in eher quantitative bzw. qualitative Ziele. Für das Einweiserbeziehungsmanagement ist folgende Zielhierarchie geeignet (modifiziert nach Riegl 2000, S. 254):

1. *Marketingziele*: Qualitative einweiser- und patientenorientierte Ziele
2. *Prozessziele*: Versorgungs- und Effizienzziele
3. *Ökonomische Ziele*: Wirtschaftlichkeitsziele (z. B. Fallzahlen, Umsatzerlöse, Deckungsbeiträge)

Marketing- und Prozessziele sind dabei langfristig notwendig, um die ökonomischen Ziele ausreichend zu verwirklichen. Nur mit einem positiven Image bzw. gutem Ruf, zufriedenen Patienten bzw. niedergelassenen Ärzten sowie persönlichen Beziehungen bis hin zu Partnerschaften mit den Einweisern können hohe Erlöse durch die „richtigen" Fälle und eine hohe Auslastung erzielt werden.

Bei der Formulierung der Ziele muss beachtet werden, dass die strategischen Ziele folgende Eigenschaften aufweisen (vgl. Hofbauer und Schweidler 2006, S. 199):

- *visionär*: motivierend und zugleich realistisch
- *messbar*: objektiv überprüfbar
- *terminiert*: zeitlich befristet
- *spezifisch*: in Teilziele untergliedert und konkretisiert
- *nachvollziehbar*: Beitrag der Verantwortlichen zur Zielerreichung bekannt und bewusst

Unter Beachtung dieser Charakteristika lassen sich für oben genannte Zielkategorien folgende Beispielziele formulieren:

1. Marketingziele
   - Erhöhung des Bekanntheitsgrades bei niedergelassenen Ärzten der Fachrichtung Innere Medizin im relevanten Markt um 20 % bis zum 31. Dezember 2011.
   - Erreichung des Einweiserzufriedenheitswerts 1,6 innerhalb des nächsten Jahres (z. B. gemessen an Ergebnissen der Einweiserbefragung).
   - Erhöhung der Einweiserbindung innerhalb der nächsten zwei Jahre (z. B. gemessen an der (tatsächlichen oder beabsichtigten) Weiterempfehlung oder (tatsächlichen oder beabsichtigten) wiederholten Einweisung).
   - Aufbau und Pflege von Kontakten zu den priorisierten Ärztesegmenten bis 31. Dezember dieses Jahres (z. B. gemessen an der Anzahl persönlicher Kontakte mit den Zielsegmenten).
   - Steigerung der Patientenzufriedenheit um 0,4 Punkte innerhalb eines Jahres (z. B. gemessen an Ergebnissen einer Patientenbefragung).

2. Prozessziele
   - Verkürzung der Wartezeiten zur stationären Terminvergabe in der orthopädischen Klinik auf maximal acht Wochen innerhalb der nächsten zwölf Monate.
   - Verkürzung der Übermittlungsdauer des Arztbriefes auf fünf Tage innerhalb von sechs Monaten.
   - Verringerung der Verweildauer in der urologischen Klinik auf sechs Tage bis zum 31. Juni des nächsten Jahres.
   - Verbesserung des Informationsstandes niedergelassener Ärzte der Region (z. B. Kernmarkt und erweiterter Kernmarkt) hinsichtlich notwendiger Untersuchungen vor der Einweisung in die stationäre Behandlung innerhalb von sechs Monaten (z. B. gemessen an der Anzahl der Teilnehmer an einer diesbezüglichen Veranstaltung der Klinik).

3. Ökonomische Ziele
- Steigerung der Geburtenfallzahl innerhalb von sechs Monaten um 10 %.
- Überschreitung der Mindestmenge bei der Indikation Prostatakarzinom innerhalb des nächsten Jahres.
- Steigerung des Marktanteils bei elektiven Eingriffen um 3 %-Punkte im Kernmarkt in den nächsten zwölf Monaten.
- Gewinnung von zehn neuen Niedergelassenen (aktuelle Nicht-Einweiser mit hohem Potenzial) bis 31. Oktober 2011.
- Steigerung der Anzahl Einweisungen pro Jahr um x % (Potenzialausschöpfung) der Einweiser mit mittlerer Einweisungshäufigkeit innerhalb der nächsten zwölf Monate.
- Erhöhung des Deckungsbeitrags der Adipositaschirurgie (gemessen an der durchschnittlichen Abweichung von der mittleren Verweildauer, d. h. Verringerung um x %) innerhalb eines Jahres.

2.6 Auswahl der Einweiserstrategie: Zwischen welchen Strategiealternativen kann das Krankenhaus wählen?

Auf Basis der Ziele wird das Strategie-Set, also die krankenhausindividuelle bestmögliche Kombination verschiedener Strategieoptionen ausgewählt, um die vereinbarten Ziele zu erreichen.

Kundenorientierte Strategien

Grundsätzlich lassen sich im Krankenhaus drei Typen von kundenorientierten Strategien unterscheiden (Abb. 2.19). Im Rahmen der *Pull-Marketing-Strategie* fokussieren die Krankenhäuser hauptsächlich das Patientenmarketing (vgl. Riegl 2000, S. 263). Sie wenden sich an die (potenziellen) Patienten, um deren Aufmerksamkeit und Interesse an den Krankenhausdienstleistungen zu wecken. Insbesondere beabsichtigen die Kliniken, unter anderem durch den Aufbau eines positiven Markenbilds eine Sogwirkung auf die Kunden zu erzeugen. Im Rahmen der *Push-Marketing-Strategie* konzentrieren sich die Häuser auf die niedergelassenen Ärzte als Mittler oder „Vertriebskanal" und informieren diese Zielgruppe über die Angebote und Leistungen der Klinik, um von den Niedergelassenen die richtigen Patienten eingewiesen zu bekommen (vgl. Riegl 2000, S. 263; Haseborg und Zastrau 2008, S. 250). Die Kombination beider Strategien gilt als *Kooperationsmodell* (vgl. Riegl 2000, S. 263) und Königsweg, da sich beide Zielgruppen wechselwirksam beeinflussen (vgl. Kapitel 4.2.3) und daher sowohl Ärzte als auch Patienten durch differenzierte (d. h. zielgruppenspezifische) Marketingmaßnahmen angesprochen werden sollten. Durch den Aufbau einer hohen (Marken-)Bekanntheit, eines positiven Images, einer entsprechenden Qualitätswahrnehmung und einer Vertrauensbasis bei Niedergelassenen *und* Patienten wird ein optimales Ergebnis von hohen Fallzahlen und den *richtigen* Indikationen erzielt.

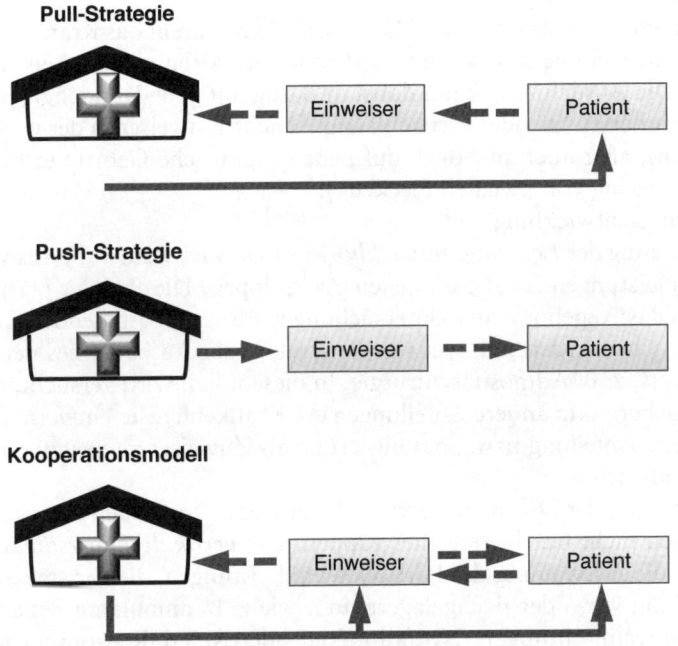

Abb. 2.19: Kundenorientierte Strategien im Krankenhaus (vgl. Riegl 2000, S. 263; Haseborg und Zastrau 2008, S. 250)

Marktfeldstrategien

Neben der Festlegung der kundenorientierten Strategie muss das Krankenhausmanagement über die Diensteistungs-Markt-Kombination entscheiden. Diesbezüglich lassen sich im Einweiserbeziehungsmanagement, angelehnt an *Ansoffs* Produkt-Markt-Matrix (vgl. Ansoff 1966, S. 13 ff.), vier Wachstumsstrategien unterscheiden (vgl. Abbildung 2.20). Charakteristisch für diese Entscheidung ist, dass ein Krankenhaus eine oder auch mehrere dieser Kombinationen verfolgen kann. Dies kann entweder zeitgleich oder in einer zeitlichen Abfolge geschehen (vgl. Hofbauer und Schweidler 2006, S. 211).

- Marktdurchdringung
  Im Rahmen der Strategie der *Marktdurchdringung (Marktpenetration)* soll der bereits bearbeitete Markt mit den gegenwärtig angebotenen Leistungen abgeschöpft werden. Ziel ist es, die Anzahl an Zuweisungen der Niedergelassen zu erhöhen, die bereits in das Krankenhaus einweisen. Dazu eignen sich insbesondere Zuweiser mit mittlerer und niedriger Einweisungshäufigkeit oder Niedergelassene, die ihr Einweisungsvolumen kürzlich verringert

77

haben. Außerdem sind die Ärzte relevant, die bestimmte Indikationen stets in konkurrierende Häuser schicken, obwohl sie auch in der eigenen Klinik behandelt werden könnten.

- Marktentwicklung
  Im Rahmen der Strategie der *Marktentwicklung* strebt das Krankenhaus nach einer Ausweitung seines Einweiserkreises bei vorhandenem Leistungsspektrum. Die Ausdehnung kann dabei in Bezug auf neue Kundengruppen (z. B. bisher unerreichte oder vernachlässigte Nicht-Einweiser in der vorhandenen Region), aber auch mit Blick auf neue geografische Gebiete erfolgen (d. h. Erschließung von „weißen Flecken").

- Leistungsentwicklung
  Zielsetzung der *Leistungsentwicklung* ist das Wachstum auf Basis von neuen Dienstleistungen für die aktuellen Zielgruppen. Dies erfolgt beispielsweise durch das Angebot neuer Untersuchungen, die von bestehenden Einweisern gewünscht wurden. Ein weiteres Beispiel ist der Aufbau eines neuen Spezialgebiets, z. B. Adipositaschirurgie. In diesem Fall wird versucht, die Ärzte, welche bereits in andere Abteilungen des Krankenhauses einweisen, auch für die neue Abteilung bzw. Spezialisierung als Zuweiser zu gewinnen.

- Diversifikation
  Zielsetzung der *Diversifikation* ist das Angebot von neuen Dienstleistungen an noch nicht bearbeitete Zielgruppen. *Die vertikale Diversifikation* beinhaltet die Ausweitung des Portfolios um Leistungen, die der stationären Behandlung vor- oder nachgelagert sind, wie z. B. ambulante Behandlungen, Vorsorgeeinrichtungen, Notfallpraxen oder Rehabilitationseinrichtungen und Hospize (vgl. Haubrock et al. 1998, S. 68). Hier besteht in Bezug auf die Beziehungen zu den niedergelassenen Ärzten ein hohes Risiko, da diese eine vertikale Angebotsausweitung als Konkurrenz empfinden. *Horizontale Diversifikation* beschreibt eine Erweiterung des Angebots um Leistungen, die in sachlichem Zusammenhang zum bisherigen Angebot stehen, z. B. die Gründung eines MVZ oder das Angebot von Versicherungen im Krankenhaus. Im Rahmen der *lateralen Diversifikation* wird das Leistungsspektrum um Angebote erweitert, die für das Haus völlig neu sind und in keinem sachlichen Zusammenhang zu bisherigen Leistungen stehen. Beispiele sind Friseurgeschäfte, Hotelbetriebe für Angehörige und Besucher, Restaurants oder Cafés im Krankenhaus (vgl. Haubrock et al. 1998, S. 69).

Die Auswahl der richtigen Leistungs-Markt-Kombinationen richtet sich wie bereits erwähnt nach dem individuellen Zielkatalog des Krankenhauses. Wurde wie im genannten Beispiel (vgl. Kapitel 2.5) die Gewinnung einer bestimmten Anzahl (z. B. zehn) neuer Niedergelassener vereinbart, ist die Marktentwicklung die Strategie der Wahl. Im Gegensatz dazu muss bei der Zielsetzung der Potenzialausschöpfung von Einweisern mit mittlerer Einweisungshäufigkeit (gemessen an Einweisungen/Jahr) eine Durchdringung des Marktes fokussiert werden. Es ist auch möglich, mehrere Dienstleistungs-Markt-Kombinationen gleichzeitig zu verfolgen. Dies ist beispielsweise denkbar, wenn eine Steigerung der Geburtenfallzahl beabsichtigt wird. Es tragen sowohl neu gewonnene Einweiser als auch die Steigerung des Einweisungsvolumens bestehender Zuweiser mit nicht ausgeschöpftem Potenzial zur Zielerreichung bei.

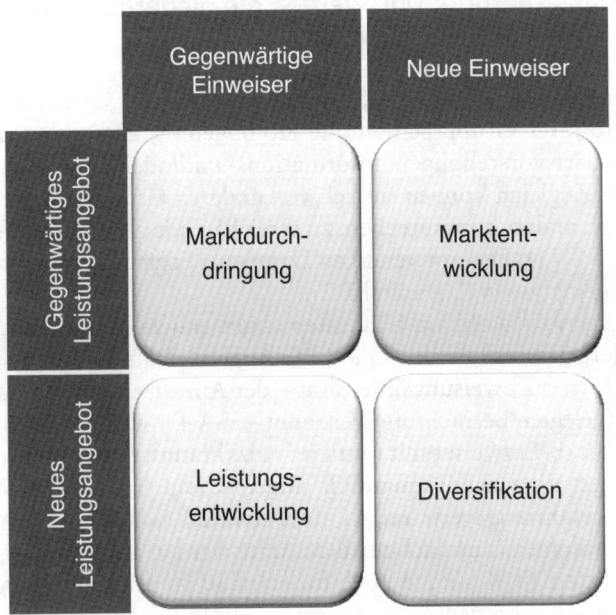

Abb. 2.20: Leistungs-Markt-Matrix nach Ansoff (vgl. Ansoff 1966, S. 13 ff.)

Marktparzellierungsstrategien

Eine weitere strategische Entscheidung, die das Krankenhaus treffen sollte, ist der Grad und die Art der Differenzierung der Marktbearbeitung (Marktparzellierungsstrategie). Die zwei grundsätzlichen Optionen liegen dabei in der differenzierten (segmentspezifisches Marketing) bzw. in der undifferenzierten Marktbearbeitung (Massenmarketing). Bei der Massenmarkstrategie berücksichtigt das Krankenhaus nicht die unterschiedlichen Bedürfnisse der Einweiser, sondern konzentriert sich auf deren Gemeinsamkeiten (vgl. Haubrock et al. 1998, S. 70). Damit soll eine möglichst große Zahl an Einweisern mit Standardleistungen erreicht werden (z. B. alle Fachärzte für Urologie im Einzugsgebiet). Erfolgversprechender als die Massenmarktstrategie ist die Marktsegmentierung. Dabei wird der Markt in Segmente unterteilt, die bezüglich bestimmter nachfragerelevanter Merkmale in sich homogen sind. Durch diese Strategie soll eine höhere Bedarfsentsprechung erreicht werden, denn die Leistungen und Angebote des Krankenhauses werden zielgruppenspezifisch entwickelt und an den Bedürfnissen des Kundensegments ausgerichtet (z. B. Bildung von Segmenten aller Fachärzte für Urologie im Einzugsgebiet). Die Vorgehensweise bei der Aufteilung des Marktes in Segmente wird in Kapitel 2.7.1 erläutert.

2.7   Strategisches Einweiserbeziehungsmanagement: Welche Schritte umfasst es?

2.7.1   Segmentierung: Wie werden die niedergelassenen Ärzte in Segmente eingeteilt?

Aufgabe der Segmentierung ist es, den Gesamtmarkt in Segmente aufzuteilen, die innerhalb ihrer Gruppe eine hohe Homogenität aufweisen, also z. B. in Bezug auf Bedarfsvorstellungen, Informations- und/oder Einweisungsverhalten ähnlich sind. Zugleich können sie sich von anderen Gruppen abgrenzen lassen und daher ggf. anders anzusprechen, zu erreichen oder zu überzeugen sein (vgl. Riegl 2000, S. 271). Die notwendigen Daten zur Segmentierung stammen aus der externen Analyse (vgl. Kapitel 2.2).

Das in der Praxis wohl am häufigsten angewendete Verfahren zur Segmentierung niedergelassener Ärzte ist die ABC-Analyse. Dabei werden die Zuweiser z. B. anhand ihrer Zuweisungsintensität – der Anzahl eingewiesener Patienten in einem festgelegten Betrachtungszeitraum – in A-Einweiser mit hoher Einweisungsintensität, B-Einweiser mit mittlerer Anzahl Einweisungen und C-Einweiser mit geringer Einweisungsquantität eingeteilt (vgl. Thill 1999, S. 83; Braun 1997, S. 8). Erfahrungswerte zeigen, dass etwa 20 % der Einweiser 50 % des Einweisungsvolumens ausmachen, diese Ärzte werden als A-Einweiser bezeichnet. Die nächsten 30 % sorgen noch für etwa 30 % der Zuweisungen und ca. die Hälfte der zuweisenden Ärzte weist nur sehr selten ein, was etwa 20 % der Gesamteinweisungen entspricht (Abb. 2.21). Hieraus ist ableitbar, welche Einweiser das höchste Einweisungsvolumen aufweisen und folglich gut „gepflegt" werden müssen, denn eine Verschlechterung der Beziehungen zu diesen VIP-Einweisern wirkt sich auf die Belegung und auf den Klinik-Erfolg aus (vgl. Riegl 2000, S. 288). Es sollte aber auch mithilfe der Daten der externen Analyse und ggf. auf Basis von persönlichen Interviews geprüft werden, warum Mittel- und Selteneinweiser nicht mehr Patienten einweisen, z. B. könnte die Begründung für eine geringe Anzahl an Einweisungen die Entfernung der Praxis zur Klinik oder auch persönliche Probleme mit Klinikärzten sein.

Die ABC-Analyse ist einfach anzuwenden und vielfältig anwendbar. Es sind neben dem Merkmal *Einweisungsintensität* auch andere Kriterien geeignet, wie z. B. Anteil des Einweisers am Gesamterlös. Ein weiterer Vorteil ist die übersichtliche grafische Darstellung der wichtigsten Kunden. Jedoch gibt es durchaus einige Kritikpunkte an diesem Verfahren. Erstens basiert die Berechnung auf Vergangenheitswerten, d. h. die Anzahl an Einweisungen bezieht sich beispielsweise auf das vergangene Quartal und macht damit keine Aussage über mögliche zukünftige Entwicklungen oder das Potenzial des Zuweisers. Zweitens wird nur *ein* Merkmal berücksichtigt, welches außerdem quantitativer Art ist. Es erfolgt keine Integration von weiteren Kriterien wie beispielsweise die Qualität der eingewiesenen Fälle. Ein Einweiser, der zwar viele, aber häufig die „falschen" Fälle (z. B. Patienten mit überdurchschnittlicher Verweildauer) ein-

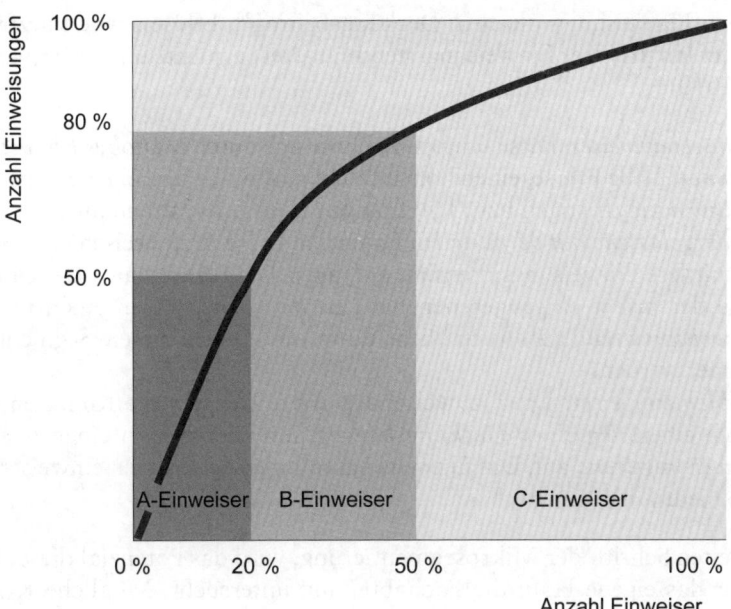

Abb. 2.21: ABC-Analyse der Einweiser

weist, wird trotzdem als A-Einweiser kategorisiert, obwohl er ein Problemeinweiser ist. In diesem Fall würde sich ein Verlust des Einweisers auch nicht negativ auf den Klinikerfolg niederschlagen. Dieser Kritikpunkt kann dadurch
gemindert werden, dass mehrere Merkmale betrachtet und zu einem Faktor,
z. B. *Wichtigkeit der Einweiser*, zusammengefasst werden. Der Faktor *Wichtigkeit* kann neben dem Kriterium *Zuweisungsvolumen* beispielsweise die Merkmale *Art der eingewiesenen Fälle*, *Kooperationsbereitschaft*, *Lebenszyklus der
Praxis* (bereits etabliert oder im Aufbau) und *Erlös*, welcher mit dem Einweiser
erzielt wird, berücksichtigen. Darüber hinaus muss festgehalten werden, dass
die ABC-Analyse zwecklos ist, wenn keine detaillierte Analyse der B- und C-
Einweisern folgt. Erst wenn der Grund für eine mittlere bis niedrige Wichtigkeit
(bzw. mittlere bis niedrige Einweisungsintensität) erforscht und das Potenzial
der Einweiser dieser beiden Gruppen identifiziert wurde, kann über die Attraktivität der Zielgruppe und entsprechend einzuleitende Maßnahmen entschieden
werden. Ein weiterer Nachteil ist, dass Nicht-Einweiser in diesem Verfahren
unberücksichtigt bleiben.

Aufgrund der angesprochenen Kritikpunkte der ABC-Analyse bietet sich eine
Segmentierung an, die quantitative *und* qualitative Merkmale berücksichtigt,
sowohl auf vergangenheits- als auch auf zukunftsorientierten Daten basiert und
alle niedergelassene Ärzte (folglich auch Nicht-Einweiser) im Einzugsgebiet
berücksichtigt. Diesen Anspruch erfüllt im Wesentlichen folgende Einweiser-
klassifizierung (angelehnt an das Modell der Firma *trinovis GmbH*). Dabei wird
der Markt in einem ersten Schritt – der Makrosegmentierung – anhand der

Kriterien Einweisungsvolumen, Deckungsbeitrag[20], Erlöse sowie kurzfristiger und/oder langfristiger Einweisungstrend[21] in drei Segmente unterteilt (vgl. Elmhorst 2010)[22]:

- *Schlüsseleinweiser*: Diese Gruppe zeichnet sich durch ein *hohes Einweisungsvolumen*, hohe Erlöse, einen hohen Deckungsbeitrag und einen *neutralen bis positiven* kurzfristigen bzw. langfristigen *Einweisungstrend* aus.
- *Niedergelassene mit vermutetem Potenzial*: Diese Ärzte weisen eine niedrige bis mittlere Einweisungsintensität auf, aber die Qualität (also *Deckungsbeitrag*) der bisher eingewiesenen Fälle ist *hoch*. Sie weisen einen *positiven Einweisungstrend* auf. Auch Nicht-Einweiser können diesem Segment zugerechnet werden.
- *Problemeinweiser*: Diese zuweisenden Ärzte belasten die Klinik entweder durch einen *negativen Deckungsbeitrag* und/oder weisen einen *negativen Einweisungstrend* auf. Das Einweisungsvolumen der Problemeinweiser reicht von niedrig bis sehr hoch.

Im zweiten Schritt, der Mikrosegmentierung, wird das Potenzial dieser Gruppen für das eigene Haus/die Fachabteilung untersucht. Mögliche Kriterien sind dabei Praxis-Standort (Entfernung zum Krankenhaus), mittlere Einweisungszahlen, auffällige Abweichungen des Einweisungsspektrum (z. B. keine eingewiesenen Prostataerkrankungen durch einen Urologen), rückläufige Einweisungszahlen oder fehlende Einweisungen. Als weitere Faktoren können einfließen: Gründung der Praxis (z. B. etablierter Niedergelassener oder Neu-Niedergelassener), Größe/Art der Praxis (Einzel-/Gemeinschaftspraxis), Entfernung zum nächsten Mitbewerber und eigene Marktstärke am Standort des Einweisers. Weiterhin können Vermutungen über Bindungen zu Wettbewerbern berücksichtigt werden, z. B. bestehende Kooperation mit Wettbewerbern, ehemalige Tätigkeit in der Klinik, Netzwerke oder ähnliches. Auch lokale Faktoren, die sich schwer messen lassen, können bei der Bewertung von Bedeutung sein, beispielsweise grenzen Flüsse oder Grenzlinien der Bundesländer oftmals das Einzugsgebiet ab (vgl. Elmhorst 2010). Gemessen am Potenzial für den eigenen Fachbereich ergeben sich für die drei genannten Segmente folgende Erkenntnisse (vgl. Elmhorst 2010):

- *Schlüsseleinweiser*: Schlüsseleinweiser sind Stammeinweiser des Hauses, ihr zusätzliches Potenzial ist gering.

---

20 *Deckungsbeitrag* wird gemessen an der Abweichung von der durchschnittlichen Verweildauer.

21 Kurzfristiger *Einweisungstrend*: Entwicklung der eingewiesenen Fallzahlen im letzten Quartal im Vergleich zu Vorquartalen (eventuell auffällige Abweichungen). Langfristiger Einweisungstrend: Entwicklung der eingewiesenen Fallzahlen über acht bis zwölf Quartale.

22 Die zweite Kategorie nach trinovis umfasst „Einweiser mit vermutetem Potenzial". Der Ansatz wurde insofern modifiziert, dass *alle* Niedergelassenen mit vermutetem Potenzial in das Segment zwei einbezogen wurden.

- *Niedergelassene mit vermutetem Potenzial*: Diese Niedergelassenen können gemessen am Aufwand zur Potenzialausschöpfung weiter unterteilt werden in:
  - *„Medium effort – medium return"* – mittleres Potenzial bei vertretbarem Aufwand: Diese Ärzte sind (gemessen am Einweisungsvolumen) Mittel- oder Geringeinweiser. Der Aufwand, der notwendig ist, um ihr Potenzial vollständig auszuschöpfen, ist von mittlerer Höhe.
  - *„High effort – high return"* – hohes Potenzial bei hohem Aufwand: In dieser Kategorie befinden sich hauptsächlich Nicht-Einweiser. Wie in Kapitel 4.2 ausführlich dargestellt wird, ist die Akquisition von Nicht-Einweisern sehr zeit- und ressourcenintensiv. Der Aufwand ist hoch, andererseits ist das Potenzial oft am größten, da sie zu neuen und langfristigen Großkunden der Klinik werden können.
- *Problemeinweiser*: Bei den Problemeinweisern muss eine differenzierte Betrachtung der Problemfelder vorgenommen werden. Ist das Problemfeld beispielsweise ein negativer kurzfristiger Einweisungstrend, also eine auffällige Reduktion der eingewiesenen Fallzahlen im letzten Quartal, besteht Potenzial bei mittlerem Aufwand zur Ausschöpfung. Besteht das Problem in einer regelmäßigen und nicht durch die Klinik bedingten Überschreitung der mittleren Verweildauer, ist die Situation als komplexer einzustufen. Hier sollte mittelfristig das Gespräch mit dem Einweiser über mögliche Ursachen und Verbesserungspotenziale in der Vorbereitung der Patienten gesucht werden.

2.7.2 Zielgruppenauswahl: Wie priorisiert das Krankenhaus die Arztsegmente?

Sind die verschiedenen Marktsegmente identifiziert, ist eine Entscheidung zu treffen, welche Segmente bearbeitet werden sollen. Dies ist notwendig, da eine Fachabteilung meist nicht die Ressourcen besitzt, alle Marktsegmente differenziert zu bearbeiten, sondern selektiv differenziert nur einige bearbeiten kann. Hierzu muss eine Bewertung der Segmente erfolgen, die sich an den Zielen der stationären Einrichtung orientiert (vgl. Meffert et al. 2008, S. 293 f.). Die Auswahl der Zielgruppen erfolgt anhand folgender Kriterien:

- Zielsetzung (z. B. Marktdurchdringung, Marktentwicklung)
- Potenzial im Hinblick auf die Zielerreichung (z. B. Potenzial zur Zielerreichung „Steigerung der Fallzahlen von einfachen Prostataerkrankungen", Potenzial zur Erreichung der Zielsetzung „Ausbau der komplexen Tumorchirurgie")
- Aufwand zur Potenzialausschöpfung (z. B. Akquisitionskosten)

Schlussendlich hängt die Auswahl natürlich auch von unternehmensinternen und -externen Beurteilungsfaktoren wie z. B. eigene Stärken und Kernkompetenzen bzw. Wettbewerbsaktivitäten ab.

Beispiel

Zielsetzung einer Klinik sei die Steigerung der Geburtenfallzahl um einen bestimmten Prozentsatz bei bestehenden und neuen Zielgruppen (Marktdurchdringung und Marktentwicklung). Es werden aufbauend auf der Makro- und Mikrosegmentierung zuerst die Segmente ausgeschlossen, die für die Zielerreichung nicht relevant sind bzw. die priorisiert, welche die Zielsetzung unterstützen. Die verbleibenden Segmente werden anhand der oben genannten Kriterien bewertet. Im vorliegenden Beispiel ergeben sich dann folgende zu priorisierende Segmente mit den entsprechenden Strategien zur Bearbeitung (Abb. 2.22):

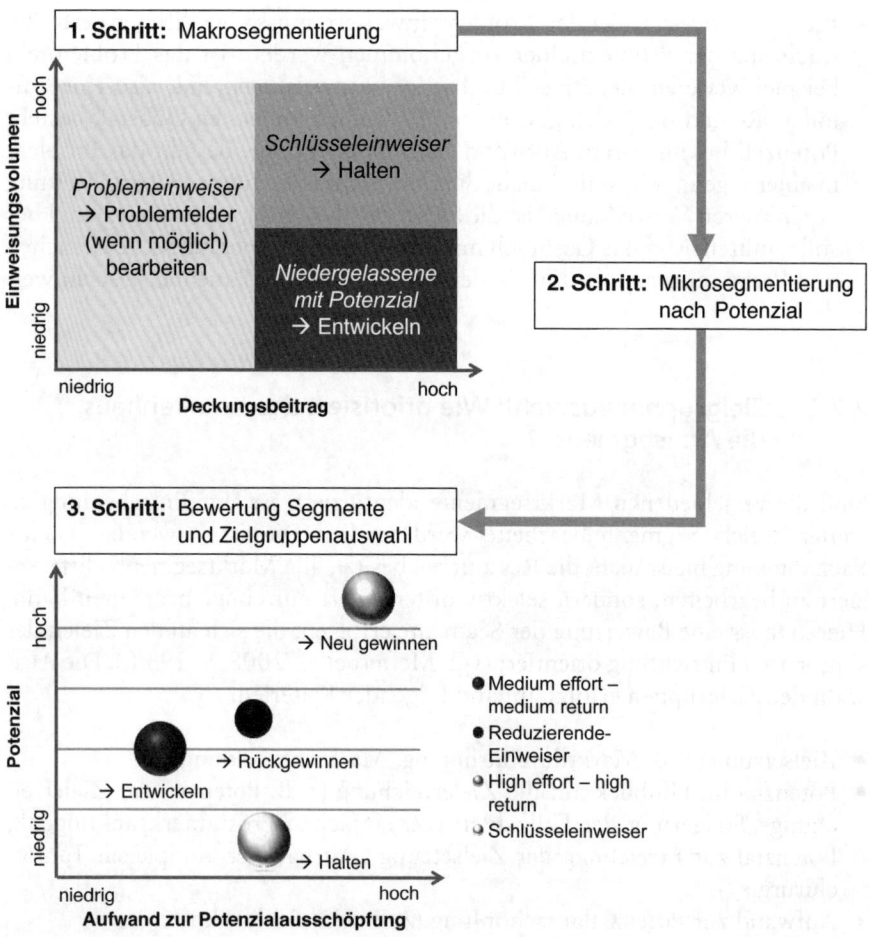

Abb. 2.22: Segmentierung und Zielgruppenauswahl (Beispiel)[23]

---

23 Größe der Blase = Größe des Segments.

- *Schlüsseleinweiser*: Diese VIP-Einweiser müssen gehalten bzw. weiterhin an das Krankenhaus gebunden werden, da sich eine Verringerung der Fallzahlen dieser Einweiser kontraproduktiv auf die Zielerreichung auswirkt.
- *„medium effort – medium return"*: Es werden diejenigen Mittel- und Geringeinweiser ausgewählt und entwickelt, bei denen zusätzliches Potenzial im Hinblick auf die *Geburtenfallzahl* besteht.
- *„high effort – high return"*: Nicht-Einweiser, die in Bezug auf die Geburtenfallzahl hohes Potenzial aufweisen, sollten akquiriert werden.
- *Fallzahlreduzierende Problemeinweiser*: Im Hinblick auf die Zielerreichung der Fallzahlensteigerung eignen sich besonders diejenigen Problemeinweiser, die ihre Fallzahlen kürzlich reduziert oder Einweisungen ganz eingestellt haben (d. h. negativer Einweisungstrend) (in Abb. 2.22 *Reduzierende Einweiser*. Diese Ärzte sollten im Rahmen des Rückgewinnungsmanagements zurückgewonnen und ihre Fallzahlen erhöht werden.

2.7.3 Positionierung: „Was für wen?" – welche Leistungen bietet die Klinik den Zielgruppen?

Positionierung ist das Bestreben des Krankenhauses, seine Dienstleistungen so zu gestalten, dass sie im Bewusstsein der Zielgruppe einen besonderen, geschätzten und vom Wettbewerb abgegrenzten Platz einnehmen (vgl. Ries and Trout 2000, S. 2). Sie kennzeichnet die Identität der Krankenhausdienstleistung, so dass die Merkmale oder Vorteile, die im Vergleich zur Konkurrenz hervorzuheben sind, wahrgenommen werden (vgl. Mayer 2005, S. 76). Folglich beinhaltet die Positionierung folgende Schritte (vgl. Kotler 2009, S. 308):

- Formulierung einer Nutzenaussage, die auf die Bedürfnisse der Zielgruppe zugeschnitten ist.
- Bestimmung von einzigartigen Unterscheidungsmerkmalen vom Wettbewerb, sogenannten Unique Selling Propositions (USP). Diese können beispielsweise in besonderen Kompetenzen, Ausrüstung oder Infrastruktur begründet sein. Damit soll eine spezifische, nicht nachahmbare Profilierung bzw. Differenzierung gegenüber Wettbewerbsangeboten erzielt werden.
- Umsetzung der Positionierung im Marketing-Mix, so dass die Dienstleistung vom Kunden angemessen wahrgenommen wird.

Die Identität der Krankenhausdienstleistung stammt aus der externen Analyse (vgl. Kapitel 2.2), die Aufschluss über die für den Markt attraktiven Leistungsangebote gibt, und aus der internen Analyse (vgl. Kapitel 2.4), welche die Leistungsfähigkeit im Vergleich zum Wettbewerber analysiert (vgl. Thill 1999, S. 76). Erste Hinweise über die Zielsegmente sind aus der Segmentierung bekannt, jedoch reichen diese nicht aus, um inhaltliche Maßnahmen für die Gestaltung der Beziehung abzuleiten. Um die notwendigen Hinweise für die Inhalte der Positionierung

85

zu gewinnen und sogenannte Einweiserprofile zu bilden, bietet es sich an, strukturierte Interviews zu führen (vgl. Behar und Wichels 2009, S. 356).

Die folgenden Abbildungen 2.23 und 2.24 zeigen beispielhaft jeweils eine mögliche generische Positionierung für alle Einweiser im Vergleich zu einer Positionierungsstrategie für das Segment der Schlüsseleinweiser. Die Inhalte werden ausschnitthaft an den Nutzenfeldern *Fortbildung und Qualitätsmanagement, Information und Kommunikation* und *Kooperation* dargestellt. In Kapitel 4 werden Hinweise gegeben, welche Maßnahmen sich insbesondere für welche Einweisersegmente eignen und in mögliche Positionierungen fließen können. Weitere Ausführungen zur Entwicklung von spezifischen Maßnahmen für die einzelnen Segmente finden sich im Beitrag *Einweiserwelten* (Kapitel 7.2).

> „Leistungsspektrum optimieren und an die Bedürfnisse der Einweiser anpassen (z. B. ein wichtiger Einweiser wünscht sich eine bestimmte Untersuchung und diese wird aufgenommen); Haupt- und Mitteleinweisern sollte etwas angeboten werden, wovon sie profitieren können, z. B. Einbindung in die Infrastruktur (Zertifizierung, Arzneimittelkommission)."
> *(Experte im Interview)*

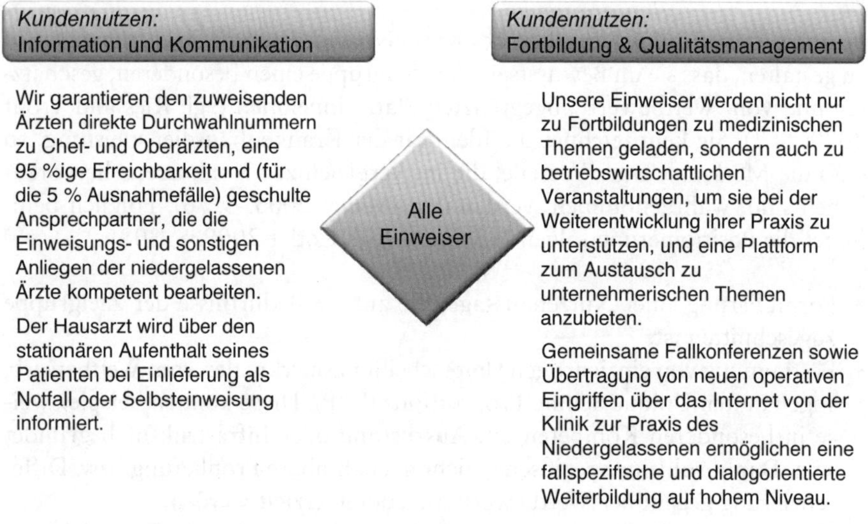

Kundennutzen:
Information und Kommunikation

Wir garantieren den zuweisenden Ärzten direkte Durchwahlnummern zu Chef- und Oberärzten, eine 95 %ige Erreichbarkeit und (für die 5 % Ausnahmefälle) geschulte Ansprechpartner, die die Einweisungs- und sonstigen Anliegen der niedergelassenen Ärzte kompetent bearbeiten.

Der Hausarzt wird über den stationären Aufenthalt seines Patienten bei Einlieferung als Notfall oder Selbsteinweisung informiert.

Alle Einweiser

Kundennutzen:
Fortbildung & Qualitätsmanagement

Unsere Einweiser werden nicht nur zu Fortbildungen zu medizinischen Themen geladen, sondern auch zu betriebswirtschaftlichen Veranstaltungen, um sie bei der Weiterentwicklung ihrer Praxis zu unterstützen, und eine Plattform zum Austausch zu unternehmerischen Themen anzubieten.

Gemeinsame Fallkonferenzen sowie Übertragung von neuen operativen Eingriffen über das Internet von der Klinik zur Praxis des Niedergelassenen ermöglichen eine fallspezifische und dialogorientierte Weiterbildung auf hohem Niveau.

Abb. 2.23: Beispiel-Positionierung für alle Einweiser (Ausschnitt)

Kundennutzen:
Information und Kommunikation

Durch Einbindung in unsere Telematik ermöglichen wir den einweisenden Ärzten zu jeder Zeit, auf Informationen über ihre Patienten in stationärer Behandlung zuzugreifen. Patientenbezogene Anfragen über das Portal werden innerhalb von acht Stunden bearbeitet. Gemeinsame Visiten mit dem Einweiser optimieren die Patientenversorgung und patientenbezogene Kommunikation.

Nach Einweisung Ihres Patienten erhalten Sie vom Chefarzt persönlich Rückmeldung zur Diagnose, ggf. zu OP-Befund etc. Auch vor der Entlassung erhalten Sie eine Mitteilung zum Entlassungszeitpunkt und Zustand des Patienten. Die Weiterbehandlung und der Fortschritt der Heilung wird bei seltenen/schwierigen Fällen intensiv (auch über einen längeren Behandlungszeitrum) abgestimmt.

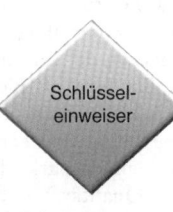

Schlüssel-einweiser

Kundennutzen:
Fortbildung & Qualitätsmanagement

Die Weiterbildung Ihres Praxispersonals z. B. zu Abrechnung und Finanzverwaltung, neuen Softwarelösungen, Marketing, Patientenbetreuung und/oder Qualitätsmanagement ermöglicht eine bestmögliche Organisation und zukunftsorientierte Weiterentwicklung Ihrer Arztpraxis.

Wir unterstützen unsere Einweiserpartner durch unsere Erfahrung im Qualitätsmanagement bei der Zertifizierung ihrer Praxis.

Kundennutzen:
Kooperation

Wir ermöglichen eine enge Zusammenarbeit mit unseren Einweiserpartnern, optimale Patientenversorgung und die Sicherung/Verwirklichung ihrer wirtschaftlichen Interessen durch vielfältige Kooperationsmöglichkeiten z. B. im Rahmen des Belegarztwesens, Tätigkeit als Konsiliar, Praxis/ Praxisklinik im Krankenhaus oder MVZ.

Wir bieten unseren Partnern aus dem ambulanten Bereich eine Verlinkung auf unserer Homepage.

Abb. 2.24: Beispiel-Positionierung für Schlüsseleinweiser (Ausschnitt)

Literatur

Ansoff, H. I. (1966): Management Strategie. München: Verlag Moderne Industrie.

Arnold, A. (2008): Krankenhausmanagement in Theorie und Praxis. In: Schmidt-Rettig, B., Eichhorn, S., (2008): Krankenhaus-Managementlehre – Theorie und Praxis eines integrierten Konzepts. Stuttgart: Kohlhammer, S. 521–582.

Behar, B. I., Wichels, R. (2009): Einweisermanagement in Gesundheitsnetzwerken – Ein schmaler Grat zwischen Kooperation und Wettbewerb. In: Amelung, V. E., Sydow, J., Windeler, A. (Hrsg.): Vernetzung im Gesundheitswesen: Wettbewerb und Kooperation. Stuttgart: Kohlhammer, S. 349–358.

Berekhoven, L., Eckert, W., Ellenrieder, P. (2006): Marktforschung: methodische Grundlagen und praktische Anwendung. 11. Aufl. Wiesbaden: Gabler.

Blum, K., Offermanns, M. (2009): Krankenhaus Barometer 2009. Düsseldorf: Deutsches Krankenhausinstitut.

Braun, G. E. (1997): ABC-Analyse einweisender Ärzte und das „Schlüsselkunden-Management" für Krankenhäuser – Möglichkeiten einer speziellen Kundenorientierung. Diskussionspapier Nr 8, Universität der Bundeswehr München.

Drissner, A. (2010): Einweisermanagement – Analyse des Einweisungsverhaltens niedergelassener Ärzte am Beispiel der Region 10 und Ableitung von Strategien zum Management der Zuweiserbeziehungen. Unveröffentlichte Bachelorarbeit, Hochschule Ingolstadt, Fakultät Wirtschaftswissenschaften.

Elmhorst, D. (2008a): Marktanalyse als Element der mittel- und langfristigen Unternehmensplanung von Krankenhäusern. In: Hellmann W., Baumann H., Bienert M. L., Wichelhaus

D. P. (Hrsg.): Krankenhausmanagement für leitende Ärzte. München: Economia, S. 52–74.

Elmhorst D. (2008b): Mehr Wissen über den Markt – Wie sich der relevante Markt eines Krankenhauses abgrenzen lässt. In: KU Gesundheitsmanagement 11, S. 24–28.

Elmhorst, D. (2010): Markt- und Einweisercontrolling. Firma trinovis.

Elmhorst D., Hünefeld D. (2008): Sicherung der Wettbewerbsposition durch konsequente Marktorientierung. In: Hellmann W., Baumann H., Bienert M.L., Wichelhaus D.P. (Hrsg.): Abteilungsmanagement für leitende Ärzte. München: Economia, S. 185–203.

Haseborg, F., Zastrau, R. (2008): Erfolgsfaktor Markenbildung – Käuferverhalten und markenpolitische Implikationen im Krankenhausmarkt. In: Klusen, N., Meusch, A. (Hrsg.): Zukunft der Krankenhausversorgung: Qualität, Wettbewerb und neue Steuerungsansätze im DRG-System. Baden-Baden: Nomos, S. 237–253.

Haubrock, M., Meiners, N., Albers, F. (1998): Krankenhaus-Marketing: Analysen – Methoden – Konzepte. Stuttgart u. a.: Kohlhammer.

Hofbauer, G., Schweidler, A. (2006): Professionelles Produktmanagement. Der prozessorientierte Ansatz, Rahmenbedingungen und Strategien. Erlangen: Publicis.

Hofmann, O. (2010): Strategisches Krankenhausmanagement – Analyse externer Einflussfaktoren als Grundlage zur Entwicklung von Krankenhausstrategien. Hamburg: Diplomica.

Homburg, C., Sieben, F. G. (2000): Customer Relationship Management – Strategische Ausrichtung statt IT-getriebenem Aktivismus. In: Bruhn, M., Homburg, C. (Hrsg.): Handbuch Kundenbindungsmanagement. Wiesbaden: Gabler, S. 473–505.

Kotler, P., Keller, K. L. (2009): Marketing Management. 13. Aufl. New Jersey: Pearson Prentice Hall.

Lüthy, A., Buchmann, U. (2009): Marketing als Strategie im Krankenhaus. Patienten- und Kundenorientierung erfolgreich umsetzen. Stuttgart: Kohlhammer.

Mayer, A. G. (2005): Marktorientierung im Krankenhaus der Zukunft – Erfolgsfaktoren für unternehmerisch geführte Kliniken. Kulmbach: Baumann Fachverlage.

Meffert, H., Baumann, C., Kirchgeorg, M. (2008): Marketing: Grundlagen marktorientierter Unternehmensführung. Konzepte – Instrumente – Praxisbeispiele. 10. Aufl. Wiesbaden: Gabler.

Messner, T. (2007): Die Geocodierung und Zuweiserbefragung – Fundamente eines proaktiven Zuweisungsmanagement für Krankenhäuser. In: Saßen, S., Franz, M. (2007): Zuweisermarketing und sektorenübergreifende Kommunikation. München: Economica, S. 131–152.

Nieschlag, R., Dichtl, E., Hörschgen, H. (2002): Marketing. 19. Aufl. Berlin: Duncker & Humblot.

o. V. (2004): Einweiserbefragung Klinikum Ingolstadt – unveröffentlichter Ergebnisbericht 2004: Medical Research & Consult.

Pappenhoff, M., Platzköster, C. (2010): Marketing für Krankenhäuser und Reha-Kliniken. Heidelberg: Springer.

Raab, A., Poost, A., Eichhorn, S. (2009a): Marketingforschung – Ein praxisorientierter Leitfaden. Stuttgart: Kohlhammer.

Raab, A., Legl, K., O'Rourke, J. (2009b): Ausbau MVZ (Medizinisches Versorgungszentrum)/Anbindung MVZ an das Klinikum Ingolstadt. Unveröffentlichte Marktforschungsstudie, Hochschule Ingolstadt, Institut für Angewandte Forschung.

Raab, A., Legl, K., O'Rourke, J. (2011): Das Ringen um Patienten. In: Pharma- Marketing Journal 01/2011, S. 22–25.

Riegl, G. F. (2000): Krankenhaus-Marketing & Qualitäts-Management. Großes Handbuch für das Erfolgs-Management in Hospitälern. Augsburg: Verlag Prof. Riegl & Partner GmbH.

Ries, A., Trout, J. (2000): Positioning: The Battle for Your Mind. 20. Aufl. New York: Mc Graw Hill.

Schmutte, A. (2001): Marketing und umfassendes Qualitätsmanagement. In: Kreyher, V. (2001): Handbuch Gesundheits- und Medizinmarketing. Chancen, Strategien und Erfolgsfaktoren. Heidelberg: R. v. Decker's, S. 485–507.

Studiengang MBA Gesundheitsmanagement Jahrgang 2008 (2009): Das Öffentlichkeitsbild des Klinikums Ingolstadt – Befragung von Patienten und Einweisern zur Image-Evaluation des Klinikums Ingolstadt und Identifikation von potenziellen Marketingstrategien. Unveröffentlichte Imagestudie, Hochschule Ingolstadt.

Thill, K.-D. (1999): Kundenorientierung und Dienstleistungsmarketing für Krankenhäuser. Theoretische Grundlagen und praktische Fallbeispiele. Stuttgart: Kohlhammer.

Thill, K.-D. (2010): Einweisermarketing für Krankenhäuser: Niedergelassene Ärzte professionell gewinnen und binden. 2. Aufl. Wiesbaden: Gabler.

Witthüser, A. (2008): Zeitschrift für Patienten, Besucher, Mitarbeiter, Freunde und Förderer des Evangelischen BETHESDA-JOHANNITER-Klinikums Duisburg, NEWS 1/08, Duisburg: Evangelisches BETHESDA-JOHANNITER Klinikum Duisburg GmbH.

3 Der Einweiserprozess: Welche Aktivitäten unternimmt ein niedergelassener Arzt vor, während und nach der Einweisung eines Patienten?

3.1 Der Einweiserprozess im Überblick: Welche Schritte umfasst er?

Welche Informationsquellen nutzt ein niedergelassener Arzt, um sich über geeignete Krankenhäuser zu informieren? Wie wählt er das Krankenhaus aus, in das er einweist? Welche Bedürfnisse bzw. Erwartungen hat er bei der Kontaktaufnahme, während der Behandlung seiner Patienten und bei der Entlassung? Welche Faktoren beeinflussen seine Zufriedenheit und was sind schließlich die Folgehandlungen eines zufriedenen und unzufriedenen Arztes? Antworten auf diese Fragen sind essenziell, denn Verständnis für das Verhalten und die Bedürfnisse der niedergelassenen Ärzte ist die Voraussetzung für eine kundenorientierte Gestaltung der Prozesse und somit für langfristige Einweiserbeziehungen. Die einzelnen Schritte, die ein Niedergelassener vor, während und nach der Einweisung durchläuft, sind im Einweiserprozess dargestellt (vgl. Abb. 3.1). Er bildet die Grundlage für die weiteren Ausführungen und wird in den folgenden Kapiteln näher erläutert.

Der Prozess wird ausgelöst, wenn ein Einweiser für einen elektiven Patienten einen stationären Heilbedarf indiziert. Ein elektiver Patient ist kein Notfall und kann seinen stationären Aufenthalt zeitlich planen (vgl. Friedrich und Beivers 2009, S. 156). Die Intensität der Schritte Informationssuche sowie Evaluation und Auswahl des Krankenhauses, also der Zeit- und Ressourcenaufwand bis zur Einweisungsentscheidung, ist abhängig von verschiedenen Faktoren, insbesondere dem Erfahrungsschatz des Niedergelassenen mit einer Indikation. Das heißt, wenn es sich um eine seltene oder für den Arzt neue Diagnose handelt, informiert er sich ausführlich, in welchem Haus das Krank-

> „Bei einer seltenen Diagnose mache ich mich kundig und weise auch häufig in eine Universitätsklinik ein."
> *(niedergelassener Arzt im Interview)*

> „Bei Standardfällen weiß ich genau, wohin ich einweise. Ich berücksichtige natürlich den Zustand des Patienten (z. B. ältere Patienten in kleinere Krankenhäuser, in denen es persönlicher zugeht), schließlich ist nicht jeder Arzt Arzt jedes Patienten. Manche brauchen mehr Zuneigung als andere."
> *(niedergelassener Arzt im Interview)*

> „Wenn ich mich auskenne und weiß, dass jemand gut operiert, schicke ich meine Patienten dort hin. Schließlich lebe ich ja von deren Wohl."
> *(niedergelassener Arzt im Interview)*

heitsbild gut behandelt wird, zieht verschiedene Informationsquellen hinzu und vergleicht die Leistungsfähigkeit verschiedener Häuser vor seiner Entscheidung (vgl. Dobbelstein 2008, S. 209 f.; Drissner 2010, S. 74 f.).

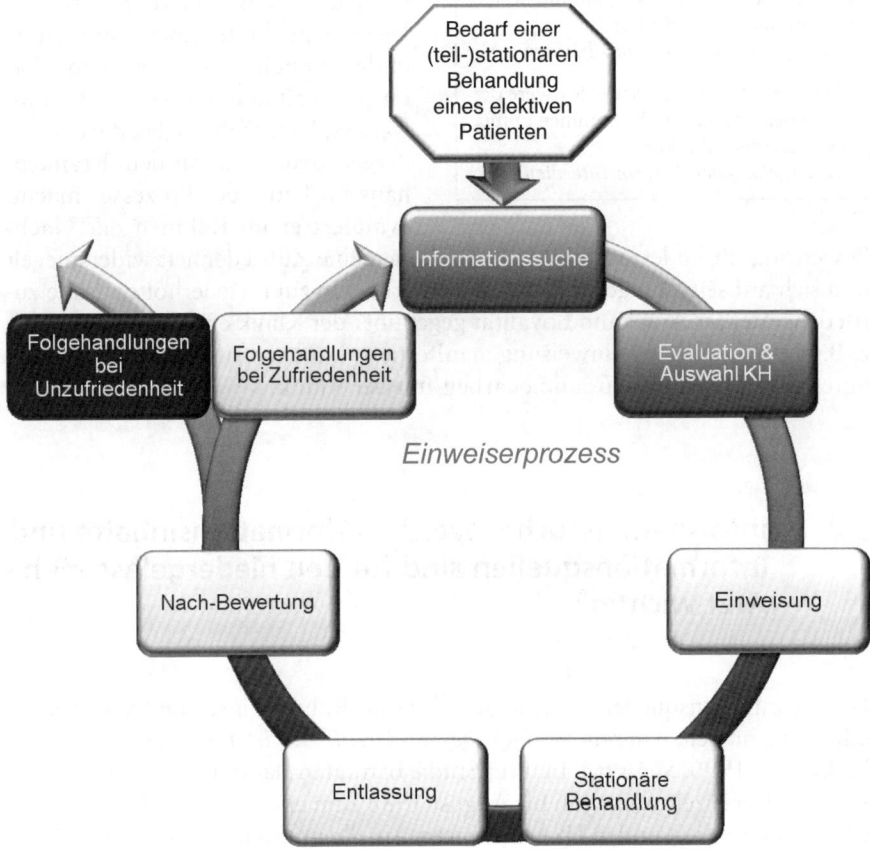

Abb. 3.1: Der Einweiserprozess im Überblick

Im Gegensatz dazu weist er bei einem Krankheitsbild, über das er umfangreiche Erfahrungen besitzt, routinemäßig in ein bestimmtes Krankenhaus ein und holt keine weiteren Informationen ein (vgl. Dobbelstein 2008, S. 209 f.; Drissner 2010, S. 74 f.).

Auch die Schwere der Krankheit oder die Dringlichkeit beeinflussen den Aufwand bis zur Entscheidungsfindung. Handelt es sich um einen akuten Fall und nicht um eine elektive Einweisung, wird der Arzt in das nächstgelegene Krankenhaus einweisen, ohne weitere Informationen einzuholen (vgl. Dobbelstein 2008, S. 209; Drissner 2010, S. 74 f.).

Hat der Niedergelassene, in Rücksprache mit dem Patienten, die Einweisungsentscheidung getroffen, nimmt er Kontakt mit dem Krankenhaus auf, um

> „Man unterscheidet in akute und nicht-
> akute Fälle. Die akuten kommen in ein
> regionales Krankenhaus, weil es beson-
> ders schnell gehen muss. Ansonsten rich-
> tet man sich danach, wo man die besten
> Erfahrungen gemacht hat."
> *(niedergelassener Arzt im Interview)*
>
> „Das Hauptkriterium ist die Schwere der
> Krankheit. Standardfälle kommen immer
> ins städtische Klinikum."
> *(niedergelassener Arzt im Interview)*

einen Termin für dessen Behandlung zu vereinbaren. Anschließend folgt die (teil-)stationäre Behandlung seines Patienten und, nach einer erfolgreichen Behandlung, die Entlassung. Dies entspricht der Rücküberweisung in den ambulanten Sektor, und zwar im Normalfall in die Praxis des Einweisers. Die Erfahrungen, die der niedergelassene Arzt mit dem Krankenhaus im Laufe des Prozesses macht, evaluiert er im Rahmen der Nach-Bewertung. Er bildet sich also ein Urteil, das seine Zufriedenheit widerspiegelt und sich auf seine Folgehandlungen auswirkt. Ein zum wiederholten Male zufriedengestellter Arzt kann Loyalität gegenüber der Klinik entwickeln, was sich z. B. in einer erneuten Einweisung manifestiert. Ein unzufriedener Arzt beendet unter Umständen die Zusammenarbeit mit der Klinik.

3.2 Informationssuche: Welche Informationsinhalte und Informationsquellen sind für den niedergelassenen Arzt wichtig?

Die Informationsquellen, welche die Ärzte im Rahmen ihrer Einweisungsentscheidung nutzen, wurden von *Gombeski, Carroll und Lester* untersucht (Gombeski et al. 1990, S. 56 ff.). In ihrer Studie befragten sie Ärzte, die während des Untersuchungszeitraums Juli bis August 1988 zum ersten Mal in die Cleveland Clinic Foundation in den USA einwiesen. Sie illustrierten in einem Modell die Beziehungen der Kanäle, die den Einweiser in seinem Entscheidungsprozess beeinflussen (vgl. Abb. 3.2).

Gombeski et al. bestätigten mithilfe ihrer Befragung nicht nur die Wirksamkeit des Modells, sondern identifizierten auch die Quellen, welche die Entscheidung der Einweiser am stärksten beeinflussten. Knapp 50 % der Befragten entschieden sich für die Cleveland Clinic aufgrund des Patientenwunsches. Die Autoren weisen darauf hin, dass dies zum Teil durch die hohe Markenbekanntheit der Klinik begründet war. Nach dem Patientenwunsch waren die gezielte persönliche Kommunikation mit einem anderen Arzt für 32 % und der (allgemeine) Austausch innerhalb von Peer-Gruppen (z. B. Kollegen) für 14 % die wichtigste Informationsquelle. Massenmedien (wie Fernsehen, Radio oder Printmedien) und spezielle (neue) Medien (wie E-Mails oder Newsletter) waren mit je 2 % sowie der Einfluss des Kostenträgers mit nur 1 % die unwichtigsten Quellen. Mehr als drei Viertel der Befragten verwendeten nur eine Informationsquelle und keiner der Ärzte nutzte mehr als zwei Quellen (vgl. Gombeski et al. 1990, S. 58 f.)[1].

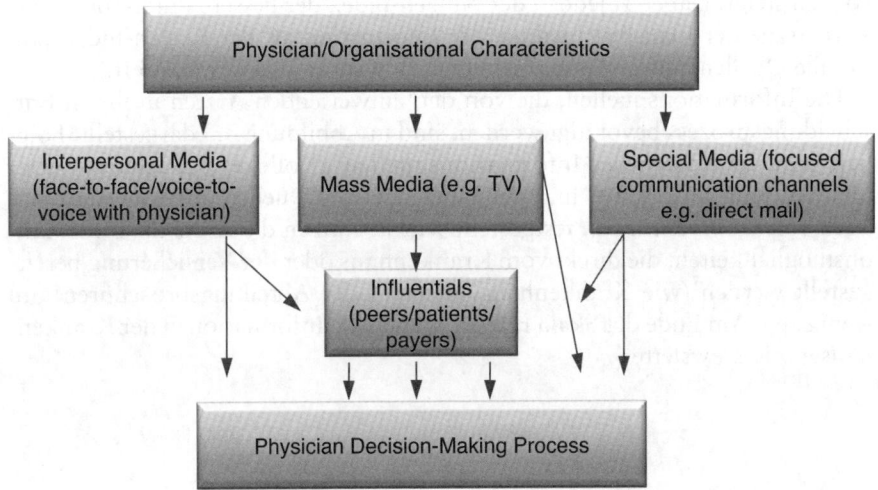

Abb. 3.2: Influencing Physician Referral Behavior (vgl. Gombeski et al. 1990, S. 57)

Diese Ergebnisse wurden von *Bowers, Swan und Taylor* aufgegriffen und weitergeführt, indem die Autoren eine Kosten-Nutzen-Betrachtung der verschiedenen externen Informationsquellen durchführten (vgl. Bowers et al. 1994, S. 42 ff.). Grundannahme ist dabei, dass der Arzt im Zuge der Identifikation eines Krankenhauses, in das er Patienten einweist, interne Quellen (Erinnerungen) und – falls diese nicht ausreichen – auch externe Informationsquellen (alle andere Quellen außer eigenen Erinnerungen) nutzt. Das Kosten-Nutzen-Modell setzt voraus, dass eine Person so lange Informationen sucht, wie der Nutzen der Information die Kosten des Informationserwerbs übersteigt. Die Kosten der Information wurden gemessen anhand der Attribute „Accessibility/Availability" (wie leicht ist die Quelle zugänglich) und „Ease of Use" (wie leicht können Informationen aus der Quelle genutzt werden, sobald sie verfügbar ist). Der Nutzen der Information wurde ermittelt anhand der Eigenschaften *Informativeness* (Bandbreite der Information in Bezug auf Faktoren, die für die Entscheidung relevant sind), *Credibility* (wie glaubwürdig ist die Quelle) und *Relevance* (bietet die Quelle einschlägige und sachbezogene Informationen). Die Ergebnisse der Befragung von 806 Ärzten zeigen, dass ein starker bis sehr starker Zusammenhang zwischen den einzelnen Nutzen- bzw. Kostenmerkmalen der Information und der Wahrscheinlichkeit der Nutzung dieser Information besteht. Beispielsweise besteht ein sehr starker positiver Zusammenhang[2] zwi-

---

1   n = 89 Ärzte, die zum ersten Mal in die Cleveland Clinic Foundation einwiesen.
2   Rangkorrelationskoeffizient; hoch signifikant ($p < 0,005$).

schen leichtem Zugang zur Information und der Wahrscheinlichkeit der Nutzung. Darüber hinaus schließen die Autoren aus den Ergebnissen, dass die Nutzung der Informationsquellen mit abnehmenden Kosten und zunehmenden Nutzen steigt. Dabei ist jedoch der Nutzen-Index der bessere Prädiktor für die Vorhersage der Inanspruchnahme der Information als der Kosten-Index (gilt für alle Quellen außer „Specialist") (vgl. Bowers et al. 1994, S. 43 ff.).

Die Informationsquellen, die von den einweisenden Ärzten in ihrem Entscheidungsprozess bevorzugt werden, sind in Abbildung 3.3 dargestellt. Folglich sind die Kosten der Informationsquellen „Kollege", „Facharzt" oder „Patient" am niedrigsten und der Nutzen dieser Quellen am höchsten. Wie auch von *Gombeski et al.* festgestellt wurde, nutzen die Ärzte die Informationsmöglichkeiten, die direkt vom Krankenhaus oder der Versicherung bereitgestellt werden (wie Krankenhausvertreter oder Abteilungsbroschüren) am wenigsten. Am Ende der Skala rangieren mediale Informationen der Krankenhäuser wie Newsletter.

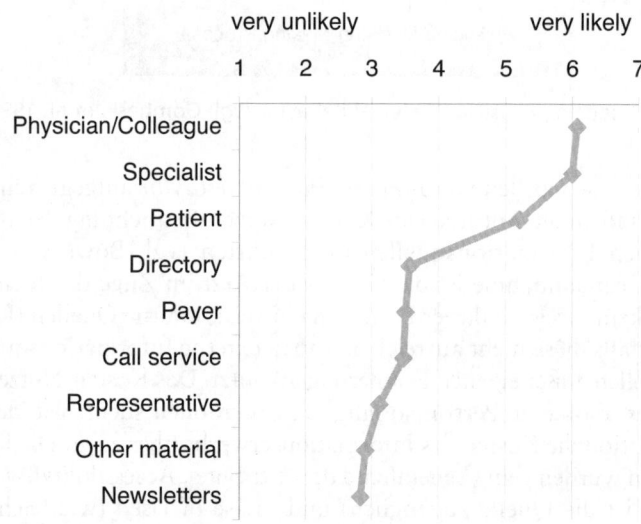

Abb. 3.3: Mean Ranking of Likely Use (vgl. Bowers et al. 1994, S. 48, n = 806 Ärzte)[3]

Auch in einer eigenen teilstandardisierten Befragung von niedergelassenen Ärzten und in *Dobbelsteins* Untersuchung konnten diese Ergebnisse bestätigt werden (vgl. Drissner 2010, S. 78 f.[4]; Dobbelstein 2008, S. 211 f.[5]). Hat der Arzt

---

3   „How likely would it be that you would use each of the sources listed below to obtain information on a specialist to whom you could refer a patient?" Likert Skala 1 (= very unlikely) to 7 (= very likely).
4   n = 24 niedergelassene Ärzte.
5   n = 111 niedergelassene Ärzte.

im Rahmen einer Zusammenarbeit bei früheren Einweisungen bereits Erfahrungen mit dem Krankenhaus gemacht, sind diese die wichtigste Informationsquelle (vgl. Abbildung 3.4).

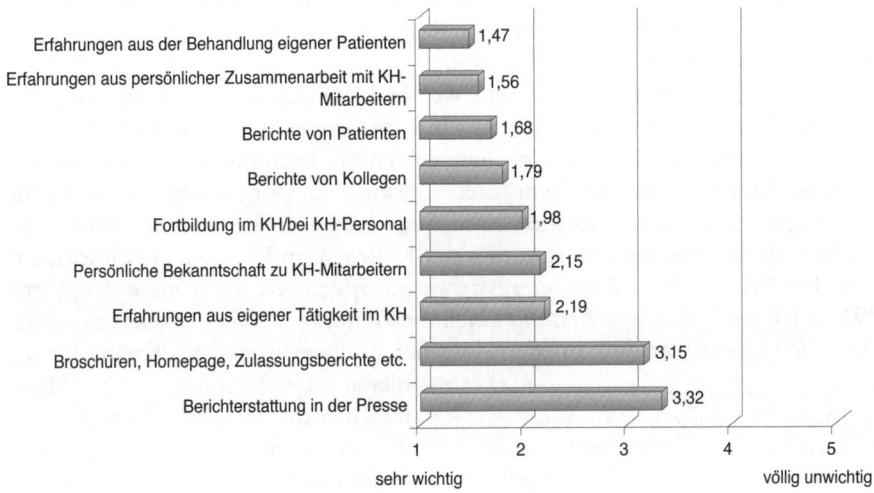

Abb. 3.4: Wichtigkeit verschiedener Informationsquellen zur Krankenhausbewertung (vgl. Dobbelstein 2008, S. 212; n = 111 niedergelassene Ärzte)

Grundsätzlich kann festgehalten werden, dass Ärzte mit langjähriger Erfahrung außer den eigenen Erfahrungen und ggf. den Berichten von Patienten nur selten weitere Informationsquellen nutzen.

> „Ich kenne die Chef- und Oberärzte von früher, daher weiß ich, was das Krankenhaus kann."
> *(niedergelassener Arzt im Interview)*

Falls sie über keine oder nur geringe eigene Erfahrung verfügen oder weitere Quellen hinzuziehen möchten, nutzen die Ärzte hauptsächlich Berichte von Patienten und/oder Kollegen. Für knapp 63 % der befragten

> „Ich bin seit 30 Jahren Arzt in Ingolstadt, da habe ich umfangreiche Erfahrungen, daher kommt im Alltag z. B. ein Austausch mit Kollegen kaum vor."
> *(niedergelassener Arzt im Interview)*

Ärzte ist das Feedback der Patienten und für ca. 40 % ist die Meinung von Kollegen eine der wichtigsten Quellen, um sich über ein Krankenhaus zu informieren (vgl. Drissner 2010, S. 78).

Darüber hinaus ist der Eindruck über die Ärzte und deren Qualifikation, den die Niedergelassenen im Rahmen von Fortbildungen erhalten, eine wichtige Quelle zur anschließenden Krankenhausbewertung. Im Gegensatz dazu sind Informationen wie Broschüren, die vom Krankenhaus zur Verfügung gestellt werden, oder auch Zeitungsberichte die mit Abstand unwichtigsten Quellen (vgl. Dobbelstein 2008, S. 212). Die interviewten Ärzte gaben an, dass sie Informationsmaterial von den Kliniken nur sehr eingeschränkt oder gar nicht berücksichtigen, da es „subjektiv gefärbt" sei (vgl. Drissner 2010, S. 78). *„Ich lese die Broschüren – aber da weiß ich, dass sie geschönt sind. Daher bevorzuge ich Fortbildungen, um mir ein persönliches Bild vom Kollegen zu machen"* (niedergelassener Arzt im Interview). Als weitere Informationsquelle kommen die Mitarbeiter des Krankenhauses in Frage, allerdings nur wenn sie dem Niedergelassenen persönlich bekannt sind.

Anschließend stellt sich die Frage, welche *Informationsinhalte* für einen niedergelassenen Arzt relevant sind. Aus diesem Grund fragte *Borges* 250 niedergelassene Ärzte aller Fachrichtungen nach den Informationen über eine Fachabteilung, die für sie von größtem Interesse sind (vgl. Borges 2003, S. 269). Die niedergelassenen Ärzte möchten insbesondere über die Kompetenzen und Spezialgebiete der Fachabteilungen und der Kollegen im Krankenhaus informiert werden (Abb. 3.5). *„Mich interessieren die speziellen Kenntnisse der Ärzte. Wenn ich weiß, dass der Arzt auf einem bestimmten Gebiet gut operiert, richte ich mich speziell an ihn"* (niedergelassener Arzt im Interview). Fortbildungen bieten nach Meinung der Niedergelassenen die Möglichkeit, mehr über die Spezialisierung und Fachgebiete der Krankenhausärzte zu erfahren. Außerdem spielt wiederum der eigene Erfahrungsschatz eine große Rolle. *„Die medizinischen Infos sind am wichtigsten, d. h. welche Angebote gibt es, wer kann was am besten. Aber das weiß man mit der Zeit aus eigenen Erfahrungen"* (niedergelassener Arzt im Interview). Weiterhin sind Ansprechpartner, Erreichbarkeit der Ärzte und Telefonlisten sehr wichtig für die Niedergelassenen. Darüber hinaus haben die Ärzte großes Interesse an Informationen zu (neuen) Verfahren der Diagnostik und Therapie.

> „Die Spezialgebiete der Ärzte kennt man einfach aus den Erfahrungen, neue diagnostische Verfahren, z. B. OP-Roboter, sind interessant."
> *(niedergelassener Arzt im Interview)*

> „Mir ist der persönliche Austausch sehr wichtig. Man erfährt so auch, was es Neues gibt, zum Beispiel über neue diagnostische Verfahren oder ähnliches."
> *(niedergelassener Arzt im Interview)*

Grundsätzlich gilt: Die im Alltag praktisch nutzbaren Informationen, z. B. zu Diagnosemöglichkeiten oder organisatorischen Änderungen, sind für die Niedergelassenen von größerem Interesse als allgemeine betriebswirtschaftliche oder politische Änderungen (vgl. Strotbek und Schlaudt 2005, S. 104). *„Es zählt allein die medizinische Versorgung, alles darüber hinaus (z. B. Änderungen der Trägerschaft oder ähnliches) ist uninteressant"* (niedergelassener Arzt im Interview). In Interviews wurde von den Ärzten insbesondere betont, dass sie insgesamt zu viele Informationen erhalten (vgl. Drissner 2010, S. 80). Aus diesem Grund ist es sehr wichtig, im Vorfeld relevante Inhalte zu identifizieren und diese kompakt darzustellen. Schließlich sollen die

> „Man bekommt sowieso zu viele Informationen, aber wenn, dann interessieren mich nur medizinische Sachverhalte."
> *(niedergelassener Arzt im Interview)*

niedergelassenen Ärzte durch Informationsmaterial der Krankenhäuser in ihrer Arbeit unterstützt werden, z. B. indem die Informationen Hilfestellung leisten, ob und wie das Krankenhaus das vorliegende Krankheitsbild behandeln kann, welchen Kollegen der Einweiser kontaktieren sollte und vor allem, wann er diesen erreichen kann.

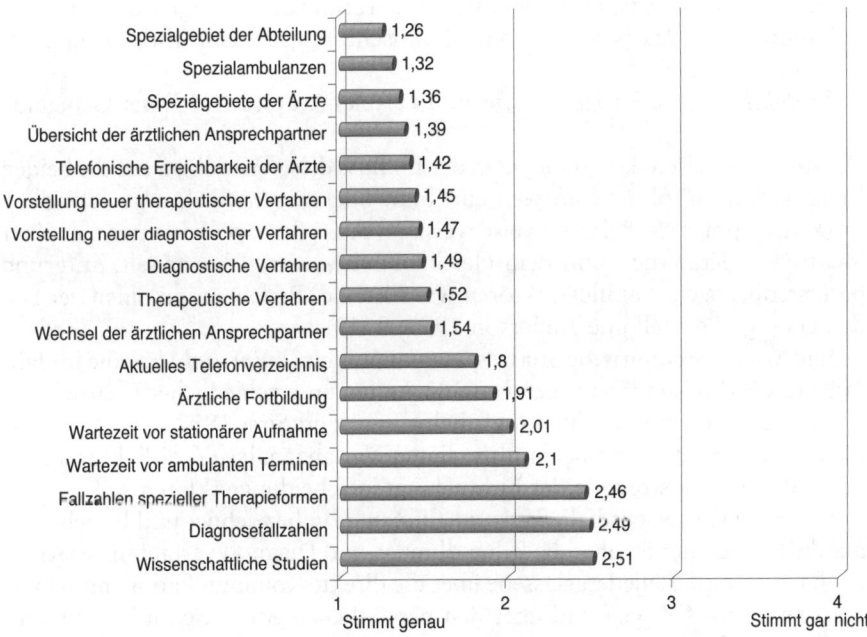

Abb. 3.5: „Diese Informationen zu den Fachabteilungen eines Krankenhauses sind oder wären für mich von größtem Interesse" (vgl. Borges 2003 S. 269, n = 250 niedergelassene Ärzte)[6]

3.3 Bewertung und Auswahl von Krankenhäusern: Welche Faktoren berücksichtigt der niedergelassene Arzt bei der Einweisungsentscheidung?

Den theoretischen Rahmen für die Entscheidung eines niedergelassenen Arztes für ein Krankenhaus bildet die Arbeit von *Shortell und Anderson*. Sie zerlegen diese in zwei Teilentscheidungen: Zum einen, *ob* ein- oder überwiesen werden soll, und zum anderen, *an wen* der Patient ein- oder überwiesen wird. Diese

---

6   Skala von 1 (= stimmt genau) bis 4 (= stimmt gar nicht).

Entscheidungen werden von drei Variablen beeinflusst (vgl. Shortell und Anderson 1971, S. 43):

- *Patientenbezogene Variablen,* wie Art der Krankheit, Alter, Geschlecht, Einkommen, Versicherungsstatus, Wohnort
- *Arztbezogene Variablen,* d. h. praxisbezogene Charakteristika (z. B. Einzel- oder Gemeinschaftspraxis), sozialer Hintergrund des Arztes (z. B. Alter, Ausbildung) und das berufliche bzw. politische Engagement in der Gemeinde (z. B. Verbände)
- *Umfeldbezogene Variablen,* wie zum Beispiel Art und Größe der Gemeinde

Die Autoren weisen darauf hin, dass der Einfluss dieser Variablen auf die beiden Entscheidungen, ob und an wen ein- bzw. überwiesen wird, unterschiedlich stark ausgeprägt ist. Beispielsweise weist ein Arzt, der zwei Patienten mit einer identischen Krankheit und dem gleichem Schweregrad behandelt, aufgrund patientenbezogener Einflussfaktoren wie Alter des Patienten nur einen der beiden ein (vgl. Shortell und Anderson 1971, S. 43).

Eine wichtige empirische Studie stammt von *Beltramini und Sirsi,* die im Jahr 1992 das Einweisungsverhalten von 383 Ärzten unterschiedlicher Fachrichtungen in den USA untersuchten (vgl. Beltramini und Sirsi 1992, S. 116 ff.). Sie identifizierten mithilfe einer multivariaten Varianzanalyse drei Faktoren, die 53 % der Gesamtstreuung der Einweisungsentscheidung erklären.

Der erste Faktor wird als *Program Information* bezeichnet und bezieht sich auf die Informationen über die Behandlungen und Diagnoseverfahren des Krankenhauses, die der Niedergelassene über die direkte Kommunikation mit seinem Netzwerk aus Kollegen und über den persönlichen Austausch mit Vertretern des Krankenhauses erhält.

Der zweite Einflussfaktor ist der *Patient Input.* Der Niedergelassene wird folglich durch den Patientenwunsch, das Feedback der Patienten über die Klinik und durch den Behandlungsfortschritt seiner Patienten in seiner Entscheidung beeinflusst.

Als letzte Einflussgröße auf die Einweisungsentscheidung niedergelassener Ärzte identifizierten *Beltramini und Sirsi* die *Location,* also die Entfernung der Klinik sowohl zum Wohnort des Patienten als auch zur Arztpraxis.

Diesen Erkenntnissen zufolge werden die Ärzte in ihrer Einweisungsentscheidung kaum durch unpersönliche Werbemaßnahmen beeinflusst, sondern sie berücksichtigen insbesondere die Entfernung, den Wunsch des Patienten und Informationen, die sie über persönlichen Austausch erhalten, z. B. innerhalb ihres Netzwerkes. Jedoch stellt sich die Frage, ob diese Ergebnisse auf Deutschland übertragbar sind. Nach welchen Kriterien beurteilen folglich die niedergelassenen Ärzte in Deutschland die verschiedenen Krankenhäuser und wählen das geeignete aus?

Die *medizinische Qualität* ist ein bedeutender Faktor bei der Auswahl eines Krankenhauses. Dies wird sowohl bei Studien von *Jungblut-Wischmann* (vgl. Abbildung 3.7), *Borges* und *Dobbelstein* (vgl. Jungblut-Wischmann 2000, S. 687 ff.; Borges 2003, S. 268.; Dobbelstein 2008, S. 212) als auch bei einer teilstandardisierten Befragung von 24 niedergelassenen Ärzten in Bayern bestätigt (Abb. 3.6) (vgl. im Folgenden Drissner 2010, S. 75). Jedoch handelt es sich bei der fachlichen Kompetenz um eine Grundannahme, schließlich würde kein Arzt seinen Patient in ein Krankenhaus einweisen, von dessen Behandlungsqualität er nicht überzeugt ist.

Allerdings handelt es sich bei der medizinisch-fachlichen Kompetenz

> „Die gefühlte fachliche Kompetenz („gefühlt' weil die Niedergelassenen die wahre Kompetenz nicht beurteilen können) ist die Basisvoraussetzung für eine Einweisungsentscheidung. Die ist zwar sehr wichtig, aber wird vorausgesetzt."
> *(Experte im Interview)*
>
> „Die Frage ist: Wo wird die Krankheit am besten therapiert? Fachliche Kompetenz ist da die Grundvoraussetzung."
> *(niedergelassener Arzt im Interview)*

um eine Vertrauenseigenschaft, also um eine Eigenschaft der Klinik, die weder vor der Inanspruchnahme überprüft werden noch während der Erbringung der Dienstleistung erfahren werden kann (vgl. Dobbelstein 2008, S. 217). Daher schließt der Arzt von sogenannten Erfahrungseigenschaften (also Eigenschaften, die der Arzt erst während der Nutzung beurteilen kann, wie z. B. Freundlichkeit der Ansprechpartner) bewusst oder unbewusst auf die Vertrauenseigenschaft medizinische Qualität. Faktoren wie die Person des Chefarztes, die Freundlichkeit der Ansprechpartner, die Qualität des Arztbriefes, die Information über die Behandlung während des stationären Aufenthalts des Patienten und die Erreichbarkeit der Ansprechpartner führen beim niedergelassenen Arzt zu Rückschlüssen auf die medizinische Qualität (vgl. Dobbelstein 2008, S. 218 f.)[7].

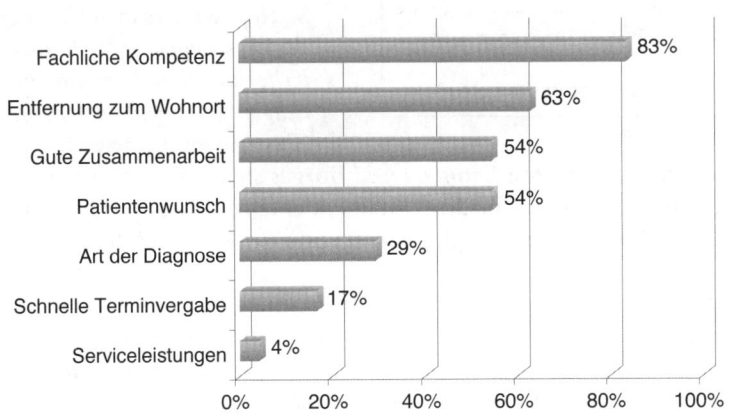

Abb. 3.6: „Welche Faktoren beeinflussen Sie in Ihrer Einweisungsentscheidung am meisten?" (n = 24 niedergelassene Ärzte, Region 10 in Bayern, im Interview, Mehrfachnennungen)

---

7   Korrelationskoeffizienten nach Pearson zwischen Einzelurteilen der Prozessqualität und der medizinischen Qualität. Einzelurteile der Prozessqualität in abnehmende Rangfolge nach Höhe des Koeffizienten genannt.

Weiterhin ist die *Nähe zum Wohnort* des Patienten ein wichtiges Kriterium für die Auswahl eines Krankenhauses. Dies deckt sich mit den Ergebnissen der bereits vorgestellten Studie von *Beltramini und Sirsi*, die den Einfluss des Faktors „Location", also die Entfernung der Klinik zum Wohnort des Patienten und der Praxis, nachweisen konnten (vgl. Beltramini und Sirsi 1992, S. 117 f.). Allerdings wird die Variable *Entfernung* wiederum von weiteren Faktoren determiniert. Im Einzelnen sind dies:

- *Patientenbezogenen Faktoren*: Insbesondere die Gehfähigkeit und das Alter des Patienten spielen eine Rolle. Zum Beispiel werden ältere Patienten bevorzugt in ein regionales Krankenhaus geschickt, wohingegen jüngere Patienten auch in weiter entfernte Krankenhäuser eingewiesen werden.

- *Lage der Praxis des Niedergelassenen*: Die Nähe zum Wohnort ist besonders wichtig, wenn sich die Praxis in einer ländlichen Umgebung oder in einem weniger wohlhabenden Stadtviertel befindet.

- *Art und Dringlichkeit des Falles*: Akute Erkrankungen werden in regionale Krankenhäuser eingewiesen, für elektive Behandlungen werden auch größere Distanzen in Kauf genommen (vgl. Elmhorst 2008, S. 28). Weiterhin gilt: *„Bei Standardleistungen ist Wohnortnähe ein Kriterium, sobald es um Spezialleistungen geht, spielt das keine Rolle"* (Experte im Interview).

> „Die Wohnortnähe ist sehr wichtig, wir sind auf dem Land, meine Patienten sind nicht so stadtgängig."
> *(niedergelassener Arzt im Interview)*
>
> „Vor allem auf dem Land hier in Bayern weisen die Ärzte ins nächstgelegene Krankenhaus ein, denn es gibt nicht so viele Möglichkeiten."
> *(Experte im Interview)*
>
> „Unsere Praxis befindet sich in einem Arbeiterviertel, da haben die meisten Familien kein Auto und das Krankenhaus muss daher mit dem Bus gut erreichbar sein."
> *(niedergelassener Arzt im Interview)*

- *Fachbereich des Arztes*: *Beumers und Borges* stellen fest, dass besonders die Fachärzte der Allgemeinmedizin ihren Patienten das Krankenhaus in direkter Wohnortnähe empfehlen (vgl. Beumers und Borges 1997, S. 221 f.).

Ein weiteres wichtiges Kriterium bei der Beurteilung von Krankenhäusern ist für die befragten niedergelassenen Ärzte die *gute Zusammenarbeit* mit dem Krankenhaus. Dazu zählen die Kommunikation, die persönliche Bekanntschaft mit den Krankenhausärzten und ein gutes Management der ambulant-stationären Schnittstelle, z. B. die Erreichbarkeit der Krankenhausärzte bei der Einweisungsentscheidung und die schnelle Übermittlung von patientenbezogenen Informationen bei Entlassung des Patienten (vgl. Kapitel 3.4 und Kapitel 3.6).

An gleicher Stelle wie die Zusammenarbeit steht bei den befragten Ärzten der *Patientenwunsch*. Für über 50 % der befragten Ärzte spielt er eine große Rolle und wird so weit wie möglich durch den Arzt berücksichtigt. Wenn sie die Kompetenz des Wunsch-Krankenhauses als nicht ausreichend erachten, überzeugen sie den Patienten, ein anderes Haus aufzusuchen. Denn wie bereits oben erwähnt stellt die medizinische Kompetenz Basisvoraussetzung der Einweisungsentscheidung dar. Auch andere Autoren konnten den Einfluss der Variable *Patientenwunsch* bereits nachweisen. In der oben beschriebenen Studie (vgl. Kapitel 3.2) stellten *Gombeski et al.* fest, dass 50 % der befragten 89 Ärzte, die zum ersten Mal in die Cleveland Clinic einwiesen, sich für dieses Haus aufgrund des Patientenwunsches entschieden (vgl. Gombeski et al. 1990, S. 58 f.). Auch *Beltramini und Sirsi* konstatieren den Einfluss der Variable *Patient Input*,

> „Wenn ich den Operateur kenne, ist das ein großer Vorteil für das Haus."
> *(niedergelassener Arzt im Interview)*
>
> „Die persönlichen Erfahrungen und Bekanntschaft mit dem Krankenhaus bzw. einzelnen Ärzten spielt eine große Rolle. Da rufe ich an und frage: Darf ich den schicken?"
> *(niedergelassener Arzt im Interview)*
>
> „In die Klinik [Name von der Verfasserin gelöscht] weise ich die meisten Patienten ein, da habe ich eine alte Verbundenheit, weil ich dort Assistenzarzt war."
> *(niedergelassener Arzt im Interview)*

also Behandlungsfortschritt (4,02), Feedback des Patienten (3,99) und Patientenwunsch (3,56), mithilfe ihrer Befragung von 383 Ärzten (vgl. Beltramini und Sirsi 1992, S. 113; Mittelwerte, Skala von 1 = very unimportant bis 5 = very important).

Für 30 % der in der eigenen Untersuchung befragten Ärzte wird die Auswahl eines Krankenhauses durch die *Art der Diagnose* beeinflusst, beispielsweise werden seltene oder spezielle Diagnosen in Universitätskliniken oder Spezialkliniken eingewiesen. *„Spezialfälle schicke ich, in Zusammenarbeit mit den ambulanten Fachärzten, in Universitätskliniken"* (niedergelassener Arzt im Interview). Bei schwierigen Fällen, wo unter Umständen mehrere Disziplinen beteiligt sind, weisen die befragten niedergelassenen Ärzte sehr häufig ihre Patienten in das *größte nächstgelegene* Krankenhaus ein, weil es ein breites Leistungsspektrum anbietet bzw. über viele verschiedene Fachabteilungen verfügt. *„Wenn das Medizinische überdurchschnittlich viel zählt, dann schicke ich die Patienten in die großen Häuser mit viel Auswahl und einer breiten Palette an Spezialisten. Ansonsten in die kleinen Häuser, denn da ist die Pflege besser"* (niedergelassener Arzt im Interview).

Weitere weniger häufig genannte Einflussfaktoren sind die *schnelle Terminvergabe* und die *Serviceleistungen* für den Patienten.

Jungblut-Wischmann führt neben den bereits angesprochenen Kriterien die *Akzeptanz der eigenen Kompetenz* als weitere wichtige Einflussgröße auf. In seiner Bedürfnispyramide, die auf Basis einer Einweiserbefragung[8] entwickelt wurde, sind die Kriterien hierarchisch angeordnet, d. h. wenn ein Einweiser mehrere Krankenhäuser zur Auswahl hat, betrachtet er bei der Einweisungsentscheidung zuerst die unterste Stufe, also die medizinische und pflegerische Qualität inklusive der technischen Ausstattung. Wie bereits beschrieben handelt

---

8   n = 600 zuweisende Ärzte, bundesweite Befragung per Fragebogen als Beilage in der Ärzte Zeitung 1996; n = 100 Interviews mit zuweisenden Ärzten zum direkten Vergleich zweier vergleichbarer Kliniken.

es sich dabei um ein Basiskriterium. Wird dieses in der subjektiven Wahrnehmung des Arztes bei mehreren Krankenhäusern als identisch eingeschätzt, prüft er die nächste Stufe. Somit rangiert die Akzeptanz der eigenen Kompetenz, also beispielsweise die Berücksichtigung der eigenen Befunde und die Vermeidung von Doppeluntersuchungen, bereits auf der zweiten Hierarchieebene (Abb. 3.7). Darüber hinaus stellt auch Jungblut-Wischmann einen starken Einfluss der Variable Kommunikation fest. Demnach beeinflusst eine hohe Qualität und Geschwindigkeit der (patientenbezogenen) Information die Einweisungsentscheidung der niedergelassenen Ärzte. Als weniger wichtige Kriterien folgen patientenorientierte Abläufe und Serviceleistungen für die zuweisenden Ärzte, z. B. Fortbildungsveranstaltungen.

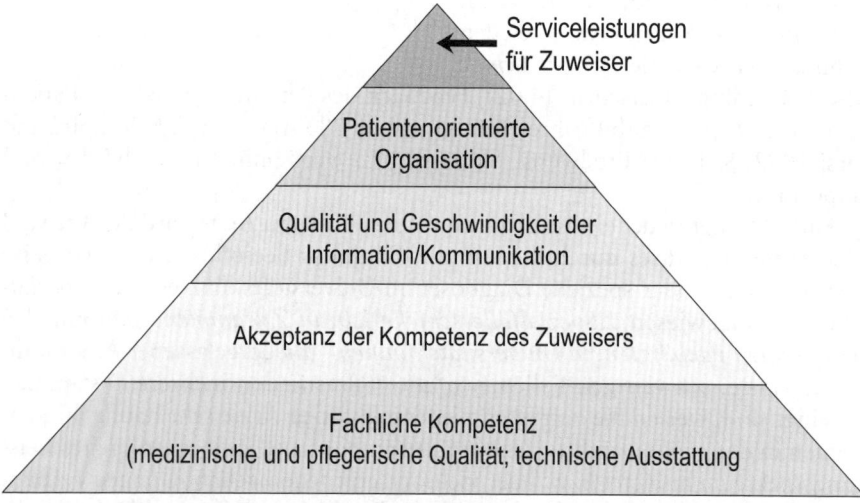

Abb. 3.7: Wichtigkeit einzelner Leistungsmerkmale aus Sicht der Zuweiser (vgl. Jungblut-Wischmann 2000, S. 688)

Borges und *Dobbelstein* stellen fest, dass einige der bisher beschriebenen Kriterien in ihrer negativen Ausprägung stärker wirken als im Falle einer positiven Erfüllung. Das beobachtet *Borges* vor allem bei den Kriterien *Kommunikation mit den niedergelassenen Ärzten* und *Patientenwunsch* (Abb. 3.8), d. h. wenn ein Patient schlechte Erfahrungen mit einem Krankenhaus gemacht hat und dieses negative Feedback zurück an den Arzt spiegelt, wirkt sich dies stärker auf die Zusammenarbeit des Arztes mit dem Krankenhaus aus als eine positive Rückmeldung des Patienten. Ärzte arbeiten somit besonders ungern oder überhaupt nicht mit Krankenhäusern zusammen, mit denen Patienten bereits schlechte Erfahrungen gemacht haben. Außerdem weisen die Krankenhäuser, mit denen ein Arzt nur widerwillig oder gar nicht zusammenarbeitet, in besonderem Maße die Eigenschaft einer schlechten bzw. unzureichenden Kommunikation mit niedergelassenen Ärzten auf.

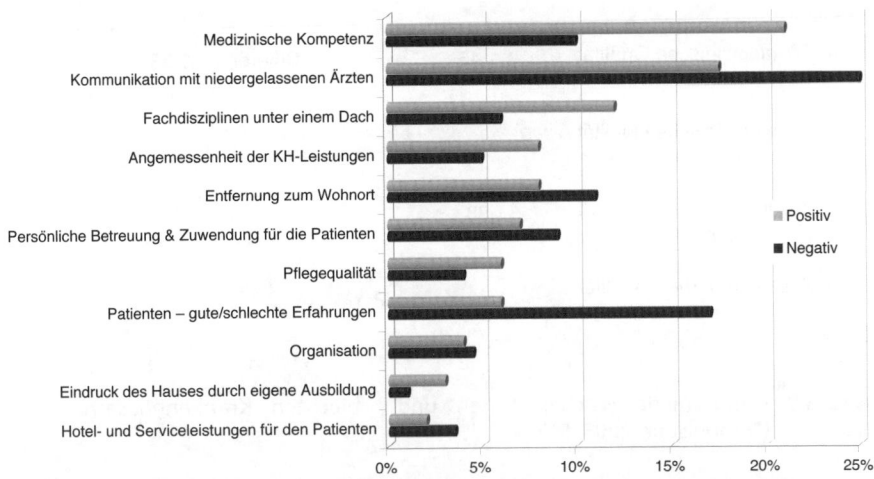

Abb. 3.8: „Welche positiven (negativen) Eigenschaften weist das Krankenhaus, mit dem Sie gut und oft (ungern oder überhaupt nicht) zusammenarbeiten, in besonderem Maße auf?" (vgl. Borges 2003, S. 268; n = 2.500 niedergelassene Ärzte, Mehrfachnennungen)

Dobbelstein untersucht in seiner Befragung von 111 niedergelassenen Ärzten zunächst die Wichtigkeit verschiedener Kriterien bei der Auswahl eines Krankenhauses. Dabei kommt er zu dem Ergebnis, dass (auf aggregierter Ebene) die *medizinische Qualität* (Mittelwert 1,25) und die *Qualität der Zusammenarbeit* mit einem Krankenhaus (Mittelwert 1,28) als sehr wichtig angesehen werden (vgl. Dobbelstein 2008, S. 212)[9].

Anschließend bewerten die befragten Ärzte zusätzlich das aus ihrer Sicht jeweils „schlechteste" und „beste" Krankenhaus. Bei dem Vergleich der „guten" und „schlechten" Krankenhäuser stellt der Autor fest, dass sich die Mittelwerte der beiden Gruppen bei der *Qualität der Zusammenarbeit* viel deutlicher unterscheiden als bei der *medizinischen Qualität* (Abb. 3.9). Die Abweichungen in der Zusammenarbeitsqualität von guten und schlechten Krankenhäusern sind insbesondere auf Unterschiede im Umgang miteinander (z. B. *kooperatives und faires Miteinander von Einweiser und Krankenhausarzt*) und den Prozess der Einweisung (z. B. *Erreichbarkeit eines Ansprechpartners während der Einweisungsentscheidung, sofortige Entscheidung über Aufnahme oder Ablehnung eines Patienten*) zurückzuführen. Die Unterschiede in der *medizinischen Qualität* können vor allem durch das Personal, insbesondere durch die Kompetenz der Krankenhausärzte, erklärt werden (vgl. Dobbelstein 2008, S. 214 f.).

---

9   n = 111 niedergelassene Ärzte, Mittelwerte, Skala von 1 (= sehr wichtig) bis 5 (= völlig unwichtig).

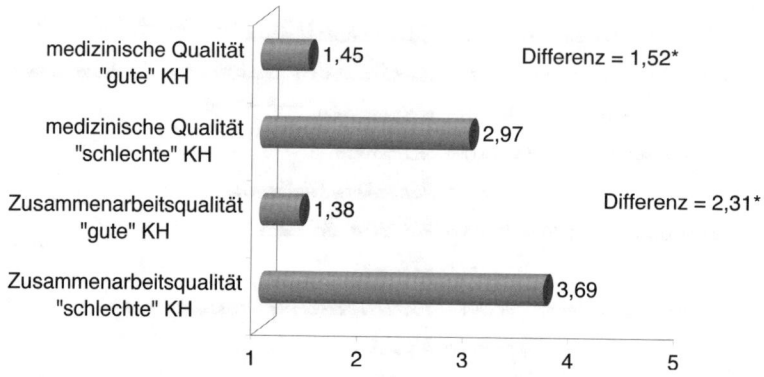

Abb. 3.9: Unterschiede zwischen „guten" und „schlechten" Krankenhäusern (Dobbelstein 2008, S. 214)[10]

Zusammenfassend lassen sich, wie in Abb. 3.10 dargestellt, folgende Erkenntnisse für die Einweisungsentscheidung von niedergelassenen Ärzten ableiten:

- Medizinische Kompetenz ist als *conditio sine qua non* zu bezeichnen
- Weitere wichtige Kriterien, die in der Reihenfolge je nach Untersuchung abweichen, sind: Zusammenarbeit mit den niedergelassenen Ärzten (Kommunikation, persönliche Beziehung, Schnittstellenmanagement), Entfernung zum Wohnort des Patienten bzw. Standort der Praxis, Patientenwunsch, Leistungsspektrum des Krankenhauses (bzw. Art der Diagnose) und Respekt gegenüber dem Niedergelassenen.
- Kriterien sind nicht für alle Patienten und Ärzte gleich, sondern variieren nach:
  - Patientenbezogenen Merkmalen (Art der Krankheit, Alter, Geschlecht, Versicherungsstatus, Wohnort etc.);
  - Arztbezogenen Merkmalen (Art der Praxis, Alter, Ausbildung etc.);
  - Umfeldbezogenen Merkmalen (Größe der Gemeinde etc.).
- Negative Ausprägungen der Kriterien *Kommunikation mit den niedergelassenen Ärzten* und *Patientenerfahrung* wirken stärker auf das zukünftige Einweisungsverhalten als positive Ausprägungen.
- *Gute* und *schlechte* Krankenhäuser unterscheiden sich aus der Sicht der Einweiser am stärksten durch das Kriterium *Zusammenarbeit mit den niedergelassenen Ärzten* (z. B. kooperatives und faires Miteinander von Einweiser und Krankenhausarzt, klarer Einweisungsprozess).

---

10 n = 111 niedergelassene Ärzte, Mittelwerte, Skala von 1 (= sehr gut) bis 5 (= sehr schlecht); * = hoch signifikanter Unterschied.

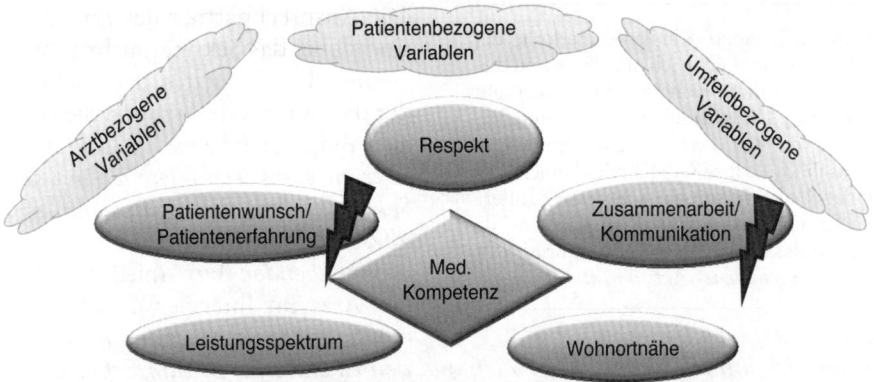

Abb. 3.10: Zusammenfassung Kriterien bei der Krankenhausbewertung und -wahl

3.4 Einweisung: Welche Faktoren sind für den Einweiser bei der Kontaktaufnahme mit dem Krankenhaus von Bedeutung?

Für die Kommunikation vom Niedergelassenen zum Krankenhaus ist das Telefon bei der Einweisung mit Abstand das wichtigste Medium. Daneben wurde von einem Fünftel der befragten Ärzte angegeben, dass sie auch das Fax als Mittel zur Kommunikation mit dem Krankenhaus nutzen. Neuere Medien rangieren im Moment bei den befragten Ärzten noch auf den hinteren Rängen (Abb. 3.11) (vgl. Drissner 2010, S. 79).

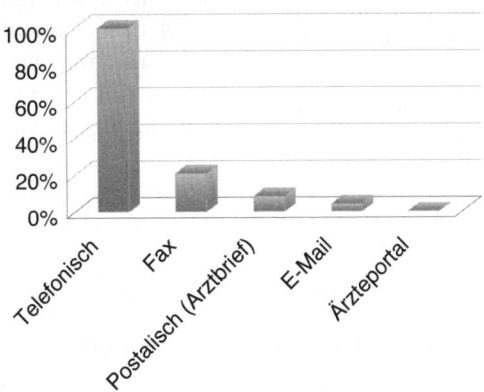

Abb. 3.11: „Wie kommunizieren Sie mit den Krankenhäusern, in die Sie aktuell einweisen?" (n = 24 niedergelassene Ärzte, Region 10 in Bayern, im Interview, Mehrfachnennungen)

> „In ... [kleinere Klinik; Anmerkung der Verfasserin] kenne ich alle Ärzte und dieser persönliche Kontakt ist mir auch sehr wichtig. Da läuft auch die Kommunikation vom Krankenhaus zu mir nur telefonisch. In ... [größere Klinik; Anmerkung der Verfasserin] herrscht eine größere emotional-menschliche Distanz vor, da läuft das meiste über Fax und Brief."
> *(niedergelassener Arzt im Interview)*

Die Ansprechpartner der Einweiser sind dabei das Sekretariat bzw. Vorzimmer des Chefarztes, der Chefarzt, der diensthabende Arzt und die Notaufnahme. *„Ich kenne die Chefärzte, aber meistens telefoniere ich mit den Sekretärinnen, die organisieren mir alles. Abends spreche ich mit dem diensthabenden Arzt"* (niedergelassener Arzt im Interview). *„Ich rufe meist den diensthabenden Arzt an – sofern ich ihn erwische – sonst auch mal den Chefarzt, z. B. zum Erfahrungsaustausch"* (niedergelassener Arzt im Interview).

Bei der Einweisung zählt für die niedergelassenen Ärzte vor allem, dass sie ihren Ansprechpartner während der Einweisungsentscheidung erreichen können (arithmetisches Mittel 1,30). Außerdem ist die sofortige Entscheidung über Aufnahme bzw. Ablehnung des Patienten (1,44) besonders wichtig (vgl. Dobbelstein 2008, S. 213)[11]. *Spießl, Semsch, Cording und Klein* stellten in ihrer Befragung von 138 Allgemeinärzten und 18 Fachärzten (Nervenärzten) einen höchst signifikanten Unterschied beim Merkmal *Kompetente Ansprechpartner bei der Einweisung*[12] und einen signifikanten Unterschied beim Merkmal *Erreichbare Ansprechpartner in Klinik*[13] zwischen beiden Arztgruppen fest. Somit sind vor allem für die Allgemeinärzte erreichbare und kompetente Ansprechpartner bei der Einweisung besonders wichtig (vgl. Spießl et al. 2001, S. 420).

> „Je größer das Haus ist, desto weniger wird nachgefragt."
> *(niedergelassener Arzt im Interview)*
>
> „Vor allem bei Universitätskliniken haben die Einweiser einen Minderwertigkeitskomplex. Das wird durch das Verhalten der Krankenhausärzte noch verstärkt, indem sie überheblich sind oder vor Patienten äußern, dass sie der Diagnose des Niedergelassenen nicht trauen."
> *(Experte im Interview)*

Weiterhin spielt die Akzeptanz der Einweisungsentscheidung des Niedergelassenen eine Rolle (1,56) (vgl. Dobbelstein 2008, S. 213)[14]. Dieses Kriterium spiegelt auch die Anerkennung der Fachkompetenz des Einweisers durch das Krankenhaus wider. In diesem Zusammenhang konnte eine interviewte Klinik in einer Einweiserbefragung einen Unterschied zwischen Haus- und Fachärzten feststellen. Demzufolge fühlen sich Fachärzte

---

11 n = 111 niedergelassene Ärzte, Mittelwerte, Skala von 1 (= sehr wichtig) bis 5 (= völlig unwichtig).

12 Mittelwerte: Allgemeinärzte 1,63; Nervenärzte 2,39; p < 0,001; Skala 1 (= sehr wichtig) bis 6 (= ganz unwichtig).

13 Mittelwerte: Allgemeinärzte 1,64; Nervenärzte 1,94; p < 0,05; Skala 1 (= sehr wichtig) bis 6 (= ganz unwichtig).

14 n = 111 niedergelassene Ärzte, Mittelwerte, Skala von 1 (= sehr wichtig) bis 5 (= völlig unwichtig).

eher respektiert, wohingegen Allgemeinmediziner eher geringere Wertschätzung spüren. Außerdem ist dieses Problem insbesondere bei Universitätskliniken oder größeren Häusern stärker ausgeprägt.

Ferner ist es für die Ärzte auch wichtig, dass bei der Kontaktaufnahme ein höflicher und zuvorkommender Umgang herrscht. Insbesondere am Telefon zählt die Freundlichkeit des Ansprechpartners hoch (1,63), aber auch im allgemeinen Umgang wird ein freundliches und kooperatives Miteinander zwischen niedergelassenem und Krankenhausarzt (1,39) geschätzt (vgl Dobbelstein 2008, S. 213).

Ein weiterer bedeutsamer Faktor bei der Kontaktaufnahme des Einweisers mit dem Krankenhaus ist die Verfügbarkeit eines Bettes zum gewünschten Zeitpunkt bzw. die schnelle Terminvergabe (vor allem bei Akutfällen), also dass das Haus über eine hohe Aufnahmekapazität verfügt. Die Verfügbarkeit eines Bettes zum gewünschten Zeitpunkt wird von den durch *Dobbelstein* befragten Ärzten im arithmetischen Mittel mit 1,64 bewertet (vgl. Dobbelstein 2008, S. 213).

Zusammenfassend ist aus Sicht der niedergelassenen Ärzte im Hinblick auf die Einweisung besonders wichtig, dass

* der Ansprechpartner in der Klinik bekannt,
* erreichbar,
* kompetent (insbesondere Entscheidungsbefugnis über Aufnahme oder Ablehnung besitzt bzw. dem Einweiser möglichst ein Bett zum gewünschten Zeitpunkt zusagt),
* kooperativ und freundlich sowie
* dem Einweiser gegenüber respektvoll ist.

3.5 Stationäre Behandlung des Patienten: Was zählt für den einweisenden Arzt während der stationären Behandlung seines Patienten?

Der niedergelassene Arzt erhält in der Regel zu wenig Informationen über den Patienten, sobald sich dieser in der stationären Behandlung befindet. Als Negativbeispiel ist hier folgender Fall anzuführen, der von einem Hausarzt im Interview geschildert wurde. Dieser Arzt wies seinen Patienten im November 2009 mit einer relativ harmlosen Diagnose ein. Erst vier Monate später, im Februar 2010, kommt der Patient zur Weiterbehandlung in seine Praxis zurück, und zwar als *Problemfall* mit einer ganz anderen Diagnose als der vom Hausarzt gestellten. In diesen vier Monaten erhielt der Einweiser keinerlei Informationen zur Diagnose oder zum Zustand des Patienten. Solche Missstände

> „Das grundsätzliche Problem ist, dass der Patient in eine ‚Black Box' gerät, sobald er in das Krankenhaus kommt."
> *(Experte im Interview)*

wurden von weiteren Niedergelassenen bestätigt. Sie wünschen sich (mehr) Rückmeldungen zu ihren Patienten, wie beispielsweise Berichte über den Zustand der Patienten, Auskünfte über eine Verlegung, Fragen zu Vorbefunden und Informationen zur Weiterbehandlung (vgl. Drissner 2010, S. 83 f., S. 91 f.).

> „Ich wünsche mir mehr Feedback zum Patienten, damit man nicht vom Angehörigen erfahren muss, wie es dem Patienten geht. Dazu gehört ein Lagebericht über den Zustand des Patienten oder eine Mitteilung, wenn der Patient verlegt wird."
> *(niedergelassener Arzt im Interview)*
>
> „Telefonische Rückkoppelung zur Vorgeschichte und Weiterbehandlung ist wichtig."
> *(niedergelassener Arzt im Interview)*
>
> „Mehr Rücksprache und Fragen zur Anamnese und Vorbefunden."
> *(niedergelassener Arzt im Interview)*

Weiterhin erwarten die niedergelassenen Ärzte eine Rückmeldung, wenn ein Patient, z. B. aufgrund falscher Diagnose, nach zwei bis drei Stunden wieder entlassen wird (vgl. Drissner 2010, S. 84). Dies führt beim Patienten zu Unverständnis und Unzufriedenheit mit ihrem Haus- bzw. Facharzt, der sie „grundlos" in ein Krankenhaus eingewiesen hat. Um die Beziehung zwischen Zuweiser und Patient (und als Folge die Zuweiser-Krankenhaus-Beziehung) nicht zu gefährden, ist es wichtig, mit dem einweisenden Arzt Rücksprache zu halten, ihn zur gestellten Diagnose zu befragen und darauf zu achten, diese nicht vor dem Patienten zu kritisieren.

Eine Mitteilung wird von den Ärzten auch gewünscht, wenn der Patient als Notfall eingeliefert wird. Diese Information, so kritisieren die Ärzte, erhalten sie gegenwärtig nicht vom Krankenhaus, sondern wenn überhaupt, von den Angehörigen (vgl. Drissner 2010, S. 84). Das gleiche gilt auch im Falle des Todes eines Patienten. Ein interviewter niedergelassener Arzt äußerte, dass der Sterbebrief regelmäßig erst nach zwei bis drei Wochen eintrifft. Seine klare Erwartung ist, dass in diesen Fällen eine unmittelbare Nachricht vom Krankenhaus an den Einweiser erfolgt (vgl. Drissner 2010, S. 84, S. 92).

Auch durch *Dobbelsteins* Untersuchung wird bestätigt, dass die Information über den Verbleib des Patienten von den niedergelassenen Ärzten mit einem arithmetischen Mittelwert von 1,60 als wichtig angesehen wird (vgl. Dobbelstein, 2008, S. 213)[15].

> „Ein kurzer Draht ist wichtig."
> *(niedergelassener Arzt im Interview)*

Zusammenfassend lässt sich festhalten, dass der einweisende Arzt während der stationären Behandlung über

- Notfalleinweisung (Selbsteinweisung) eines Patienten,
- Zustand, Diagnose etc. sowie
- Verlegung, Todesfall

---

15 n = 111 niedergelassene Ärzte, Mittelwerte, Skala von 1 (= sehr wichtig) bis 5 (= völlig unwichtig).

informiert werden möchte und im Sinne einer optimalen Betreuung seiner Patienten einen Austausch mit dem Krankenhaus zu Anamnese und Vorbefunden des Patienten erwartet.

3.6 Entlassung: Was erwartet der weiterbehandelnde Arzt bei der Rücküberweisung des Patienten?

Die Entlassung des Patienten ist ein kritischer Punkt für das Weiterbestehen der Beziehung des Einweisers, der im Normalfall auch der weiterbehandelnde Arzt ist, und dem Krankenhaus. Diese Schnittstelle zwischen stationär und ambulant entspricht der letzten Erfahrung, die der Zuweiser mit dem Krankenhaus im Rahmen des Einweiserprozesses macht und die sich auf sein Zufriedenheitsurteil und schließlich seine Folgehandlungen auswirkt.

Im Hinblick auf den Entlassungszeitpunkt wurde von den befragten Einweisern die Entlassung von Patienten am Freitagabend beanstandet und mehr Rücksichtnahme auf die Sprechzeiten des Arztes gefordert (vgl. Drissner 2010, S. 84). Außerdem werden die niedergelassenen Ärzte selten vor der Entlassung informiert und das Krankenhaus nimmt ihnen somit die Chance, sich auf den Besuch des Patienten vorzubereiten.

> „Die Rücküberweisung bzw. allgemein das Entlassungsmanagement macht oftmals mehr Probleme als die Einweisung."
> *(Experte im Interview)*

Auch *Riegl* nennt den überraschenden Besuch des Patienten bei einer vorzeitigen Entlassung mit der Anforderung eines nächtlichen Hausbesuchs als Beispiel für Entlassungsschwachstellen (vgl. Riegl 2000, S. 488). Weiterhin zählen die Rücküberweisung zu einem anderen niedergelassenen Arzt als zum Haus- oder Facharzt, der den Patienten eingewiesen hatte, und nicht bedarfs-

> „Ich wünsche mir strukturierte, automatisierte Informationen über Telematik (denn persönlicher Kontakt ist zwar gut, aber zeitlich schwierig) – zum Beispiel einen automatisierten Brief, zwei Tage bevor der Patient entlassen wird, damit ich schon vorbereitet bin, bevor der Patient bei mir auftaucht."
> *(niedergelassener Arzt im Interview)*

gerechte Arztbriefe, welche die Weiterbehandlung erschweren, zu vermeidbaren Entlassungsfehlern (Riegl 2000, S. 488). Gerade Arztbriefe bieten den Niedergelassenen häufig Anlass zu Kritik. Sie werden entweder zu spät geschrieben und versendet, zum Teil sind die Informationen schon überholt oder sie sind kaum lesbar, weil sie noch von Hand geschrieben werden. Weiterhin sind die Inhalte oftmals für den Niedergelassenen nicht verständlich, es ist nicht klar beschrieben, wie die weitere Behandlung vonstattengehen soll, und es kommt zu Doppeluntersuchungen. Dabei ist die Qualität der Arztbriefe ein

wichtiges Kriterium der Ärzte bei der Krankenhausauswahl (2,03) (vgl. Dobbelstein 2008, S. 213)[16].

> „Genauere Angabe, was wann zu unter-
> suchen ist, ist notwendig."
> *(niedergelassener Arzt im Interview)*

Weiterhin ist die Hervorhebung
von Änderungen in Arztbriefen sinnvoll, falls der Einweiser über einen
Patienten mehrere Arztbriefe erhält:
*„Manchmal bekommt man über ei-
nen Patienten drei Briefe: Einen Arzt-
brief bei Entlassung, einen ein paar Tage/Wochen später und wenn sich etwas
geändert hat, bekommt man noch einmal einen Arztbrief. In diesem Fall sollte
ich die Änderungen mit einem Blick sehen können"* (niedergelassener Arzt im
Interview).

Da die Übermittlungsdauer der ausführlichen Arztbriefe in der Regel zu hoch
ist, wird in den Kliniken versucht, dieses Problem durch einen zusätzlichen
Kurzbericht zu beheben. Dieser Bericht, der dem Patienten direkt mitgegeben
wird, hat aus Sicht der Ärzte einen sehr hohen Stellenwert. In der Befragung
von *Dobbelstein*[17] und in der Studie von *Spießl et al.*[18] wurde von den niedergelassenen Ärzten das Merkmal *Kurzentlassungsbrief, der dem Patient bei Entlassung mitgegeben wird* an erster Stelle der Wichtigkeit gewählt (vgl. Dobbelstein 2008, S. 213; Spießl et al. 2001 S. 420). Dies bestätigt noch einmal die
hohe Relevanz zeitnaher Informationen zu den Ergebnissen des stationären
Aufenthalts und zur Weiterbehandlung für die Niedergelassenen. Es handelt
sich in deren Wahrnehmung um *ihre* Patienten, die am Ende im Falle einer
mangelhaften Kommunikation (z. B. durch diskontinuierliche Behandlung und
Komplikationen) die Leidtragenden sind.

Eine weitere Problematik der Einweiser-Krankenhaus-Beziehung im Rahmen
des Entlassungsmanagements ist die Medikation. In Interviews mit niedergelassenen Ärzten wurde kritisiert, dass die Arzneimittel, die vom Krankenhaus
verschrieben werden, bei Entlassungen am Freitag nicht über das Wochenende
ausreichen. Außerdem wurde bemängelt, dass zu viele Medikamente verschrieben werden (vgl. Drissner 2010, S. 84). Um dies zu verdeutlichen, wird im
Folgenden ein Negativbeispiel dargestellt, das von einem Einweiser im Interview
aufgeführt wurde: *„Eine meiner Patientinnen – eine 68-jährige Frau – kam mit
24 verschiedenen Medikamenten, die ihr im Krankenhaus verschrieben wurden,
zurück in meine Praxis. Das sind natürlich viel zu viele, daher rief ich im Krankenhaus an, aber konnte den Chefarzt nicht erreichen. Ich wurde nicht einmal
zurückgerufen."*

---

16 n = 111 niedergelassene Ärzte, Mittelwert, Skala von 1 (= sehr wichtig) bis 5 (= völlig
    unwichtig).
17 n = 111 niedergelassene Ärzte, „Kurzentlassungsbrief, Patient direkt mitgegeben" Mit-
    telwert 1,30, Skala von 1 (= sehr wichtig) bis 5 (= völlig unwichtig).
18 n = 138 Allgemeinärzte, „Leserlicher Kurzarztbrief bei Entlassung" Mittelwert 1,44 und
    n = 18 Nervenärzte, Mittelwert 1,33, Skala 1 (= sehr wichtig) bis 6 (= ganz unwichtig).

Nicht nur die Menge, sondern auch ein schneller und oberflächlicher Medikamentenwechsel bei Personen, die häufig im Krankenhaus sind, und das Streichen von Medikamenten ohne Begründung führen bei den Ärzten zu Kritik. *„Medikamente, die ich früher verordnet hatte, sollten nicht einfach ohne Hinweis im Arztbrief gestrichen werden"* (niedergelassener Arzt im Interview). Denn wie von *Jungblut-Wischmann* nachgewiesen, ist die Anerkennung der Kompetenz des Einweisers ein wesentliches Kriterium bei der Krankenhauswahl und somit eine Einflussgröße für zukünftige Einweisungen (vgl. auch Abb. 3.7). Darüber hinaus ist die Auflistung von Erstanbieter-Präparaten bei den niedergelassenen Ärzten nicht beliebt. Die Ärzte kritisieren, dass im Entlassungsbrief immer *„die neuesten und teuersten"* (niedergelassener Arzt im Interview) Präparate gelistet werden, und wünschen sich die Angabe des generischen Namens.

Zusammenfassend zählen für den niedergelassenen Arzt bei der Entlassung folgende Informationen:

- kurzer Hinweis *vor* Entlassung des Patienten (zu Entlassungszeitpunkt, Zustand etc.);
- Kurzentlassungsbrief, der dem Patienten direkt mitgegeben wird;
- ausführlicher (leserlicher) Arztbrief, der schnell übermittelt wird;
- Angabe des generischen Namens der verschriebenen Medikamente und eine Begründung von Medikamentenwechseln im Arztbrief.

3.7 Nach-Bewertung: Was beeinflusst die Zufriedenheit der Einweiser und wie wirkt sich diese auf die Folgehandlungen des Arztes aus?

Die Entstehung von Kundenzufriedenheit kann durch das *Confirmation-Disconfirmation-Paradigm* modelliert werden (vgl. Homburg et al. 2000, S. 84) Diesem Paradigma zufolge resultiert Kundenzufriedenheit aus einem psychischen Vergleichsprozess. Dabei vergleicht der Kunde, also der Einweiser, die tatsächliche Erfahrung bei der Nutzung der Dienstleistung (Ist-Leistung) mit einem bestimmten Vergleichsstandard (Soll-Leistung). Entspricht die wahrgenommene Leistung der Klinik dem Vergleichsstandard, spricht man von *Confirmation* (Bestätigung), wird die Soll-Leistung sogar übertroffen von *positiver Disconfirmation*. Beide Fälle resultieren in der Zufriedenheit des Kunden. Liegt die wahrgenommene Leistung jedoch unter den Erwartungen des Arztes (*negative Disconfirmation*), entsteht bei ihm Unzufriedenheit.

Welche Faktoren die Zufriedenheit des Kunden „niedergelassener Arzt" besonders beeinflussen, wurde von *Brinkmann* modelliert und im Rahmen des durch das Bundesministerium für Bildung und Forschung geförderten Projektes „Unternehmensführung mit biopsychosozialen Kennzahlen" empirisch überprüft (vgl. Brinkmann 2007, S. 52 ff.). *Brinkmanns* Analyse ergibt, dass sich die wichtigsten Determinanten der Einweiserzufriedenheit auf die Bereiche *Beziehung* und *Organisation* beziehen (Abb. 3.12). Allen voran ist ein gutes kollegiales Verhältnis zwischen einweisenden Ärzten und Klinikärzten aus Sicht der Einweiser der gewichtigste Aspekt bei der Bildung ihres Zufriedenheitsurteils. Weiterhin üben die ambulant-stationäre Schnittstelle, d. h. der reibungslose Übergang vom ambulanten zum stationären Sektor, sowie die problemlose Rückkehr in die ambulante Behandlung, einen hoch signifikanten Einfluss aus. Die drittwichtigste Variable ist die ärztliche Non-Compliance. Diese Skala beschreibt, inwieweit die Behandlung im Krankenhaus mit den Vorstellungen des Einweisers übereinstimmt (Beispiel-Item: „Untersuchungen, die ich für wichtig halte, wurden nicht durchgeführt"). Außerdem hat die Erreichbarkeit eines Ansprechpartners entscheidenden Einfluss auf die Zufriedenheit. Weitere Determinanten der Einweiserzufriedenheit sind (nach ihrer Wichtigkeit geordnet):

- *Ausstattungs- und Behandlungsqualität* (z. B. neue Behandlungsmethoden, Geräteausstattung)
- *Fachkompetenz der Krankenhausärzte* (im Vergleich zur erwarteten Kompetenz)
- *Übermittlung von Patienteninformationen* (z. B. Qualität und Schnelligkeit des Arztbriefes)
- *Bettenkapazität* (d. h. schnelle und problemlose Verfügbarkeit von Betten)
- *Geschlecht des Einweisers* (niedergelassene Ärzte sind zufriedener mit dem Krankenhaus als niedergelassene Ärztinnen)

Durch dieses Modell können 63,6 % der Varianz der Gesamteinweiserzufriedenheit erklärt werden (vgl. Brinkmann 2007, S. 83–87).

Dass die Zufriedenheit einen Einfluss auf das Einweisungsverhalten hat, konnte in *Brinkmanns* Untersuchung *nicht* bestätigt werden, da sich Vieleinweiser und Wenigeinweiser in ihrer Zufriedenheit nicht signifikant unterscheiden. Zu beachten ist allerdings, dass nur Einweiser befragt wurden. Zum selben Ergebnis kommt die Studie des *MBA-Studiengangs Gesundheitsmanagement der Hochschule Ingolstadt* (2009) (siehe auch Kapitel 2.3, Abb. 2.11 und vgl. Studiengang MBA Gesundheitsmanagement Hochschule Ingolstadt 2009). Braun und Nissen stellen in ihrem Modell zur Einweiserzufriedenheit einen Zusammenhang zwischen der Zufriedenheit mit einem Krankenhaus und dem Einweisungsverhalten von Einweisern und Nicht-Einweisern fest. Die Mittelwerte der Zufriedenheit beider Gruppen unterscheiden sich bei *Braun und Nissen* insofern, dass Einweiser im Vergleich zu Nicht-Einweisern mit dem Krankenhaus und seinen Leistungen zufriedener sind (vgl. Braun und Nissen 2005, S. 380).[19]

---

19 Vollerhebung der niedergelassenen Ärzte der Region eines Krankenhaus der Schwerpunktversorgung mit ca. 700 Betten.

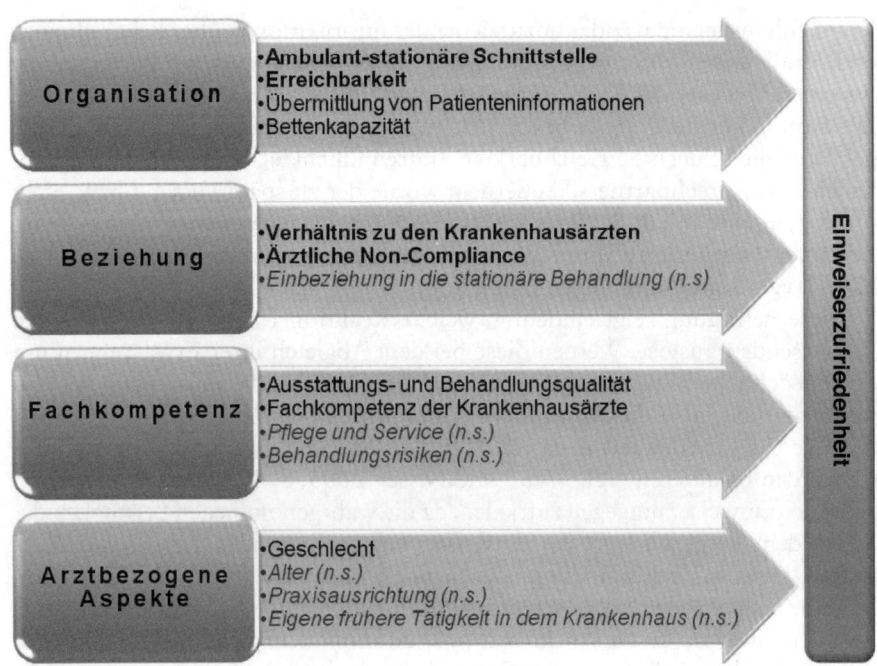

Abb. 3.12: Determinanten der Einweiserzufriedenheit (vgl. Brinkmann 2007, S. 83)[20]

Darüber hinaus berücksichtigt *Brinkmann* in ihrem Modell nicht, ob das Feedback des Patienten die Zufriedenheit beeinflusst. Da jedoch der Patient zum einen eine wichtige Informationsquelle für den Niedergelassenen ist (vgl. Kapitel 3.2), zum anderen aber auch sein Krankenhauswunsch die Einweisungsentscheidung des Arztes nicht unerheblich beeinflusst (vgl. Kapitel 3.3), ist anzunehmen, dass seine Rückmeldung über den Krankenhausaufenthalt auch die Zufriedenheit und somit die Folgehandlungen des Zuweisers beeinflusst. *Braun und Nissen* stellen genau diesen Zusammenhang in ihrer Studie zur Messung der Einweiserzufriedenheit fest. Sie konstatieren einen sehr hohen Einfluss der Variable Empfehlungsverhalten der Patienten auf die Einweiserzufriedenheit (vgl. Braun und Nissen 2005, S. 382 f.)[21].

Dies wird auch durch das Institut für betriebswirtschaftliche Analysen, Beratung und Strategie-Entwicklung (IFABS) bestätigt. 64 niedergelassene Ärzte, welche die Zusammenarbeit mit einem Krankenhaus eingestellt hatten, wurden zu ihren Beweggründen befragt. Der am häufigsten genannte Grund war ein negatives Feedback der Patienten (48 %) aufgrund von Unfreundlichkeiten des

---

20 n = 299 Einweiser, die im Jahr 2003 Patienten in eines der zwei untersuchten Häuser der Maximalversorgung eingewiesen hatten. Lineare Regressionsanalyse, Beta-Koeffizienten als Maß für das Einflussgewicht des jeweiligen Merkmals: n. s.: nicht signifikant.

21 Wichtigkeit anhand Beta-Koeffizient der Regressionsanalyse, höchst signifikanter Zusammenhang.

Krankenhauspersonals oder unzureichender Informationen über Behandlungen (vgl. Studie des IFABS zitiert nach Thill 1999, S. 6). Die weiteren Beweggründe für einen Wechsel des Krankenhauses unterstreichen *Brinkmanns* Ergebnisse: Die zweithäufigste Ursache bezog sich auf den Ansprechpartner (45 %). Dazu gehörten die schlechte Erreichbarkeit, Unfreundlichkeit oder schlicht das Fehlen eines Ansprechpartners. Außerdem wurde der zu späte Versand bzw. nicht praxisadäquate Inhalt des Arztbriefes (36 %) mehrfach genannt. Nur 8 % der Befragten begründeten ihren Wechsel damit, ein besseres Haus gefunden zu haben (vgl. Braun und Nissen 2005, S. 6).

Diese Befragung zeigt eindeutig, welche Reaktion Unzufriedenheit bei den Einweisenden auslöst. Werden diese bei dem Abgleich ihrer Erwartungen mit den tatsächlichen Erfahrungen enttäuscht, ist als Folge die Einstellung der Zusammenarbeit, also die Abwanderung des Arztes möglich. Weiterhin können aus der Unzufriedenheit negative Mund-zu-Mund-Kommunikation und Beschwerden resultieren (vgl. Braun und Nissen 2005, S. 379).

Ist der Einweiser hingegen zufrieden, da die wahrgenommenen Leistungen der Klinik dem Vergleichslevel des Einweisers entsprechen oder dieses sogar übertreffen, kann Einweiserbindung entstehen. Es ist anzunehmen, dass Einweiserbindung als Folge der Einweiserzufriedenheit entsteht, wenn der niedergelassene Arzt den Einweiserprozess mehrmals (und zwar mit dem gleichen Krankenhaus) durchlaufen hat und er jedes Mal zufrieden war, denn die Kundenzufriedenheit gilt als die zentrale Voraussetzung der Kundenbindung (vgl. Homburg et al. 2000, S. 99; Braun und Nissen 2005, S. 379; Nerdinger und Neumann 2007, S. 141 ff.). Einweiserbindung umfasst sowohl das faktische Verhalten des Einweisers als auch die Verhaltensabsichten gegenüber dem Krankenhaus oder dessen Leistungen (vgl. Homburg und Bruhn 2000, S. 9) (Abb. 3.13). Zum tatsächlichen Verhalten zählen die erneute Inanspruchnahme von stationären Leistungen oder weiterer Leistungen (Cross Buying z. B. Laboruntersuchungen) und die Weiterempfehlung des Krankenhauses durch den Einweiser. Die Verhaltensabsichten sind durch beabsichtigte erneute Einweisung, Weiterempfehlungsabsicht und beabsichtigte Inanspruchnahme weiterer Dienstleistungen des Krankenhauses, wie z. B. Laboruntersuchungen, Ernährungsberatung und Physiotherapie, gekennzeichnet (vgl. Braun und Nissen 2005, S. 379).

Es besteht also ein positiver Zusammenhang zwischen den Konstrukten der *Einweiserzufriedenheit* und *Einweiserbindung*, jedoch führt Zufriedenheit nicht automatisch zu Bindung. Die Abhängigkeit der einen von der anderen Variable ist komplexer. Zum einen zeigen empirische Studien, dass dieser funktionale Zusammenhang unterschiedliche Verlaufsformen aufweisen kann, d. h. eine Veränderung der Zufriedenheit kann sich sehr unterschiedlich auf die Kundenbindung auswirken (vgl. Nerdinger und Neumann 2007, S. 143 f.). Zum anderen wirken die sogenannten moderierenden Variablen stärkend oder schwächend auf diesen Zusammenhang (vgl. Nerdinger und Neumann 2007, S. 144). Im stationären Bereich beeinflussen folgende Variablen den Zusammenhang zwischen Einweiserzufriedenheit und Einweiserbindung (vgl. Braun und Nissen 2005, S. 379; Homburg und Bruhn 2000, S. 10):

- *Wettbewerbsumfeld* (z. B. Wettbewerbsintensität, Verfügbarkeit von alternativen Häusern)
- *Eigenschaften der Klinik* (z. B. Leistungsspektrum, Spezialisierung der Klinik, Image)
- *Krankenhausaktivitäten* (z. B. Einweiserbeziehungsmanagement, zielgruppenspezifische Informationspolitik, [Aufbau von] Wechselbarrieren, persönliche Beziehungen)
- *Eigenschaften des Einweisers* (z. B. Alter des Arztes, Lebenszyklus der Praxis, Variety-Seeking)

Zum Beispiel ist der Einfluss der Zufriedenheit des Arztes auf die Bindung stärker, wenn weniger alternative Krankenhäuser zur Auswahl stehen. Auch bestehende Wechselbarrieren (z. B. Vertrauen oder Sympathie), die bei Dienstleistungen aufgrund der eingeschränkten Beurteilbarkeit der Leistung vor deren Inanspruchnahme eher hoch sind, wirken sich positiv auf den Zusammenhang aus.

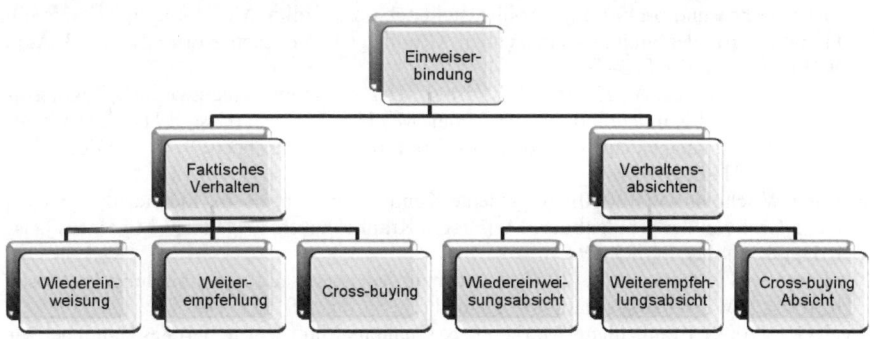

Abb. 3.13: Konstrukt der Einweiserbindung (vgl. Braun und Nissen 2005, S. 379; Homburg und Bruhn 2000, S. 9)

Literatur

Beltramini, R. F., Sirsi, A. K. (1992): Informational Influences on Physician Referrals. In: Journal of Hospital Marketing 6/2, S. 101–126.

Beumers, A., Borges, P. (1997): Was erwarten niedergelassene Ärzte vom Krankenhaus? In: Führen und Wirtschaften im Krankenhaus 14/3, S. 221–223.

Borges, P. (2003): Zusammenarbeit mit niedergelassenen Ärzten: Kommunikation ist der Erfolgsfaktor Nr. 1. In: Führen und Wirtschaften im Krankenhaus 20/3, S. 267–269.

Bowers, M. R., Swan, J. E., Taylor, J. A. (1994): Influencing Physician Referrals. In: Journal of Health Care Marketing 14/3, S. 42–50.

Braun, G. E., Nissen, J. (2005): Die Bedeutung der Einweiserzufriedenheit für Krankenhäuser und ihre erfolgreiche Messung. In: Gesundheitsökonomie & Qualitätsmanagement 10, S. 376–384.

115

Brinkmann, A. (2007): Niedergelassene Ärzte als Kunden des Krankenhauses – eine empirische Untersuchung der Determinanten von Einweiserzufriedenheit. Köln: Dissertation Medizinische Fakultät der Universität zu Köln.

Dobbelstein, T. (2008): Prozessqualität als Wettbewerbsvorteil für Krankenhäuser – eine Analyse aus Sicht der Einweiser. In: Klusen, N., Meusch, A. (Hrsg.): Zukunft der Krankenhausversorgung: Qualität, Wettbewerb und neue Steuerungsansätze im DRG-System. Baden-Baden: Nomos, S. 209–224.

Drissner, A. (2010): Einweisermanagement – Analyse des Einweisungsverhaltens niedergelassener Ärzte am Beispiel der Region 10 und Ableitung von Strategien zum Management der Zuweiserbeziehungen. Ingolstadt: Unveröffentlichte Bachelorarbeit, Hochschule Ingolstadt, Fakultät Wirtschaftswissenschaften.

Elmhorst, D. (2008): Mehr Wissen über den Markt: Wie sich der relevante Markt eines Krankenhauses bestimmen lässt. In: KU Gesundheitsmanagement 11, S. 24–28.

Friedrich, J., Beivers, A. (2009): Patientenwege ins Krankenhaus: Räumliche Mobilität bei Elektiv- und Notfallleistungen am Beispiel von Hüftendoprothesen. In: Klauber, J., Robra, B.-P., Schellschmidt, H. (Hrsg.): Krankenhaus-Report 2008/2009. Stuttgart: Schattauer, S. 155–181.

Gombeski, W. R., Carroll, P. A., Lester, J. A. (1990): Influencing Decision Making of Referring Physicians. In: Journal of Health Care Marketing 10/4, S. 56–60.

Homburg, C., Bruhn, M. (2000): Kundenbindungsmanagement – eine Einführung in die theoretischen und praktischen Problemstellungen. In: Bruhn, M., Homburg, C. (Hrsg.): Handbuch Kundenbindungsmanagement. Grundlagen – Konzepte – Erfahrungen. 3. Aufl. Wiesbaden: Gabler, S. 3–36.

Homburg, C., Giering, A., Hentschel, F. (2000): Der Zusammenhang zwischen Kundenzufriedenheit und Kundenbindung. In: Bruhn, M., Homburg, C. (Hrsg.): Handbuch Kundenbindungsmanagement. Grundlagen – Konzepte – Erfahrungen. 3. Aufl. Wiesbaden: Gabler, S. 81–112.

Jungblut-Wischmann, P. (2000): Allgemeine Kundenerwartungen. In: Eichhorn, P., Seelos, H.-J., Graf von der Schulenburg, M. (Hrsg.): Krankenhausmanagement. München, Jena: Urban & Fischer, S. 683–694.

Nerdinger, F. W., Neumann, C. (2007): Kundenzufriedenheit und Kundenbindung. In: Moser, K. (Hrsg.): Wirtschaftspsychologie. Heidelberg: Springer, S. 127–146.

Riegl, G. F. (2000): Krankenhaus-Marketing & Qualitäts-Management. Großes Handbuch für das Erfolgs-Management in Hospitälern. Augsburg: Verlag Prof. Riegl & Partner GmbH.

Shortell, S. M., Anderson, O. W. (1971): The physician referral process: A theoretical perspective. In: Health Services Research 6/1, S. 39–48.

Spießl, H., Semsch, I., Cording, C., Klein, H. E. (2001): Befragung niedergelassener Ärzte als Ausgangspunkt klinikinterner Maßnahmen zur Qualitätsförderung. In: Zeitschrift für ärztliche Fortbildung und Qualitätssicherung 95, S. 419–423.

Strotbek, J, Schlaudt, H.-P. (2005): Weicher Faktor – harte Wirkung: Studie zur Arzt-Arzt-Kommunikation. In: Krankenhaus Umschau 2, S. 104–106.

Studiengang MBA Gesundheitsmanagement Jahrgang 2008 (2009): Das Öffentlichkeitsbild des Klinikums Ingolstadt – Befragung von Patienten und Einweisern zur Image-Evaluation des Klinikums Ingolstadt und Identifikation von potenziellen Marketingstrategien. Ingolstadt: Unveröffentlichte Imagestudie, Hochschule Ingolstadt.

Thill, K.-D. (1999): Kundenorientierung und Dienstleistungsmarketing für Krankenhäuser. Theoretische Grundlagen und praktische Fallbeispiele. Stuttgart: Kohlhammer.

4 Das Einweiserbeziehungsmanagement: Welche Maßnahmen und Instrumente sind geeignet, um langfristige Beziehungen zu den niedergelassenen Ärzten aufbauen und aufrechterhalten zu können?

4.1 Das Einweiserbeziehungsmanagement im Überblick

Aufbauend auf den Einweiserprozess, den ein niedergelassener Arzt (in unterschiedlicher Intensität) durchläuft, wenn sein Patient eine stationäre Behandlung benötigt, werden in Abbildung 4.1 die in Kapitel drei ausführlich vorgestellten Prozessschritte den drei Phasen des Einweiserbeziehungsmanagements zugewiesen. Das Einweiserbeziehungsmanagement besteht aus Akquisitions-, Bindungs- und ggf. Rückgewinnungsmanagement und verfolgt die Absicht, langfristige Beziehungen zu den niedergelassenen Ärzten mit dem Ziel der gegenseitigen Nutzenstiftung aufzubauen. Die Erkenntnisse des vorhergehenden Kapitels sind folglich wesentlich für die weitergehenden Ausführungen. Um nutzenstiftend

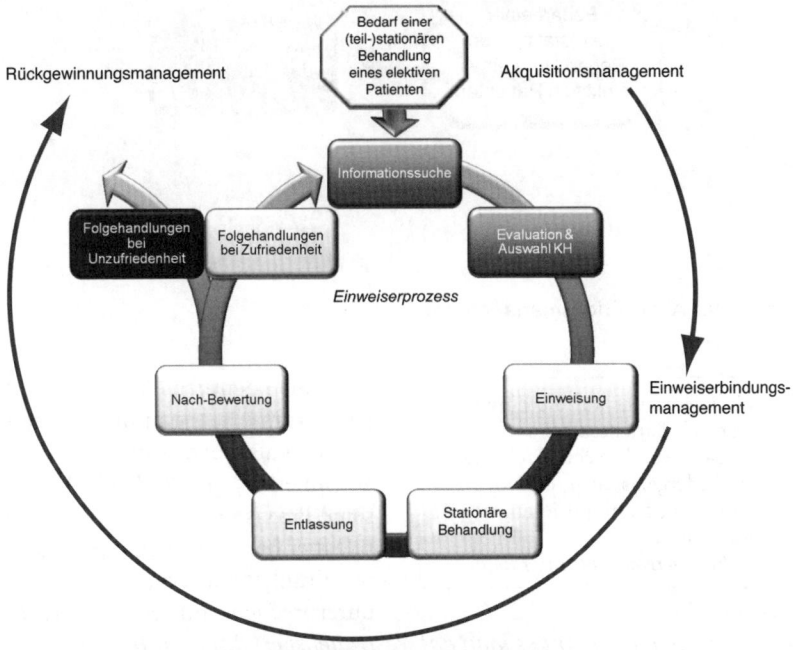

Abb. 4.1: Der Einweiserprozess mit den Phasen des Einweiserbeziehungsmanagements

117

für seine Einweisenden zu handeln, muss ein Krankenhaus die Bedürfnisse der niedergelassenen Ärzte in den einzelnen Prozessschritten kennen, verstehen und entsprechende Aktivitäten umsetzen. Im Folgenden werden aus den identifizierten Bedürfnissen der Niedergelassenen Maßnahmen und Instrumente abgeleitet und den Phasen des Einweiserbeziehungsmanagements *Akquisition, Bindung* und *Rückgewinnung* zugeordnet. Die detaillierte Maßnahmenplanung sollte natürlich einerseits aus der strategischen Zielsetzung des Krankenhauses abgeleitet und andererseits differenziert auf die einzelnen Zielsegmente zugeschnitten werden.

4.2 Akquisitionsmanagement: Wie gewinnt ein Krankenhaus die Aufmerksamkeit der niedergelassenen Ärzte und beeinflusst die Einweisungsentscheidung?

Die *Akquisition* stellt die erste Phase des Einweiserbeziehungsmanagements dar. Bei der Akquisition von neuen Zuweisern gilt grundsätzlich die bekannte Marketing-Regel: Einen Neukunden zu gewinnen, verursacht fünf bis sieben Mal mehr Aufwand als einen bestehenden Kunden nachhaltig zu binden (vgl. Lang 2007, S. 359).

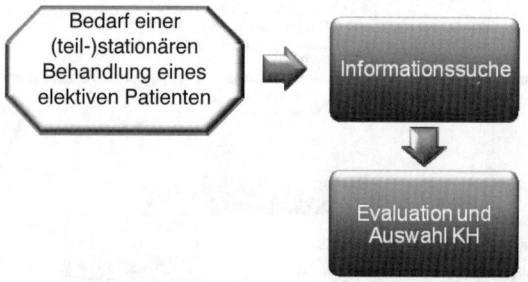

Abb. 4.2: Das Akquisitionsmanagement

„Wir fokussieren uns auf die Einweiser, die sporadisch Patienten schicken, und pflegen diejenigen, die schon viel einweisen. Die Niedergelassenen, die noch gar nicht einweisen, zu akquirieren, ist am aufwendigsten."
(Krankenhausvertreter im Interview)

Es ist also deutlich einfacher, die Einweiserrate eines Stammeinweisers zu erhöhen als einen Nicht-Einweiser zu gewinnen. Sofern der Nicht-Einweiser seine Praxis nicht neu gegründet hat, pflegt er bereits Beziehungen zu anderen Krankenhäusern, die schwierig zu unterbrechen sind. „*Um einen Nicht-Einweiser zu gewinnen, muss man das Vertrauensverhältnis aufbrechen, das der Einweiser mit einem anderen Krankenhaus hat. Das ist langwierig und schwierig und nicht durch Einzelmaßnahmen möglich*" (Experte im Interview).

In welchen Fällen orientiert sich ein Niedergelassener neu? Oder anders formuliert: Wann ist ein Nicht-Einweiser überhaupt empfänglich für die Ansprache eines Krankenhauses?

Eine Neuorientierung kommt grundsätzlich bei Unzufriedenheit eines Zuweisers mit dem Krankenhaus, in das er aktuell Patienten einweist, in Frage. Wie in Kapitel 3.7 beschrieben, vergleicht der niedergelassene Arzt die Erfahrungen, die er bei der Zusammenarbeit mit der Klinik und der Inanspruchnahme klinischer Leistungen macht, mit seinen subjektiven Erwartungen, die seinen individuellen Maßstab darstellen. Liegt die Ist-Leistung unter der Soll-Größe, führt dies zu Unzufriedenheit und kann unter anderem in Abwanderung resultieren (vgl. Homburg et al. 2000, S. 84). Empirisch wurde das Einstellen der Zusammenarbeit durch die Niedergelassenen insbesondere bei einem negativen Patientenfeedback, Problemen mit dem Ansprechpartner in der Klinik und schlechter/langsamer Übermittlung von patientenbezogenen Informationen festgestellt (vgl. Thill 1999, S. 6, bzw. Kapitel 3.7).

> „Das [d. h. Akquisitionsmaßnahmen eines Krankenhauses, Anm. d. Verfasserin] interessiert mich eigentlich nur, wenn ich mit dem Krankenhaus, in das ich momentan einweise, unzufrieden bin. Dann höre ich mich bei Kollegen nach besonderen Leistungen von anderen Häusern um. Es läuft alles über Mund-zu-Mund-Propaganda."
> *(niedergelassener Arzt im Interview)*

Ein weiterer Grund, sich nach einem „neuen" Krankenhaus umzuschauen, ist eine neue bzw. seltene Diagnose, denn die Niedergelassenen durchlaufen die Schritte *Informationssuche* sowie *Bewertung und Auswahl der Klinik* im Einweiserprozess dann intensiv, wenn ihr Erfahrungsschatz bei der Indikation gering ist. Dies gilt insbesondere auch bei schweren Krankheitsbildern (vgl. Kapitel 3.1), wie knapp drei Viertel der 24 befragten niedergelassenen Ärzte in Interviews bestätigen (vgl. Drissner 2010, S. 74 f.). In diesen Fällen ziehen die Niedergelassenen verschiedene Informationsquellen hinzu und bewerten die zur Auswahl stehenden Häuser vor ihrer Einweisungsentscheidung. Falls das Haus, in das sie standardmäßig einweisen, z. B. keine ausreichende fachliche Kompetenz bezüglich des relevanten Krankheitsbildes besitzt oder sie den entsprechenden Arzt, der die Krankheit behandeln würde, nicht kennen, ist dies Grund genug, ein anderes Krankenhaus in Betracht zu ziehen. *„In diesem Fall informiere ich mich, welches Krankenhaus dieses Feld abdeckt bzw. auf diese Diagnose spezialisiert ist"* (niedergelassener Arzt im Interview).

Ein weiterer Anlass für einen Wechsel des Krankenhauses liegt in einer Personalfluktuation begründet, z. B. der Einstellung eines neuen Chefarztes. In diesem Fall ist es besonders wichtig, an den Beziehungen zu den Niedergelassenen zu arbeiten, da einerseits Einweiser abwandern, weil sie noch kein Vertrauen zu dem Arzt haben, andererseits auch neue Niedergelassene dazu kommen. *„Im Falle von Neuerungen und Personaländerungen gibt es Ausschläge in den Einweiserzahlen, denn manche Zuweiser brechen weg, weil sie dem Neuen nicht vertrauen, aber andere kommen neu hinzu, um den neuen Arzt zu probieren"* (Experte im Interview). *„Ich weise in die Abteilung ein, zu der ich* *einen guten Draht habe; das ändert sich je nach Chefarzt"* (niedergelassener Arzt im Interview). Das gleiche kann bei strukturellen Veränderungen zutreffen, wie z. B. bei einer Änderung der Trägerschaft. *„Politik des Krankenhauses' interessiert mich nur an zweiter Stelle. Aber bei nicht nachvollziehbaren strukturellen Veränderungen, die negative Konsequenzen für das Umfeld haben, werde ich auch mal böse, protestiere und weise keine Patienten ein – natürlich vorausgesetzt ich habe eine gute Alternative"* (niedergelassener Arzt im Interview).

Weiterhin ergeben sich Akquisitionsmöglichkeiten für ein Krankenhaus bei der Neu-Gründung oder Übernahme einer Praxis durch einen neuen Niedergelassenen sowie bei der Wiedereröffnung nach einer längeren Unterbrechung.

Wenn der Niedergelassene keinen Grund hat, von sich aus die Einrichtung zu wechseln oder ein Haus „auszuprobieren", ist die Akquisition von neuen Zuweisern eine sehr langwierige Angelegenheit, da die bestehenden Beziehungen des Arztes zu anderen Häusern aufgelöst werden müssen und sein Vertrauen gewonnen werden muss. Aus diesem Grund ist die Zuweiserakquisition in vielen Krankenhäusern noch kein strategisches Ziel. Was aber mindestens Aufgabe eines jeden Krankenhauses sein sollte, ist die regelmäßige Analyse der Gründe der Nicht-Einweisung. Dazu müssen die Nicht-Einweiser in geeigneter Art und Weise angesprochen werden. Welche Medien sich dazu eignen, ist Gegenstand der nächsten Kapitel.

> „Nicht-Einweiser zu akquirieren, wird sehr vergessen. Das ist Brachland – aber hier besteht noch großes Potenzial, denn eine Analyse, warum Ärzte nicht einweisen, wird kaum gemacht."
> *(Experte im Interview)*
>
> „Wir akquirieren nicht aktiv. Bei spezifischen Fragestellungen gehen wir auf Nicht-Einweiser zu oder wir versuchen anhand der Einweiserbefragung (‚Warum weisen Sie nicht ein?') zu lernen und zu verbessern."
> *(Krankenhausvertreter im Interview)*

4.2.1 Unpersönliche/Mediale Kommunikation: Welche Massenmedien eignen sich für die Ansprache von niedergelassenen Ärzten?

Um zu verstehen, wie Krankenhäuser neue Zuweiser erreichen können, wurden 24 niedergelassene Ärzte in Interviews befragt, welche Angebote sie von Häusern nutzen, in die sie *nicht* einweisen (vgl. Drissner 2010, S. 93). 58 % der befragten Ärzte nehmen an Fortbildungen dieser Einrichtungen teil (Abb. 4.3). Die Fortbildungen werden in Kapitel 4.2.2 als Maßnahme der persönlichen Kommunikation vertieft. Knapp 40 % der Befragten nutzen als Informationsquellen Broschüren und 13 % Websites von Häusern, in die sie aktuell keine Patienten einweisen. Darüber hinaus werden Vorträge und Informationsveranstaltungen wahrgenommen (vgl. Kapitel 4.2.2).

Die Ergebnisse zeigen, dass prinzipiell die Möglichkeit besteht, niedergelassene Ärzte, die noch nicht in das eigene Krankenhaus einweisen, mit medialer

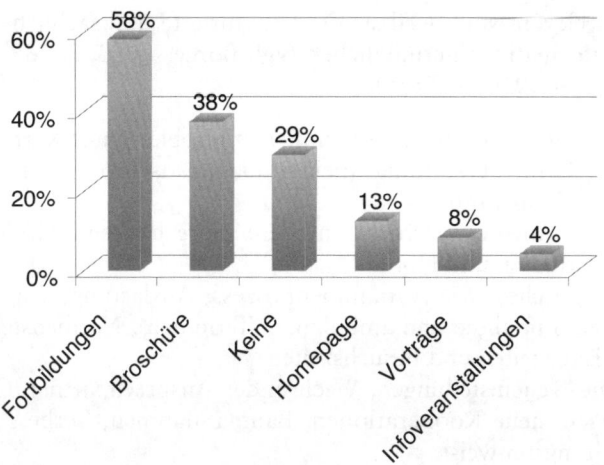

Abb. 4.3: „Welche Angebote von Krankenhäusern, in die Sie nicht einweisen, nehmen Sie aktuell in Anspruch?" (n = 24 niedergelassene Ärzte, Region 10 in Bayern, im Interview, Mehrfachnennungen)

Kommunikation zu erreichen. Eines ist jedoch sicher: Die Kommunikation über Massenmedien verfolgt (nur) das Ziel *Awareness/Attention* für das Krankenhaus und seine Leistungen zu schaffen und Informationsdefizite des niedergelassenen Arztes zu verringern. Ein sinnvoller Einsatz ist dann gegeben, wenn ein Haus für eine Einweisung nicht in Frage kommt, weil der Arzt dessen Angebot nicht kennt. Zudem sollen unpersönliche Kommunikationsmedien den Arzt bei der Beratung seines Patienten und bei der Einweisung (z. B. hinsichtlich Aufnahmemodalitäten oder Ansprechpartner) unterstützen. Diese Mittel sind jedoch kaum dazu geeignet, den Niedergelassenen in seiner Einweisungsentscheidung zu beeinflussen. Wie von *Gombeski et al., Bowers et al., Dobbelstein* und in eigenen Interviews festgestellt wurde, nutzen die Ärzte Materialien wie Broschüren oder Internetseiten, die direkt vom Krankenhaus bereitgestellt werden, als Informationsquelle am wenigsten und bevorzugen Berichte von Patienten und Kollegen (vgl. Kapitel 3.2 bzw. Gombeski et al. 1990, S. 58; Bowers et al. 1994, S. 48; Dobbelstein 2008, S. 212; Drissner 2010, S. 78 f.). Dieser Sachverhalt wird eindeutig durch die relevanten Kriterien, welche die Ärzte bei ihrer Einweisungsentscheidung berücksichtigen, bestätigt (vgl. Kapitel 3.3). Der niedergelassene Arzt kann schlussendlich von Leistungsmerkmalen wie gelebter *fachlicher Kompetenz, guter Zusammenarbeit* und *schneller Terminvergabe* nicht durch Massenmedien überzeugt werden.

Es soll an dieser Stelle nochmals betont werden, dass diese Instrumen-

> „Weniger Hochglanzprospekte, aber mehr pflegerische Leistung für Patienten wäre notwendig. Kleinere Häuser machen viel weniger ‚tam tam' und haben eine bessere Versorgung."
> *(niedergelassener Arzt im Interview)*

> „Nicht so sehr auf Werbung konzentrieren, sondern mehr auf die Patienten."
> *(niedergelassener Arzt im Interview)*

121

te dennoch relevant sind, weil sie die strukturierte und sachliche Darstellung folgender Informationen ermöglichen (vgl. Borges 2003, S. 269; Riegl 2000, S. 381; Drissner 2010, S. 79 ff.):

- Informationen zu Leistungsspektrum, Spezialgebieten und Kernkompetenzen der Ärzte, Geräteausstattung, (neuen) diagnostischen und therapeutischen Verfahren, Kooperationen
- Hinweise zu Ansprechpartnern und deren Sprechzeiten bzw. Erreichbarkeiten, Kontaktdaten und Hotline
- Organisatorisches, wie Aufnahmenprozess, Auslastung, Wartezeiten (vor stationärer Aufnahme und ambulanten Terminen), Notdienste, Ambulanzzeiten, Visitenzeiten und Besuchszeiten
- News, wie Neueinstellungen, Wechsel der Ansprechpartner, Geräteneuanschaffungen, neue Kooperationen, Baumaßnahmen, Verbesserungen und Veranstaltungshinweise
- Informationen zu ärztlicher Reputation, z. B. wissenschaftliche Studien, Fallzahlen, Fortbildungen und Referenzen
- Informationen über die Betreuung von Patienten, wie spezifische Dienstleistungen für Patienten und Angehörige/Besucher

Zur Übermittlung dieser Informationen an alle niedergelassenen Ärzte im relevanten geografischen Markt (vgl. Kapitel 2.2) bieten sich vielfache Möglichkeiten. Die Voraussetzung ist ein gepflegter Adressverteiler.

Im Folgenden werden die wichtigsten unpersönlichen Kommunikationsmedien aufgeführt und erläutert:

- Printmedien
  - *Einweiser-Broschüre*: Es handelt sich um ein kleines Faltblatt oder eine dünne Broschüre, die kurz und übersichtlich die grundlegenden Informationen, wie z. B. das Leistungsspektrum oder Aufnahmemodalitäten darstellt.
    „Die Broschüre ist eine Basismaßnahme – aber sie sollte nicht nur die Informationen über das Leistungsspektrum, sondern auch über den Aufnahmeprozess enthalten" (Experte im Interview).
  - *Patienten-Broschüre*: Die Patienten-Broschüre enthält die für Patienten wichtigsten Informationen, wie z. B. Anfahrtswege und Besuchszeiten. Sie wird auch dem Einweiser als Information für seine Patienten und deren Angehörige zur Verfügung gestellt. Patienten-Informationen können in Form von Informationsbroschüren, -büchern (z. B. Patientenhandbuch) oder -filmen (z. B. Operationsfilm) zu spezifischen Krankheitsbildern/Operationstechniken über den Arzt an den Patienten weitergegeben werden.
  - *Gedruckte Newsletter*: Newsletter enthalten für die Einweiser relevante Neuigkeiten und werden den Niedergelassenen mehrmals im Jahr zugeschickt[1] (siehe Abb. 4.4).

---

1 Beispiel eines gedruckten Newsletters: „Zak professional" (Klinikum St. Marien Amberg); Dabei handelt es sich um einen Newsletter, der an ca. 1.000 Niedergelassene der Region gesendet wird.

- *Klinik-Zeitung/Einweisermagazin*: Beim Einweisermagazin handelt es sich um ein Printmedium, welches mehrmals im Jahr erscheint und relevante neue Inhalte aus dem Haus enthält. Dabei ist es jedoch umfangreicher als ein Newsletter und beinhaltet beispielsweise auch Fachinformationen und wissenschaftliche Studien[2].
- Elektronische Medien
  - *Elektronische Newsletter*: Elektronische Newsletter informieren wie gedruckte Newsletter regelmäßig über Neuerungen, jedoch auf dem elektronischen Weg, z. B. über E-Mail[3].
  - *Homepage*: Die Homepage ermöglicht nicht nur die Vorstellung von grundlegenden Informationen über das Krankenhaus, sondern auch die Veröffentlichung von News und Pressemeldungen und die Ankündigung von aktuellen Veranstaltungen. Es existiert zudem die Möglichkeit, den unter-

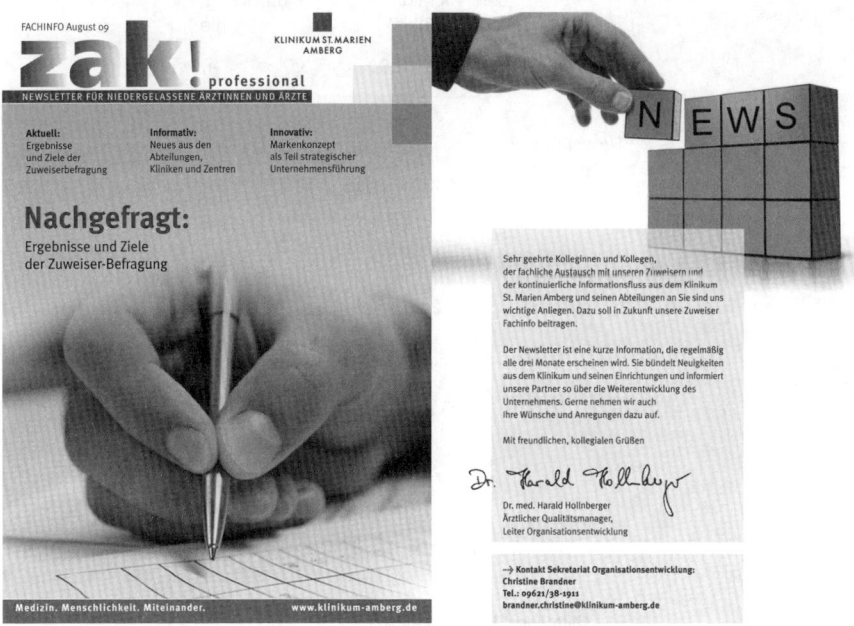

Abb. 4.4: Beispiel Newsletter Klinikum St. Marien Amberg (Klinikum St. Marien Amberg 2010, S. 1 f.)

---

2 Beispiel eines Einweisermagazins: „medtropole" (Asklepios Kliniken); Dabei handelt es sich um eine Fachzeitschrift für den Dialog zwischen den Asklepios Kliniken und den niedergelassenen Ärzten, die viermal jährlich mit einem Umfang von 32 Seiten erscheint (vgl. Eligehausen 2010, S. 527; Asklepios Kliniken).

3 Beispiel eines elektronischen Newsletters: „Literatur des Monats" (Martini-Klinik Hamburg, Literatur des Monats); Ärzte der Martini-Klinik fassen internationale Studien über das Prostatakarzinom für niedergelassene Urologen zusammen und kommentieren diese.

schiedlichen Einweisersegmenten differenzierte Informationen anzubieten. Neben einer ansprechenden Visualisierung, z. B. mithilfe von Filmen, kann die Website der Klinik weit über eine reine Informationsmöglichkeit hinaus fungieren und in Form einer Service-Plattform die Ärzte (und auch Patienten) unterstützen[4].

Von den unpersönlichen Kommunikationsmitteln werden Broschüren von den befragten Ärzten in den Interviews als wichtiger beurteilt und häufiger genutzt als Newsletter, Homepage und Klinikzeitschriften (Abb. 4.5). Dies bestätigen auch *Meier und Patt* in ihrer Befragung von 46 zuweisenden Ärzten. Knapp 60 % bevorzugen Broschüren, mit großem Abstand folgen Mailings (15 %) und Hauszeitschriften (13 %) (vgl. Meier und Patt 1998, S. 85).

Im Gegensatz zu den niedergelassenen Ärzten bewerten die interviewten Krankenhausvertreter diese Kommunikationsmedien als wichtiger (Abb. 4.5).

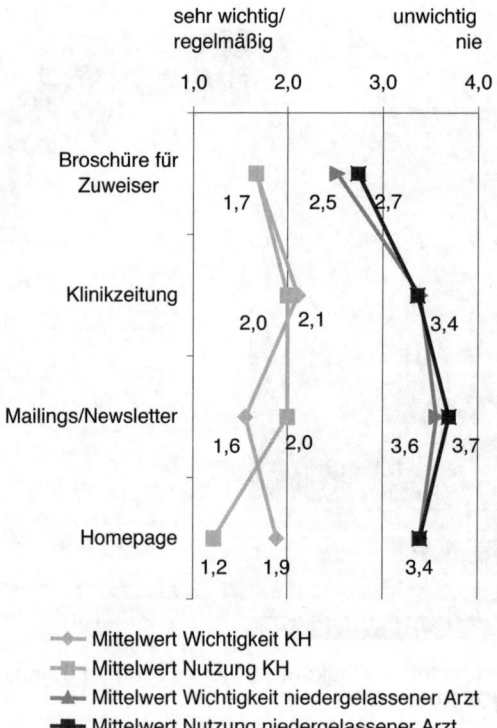

Abb. 4.5: Beurteilung unpersönlicher Kommunikationsmittel aus Sicht der Krankenhäuser und Einweiser (n = 9 Krankenhausvertreter, deutschlandweit; n = 24 niedergelassene Ärzte, Region 10 in Bayern, im Interview)

---

4 Beispiel „Martini-Nomogramme" (Martini-Klinik Hamburg, Martini-Nomogramme); Es handelt sich um ein Instrument auf der Homepage der Klinik, das Ärzten und Patienten bei der Entscheidungsfindung helfen soll, welche Behandlungsstrategie im entsprechenden Fall den größten Nutzen verspricht.

Dies deutet auf eine unterschiedliche Wahrnehmung beider Gruppen hin. Aus diesem Grund muss an dieser Stelle betont werden, dass *Krankenhausmarketing* auf keinen Fall mit *Werbung* gleichgesetzt werden kann und dass sich unpersönliche Kommunikation kaum in höheren Einweiserzahlen bemerkbar macht. Professionell gestaltete Broschüren oder Newsletter sind geeignet, Aufmerksamkeit zu wecken. Sie sind hilfreich, um den Niedergelassenen über die Angebote und Leistungen des Hauses zu informieren, ihn am Krankenhausgeschehen teilhaben zu lassen und ihm Veränderungen mitzuteilen. Zur Beeinflussung oder Bindung des Einweisers sind mediale Kommunikationsmittel hingegen nicht geeignet – zu diesem Zweck müssen andere Wege beschritten werden.

4.2.2 Persönliche Kommunikation: Warum ist die persönliche Kommunikation das A und O?

Das wirkungsvollste Instrument des Einweiserbeziehungsmanagements ist die persönliche Kommunikation. Dies gilt sowohl für die Kontaktaufnahme mit neuen Zuweisern als auch für die Pflege und Intensivierung bestehender Beziehungen.

Der Ausgangspunkt der Zuweiserakquisition ist die Analyse der Zuweiserstrukturen, denn damit können Nicht-Einweiser und ihr Potenzial analysiert werden. Im Rahmen der Segmentierung und Zielgruppenauswahl werden diejenigen niedergelassenen Ärzte ausgewählt, die gezielt angesprochen werden sollen.

> „Unser Analysetool unterstützt uns bei der Akquisition. Damit können wir vergleichen, wer wie viele Patienten mit welchen Diagnosen schickt, und sehen, ob z. B. ein Arzt nur bestimmte Diagnosen einweist und andere gar nicht, obwohl er diese Fälle erwartungsgemäß auch haben sollte. Daraufhin folgt dann die persönliche Ansprache durch den Chefarzt."
> *(Krankenhausvertreter im Interview)*

Zur Ansprache eignet sich zum einen der persönliche Besuch des Chefarztes oder eines anderen leitenden Arztes, zum anderen können Außendienstmitarbeiter eingestellt bzw. für regelmäßige Einsätze gebucht werden. Letztere werden als Key Account- oder Schlüsselkundenmanager bezeichnet. Sie sollen die niedergelassenen Ärzte mit Informationen versorgen bzw. regelmäßig mit ihnen kommunizieren. Ein Key Account Manager sollte über ein wirtschaftswissenschaftliches Studium (oder alternativ über ein medizinisches Studium mit betriebswirtschaftlichem Aufbaustudium) verfügen und Kenntnisse im Krankenhausmarketing besitzen (Braun 1997, S. 6 f.).

Persönliche Besuche sind nicht nur sinnvoll, um bereits etablierte niedergelassene Ärzte als Einweiser zu akquirieren, sondern auch, um Neu-Niedergelassene anzusprechen. Diese

> „Zur Akquisition empfiehlt sich ein Außendienstmitarbeiter, der von sich aus den Kontakt aufnimmt und regelmäßig im Gespräch mit den Zuweisern ist."
> *(Experte im Interview)*
>
> „Key Account Manager sind auch für Nicht-Einweiser einzusetzen. Diese müssen versuchen, persönliche Beziehungen aufzubauen."
> *(Experte im Interview)*

befinden sich in einer Phase mit erhöhtem Informationsbedarf, da sie in der Regel noch keine etablierten Beziehungen zu Krankenhäusern aufgebaut haben, und müssen aufgrund der fehlenden eigenen Erfahrung den Häusern einen „Vertrauensbonus" gewähren. In dieser Phase sind sie besonders stark auf Informationsquellen von außen angewiesen. Wie unter anderem von *Bowers et al.* festgestellt, wird zwar der *Representative,* also der Krankenhausvertreter, von niedergelassenen Ärzten weniger als Informationsquelle genutzt als andere persönliche Quellen wie Kollegen oder Patienten (vgl. Bowers et al. 1994, S. 48, bzw. Kapitel 3.2). Ein Chefarztbesuch eröffnet dennoch die große Chance, den Niedergelassenen im Rahmen des Gespräches kennen zu lernen, von der eigenen Fachkompetenz zu überzeugen oder persönlich zu einer (Fortbildungs-)Veranstaltung einzuladen. Weiterhin bietet dieser Besuch auch Gelegenheit, den Arzt mit einem *Willkommenspaket* insgesamt über das Krankenhaus und seine Angebote zu informieren und im Anschluss zukünftige Kooperationsmöglichkeiten abzuwägen.

Grundsätzlich gilt: Zur Akquisition von Zuweisern muss das Krankenhaus in diesen Gesprächen verständlich machen, wie die Niedergelassenen von der Zusammenarbeit profitieren: „*Wie kann ich als Klinik den potenziellen Zuweisern zum Wachsen verhelfen? Die [Krankenhausvertreter, Ergänzung der Verfasserin] stellen allzu oft Forderungen an die Einweiser – sie denken, die Einweiser müssen etwas für sie tun, dabei ist es umgekehrt, sie müssen den Einweisern etwas anbieten*" (Experte im Interview).

Die persönlichen Besuche sind auch bei bereits zuweisenden Ärzten geeignet, um die Beziehungen zu festigen. In den Gesprächen mit Zuweisern können aktuelle Fälle, Stärken der Klinik, Verbesserungswünsche, die wirtschaftliche Lage der Praxis und die Zukunft der Zusammenarbeit (z. B. Kooperationsmöglichkeiten) besprochen werden.

> „Zur Beziehungspflege eignen sich Besuche und intensiver Telefonkontakt mit Gesprächen über aktuelle Fälle."
> *(Experte im Interview)*

Aktuell wird die persönliche Kommunikation von den Kliniken noch zu selten eingesetzt (siehe Abb. 4.6 und Abb. 4.7). Die 104 von der *contec – Gesellschaft für Organisationsentwicklung mbH* befragten Häuser bewerten persönliche Besuche als wichtig (Prioritätsindex 78), setzen diese jedoch nicht häufig ein (Utilisationsindex 43) (vgl. Schmidt et al. 2008, S. 27, S. 36 f.). Auch in eigenen Interviews mit Krankenhäusern ist ein deutlicher Unterschied in der Bewertung der Wichtigkeit des Einsatzes von Key Account Managern und persönlichen Besuchen und deren Nutzung erkennbar (Abb. 4.7) (vgl. Drissner 2010, S. 58 f.). Bei Gesprächen mit den Niedergelassenen selbst zeigt sich ein ähnliches Bild. Knapp 44 % der interviewten niedergelassenen Ärzte beurteilen die persönlichen Besuche als sehr wichtig oder wichtig,

> „Persönliche Besuche macht der Chefarzt nicht, wenn überhaupt, dann zitiert er zum Termin."
> *(Krankenhausvertreter im Interview)*
>
> „Persönlicher Kontakt über Besuche ist mir sehr wichtig, aber mich besucht aktuell keiner, ich muss da selbst zu Kreuze kriechen."
> *(niedergelassener Arzt im Interview)*

jedoch geben 83 % an, dass sie selten oder nie von den Chefärzten besucht werden (vgl. Drissner 2010, S. 88). Ein Key Account Manager wird aktuell von keiner Klinik der Region 10 eingesetzt, in der die Interviews mit den niedergelassenen Ärzten durchgeführt wurden (vgl. Drissner 2010, S. 88). Offensichtlich wird diese Möglichkeit unter anderem als eher unwichtig (arithmetisches Mittel 3,23) bewertet, weil die Ärzte aus diesem Grund weniger gut beurteilen können, inwiefern dadurch die Zusammenarbeit mit einem Krankenhaus erleichtert werden kann.

Häufig wird das Instrument der persönlichen Besuche nur bei spezifischen Problemen wie rückläufige Einweisungen oder bei Personaländerungen eingesetzt. Wenn überhaupt werden die Niedergelassenen oftmals nur dann besucht, wenn ein neuer Chefarzt eingestellt wird.

Wichtig ist jedoch ein regelmäßiger und systematischer Einsatz der non-medialen Kommunikation. Schließlich hat die persönliche Bekanntschaft im Normalfall einen positiven Einfluss auf die Zusammenarbeit. Außerdem ist die Person bzw. Persönlichkeit des Chefarztes in der Krankenhausauswahl ein Kriterium, das die niedergelassenen Ärzte als wichtig bewerten (arithmetisches Mittel 2,03) (vgl. Dobbelstein 2008, S. 213)[5]. Um die gegebenen Ressourcen sinnvoll zu nutzen, wird aufbauend auf der Segmentierung und anschließenden Zielgruppenpriorisierung festgelegt, welche Einweiser vom Key Account Manager, Chefarzt oder von anderen leitenden Ärzten besucht werden (vgl. dazu Fallbeispiel Albertinen und Kapitel 2.7.3).

> „Nur wenn ein Chefarzt neu kommt, stellt er sich den Ärzten vor. Sobald er etabliert ist, kommt er nicht mehr."
> *(Krankenhausvertreter im Interview)*
>
> „Wenn der Arzt neu in eine Klinik kommt, besucht er uns Einweiser einmal, im späteren Alltag nicht mehr."
> *(niedergelassener Arzt im Interview)*

> „Anhand einer ABC-Analyse entscheiden wir, welcher Niedergelassene von dem Chefarzt, von einem leitenden Arzt, von einem kaufmännischen Angestellten, von den Mitarbeitern im Marketing oder von einem externen Vertriebsmitarbeiter besucht wird."
> *(Krankenhausvertreter im Interview)*

Zusammenfassend wird mit dem Einsatz von persönlichen Besuchen der niedergelassenen Ärzte, z. B. durch einen Key Account Manager oder verantwortlichen Klinik-Arzt, nicht nur die Akquise von neuen Einweisern, sondern insbesondere auch die Erhaltung und Erweiterung des Stammeinweiserkreises beabsichtigt (Braun 1997, S. 7). Ein weiteres Ziel ist die Optimierung der Auslastung der Klinik und der Praxis mit fachlich und ökonomisch interessanten Behandlungsfällen. Durch den abgesprochenen Verzicht bei einzelnen (ambulanten) Behandlungsfällen, die dann den Haupteinweisern zugute kommen, kann im Gegenzug der Zustrom von besonders attraktiven Fällen erzielt werden.

---

5   n = 111 niedergelassene Ärzte, arithmetische Mittelwerte, Skala von 1 (= sehr wichtig) bis 5 (= völlig unwichtig).

Darüber hinaus ist es möglich, durch gemeinsame Effizienzsteigerungen Ressourcen der Klinik und Praxis zu schonen und Rationalisierungspotenziale zu nutzen (vgl. Riegl 2000, S. 144). Weiterhin bietet ein Einweiserbesuch die Möglichkeit, Informationen über den Niedergelassenen zu gewinnen, z. B. über seine wirtschaftlichen und fachlichen Interessen.

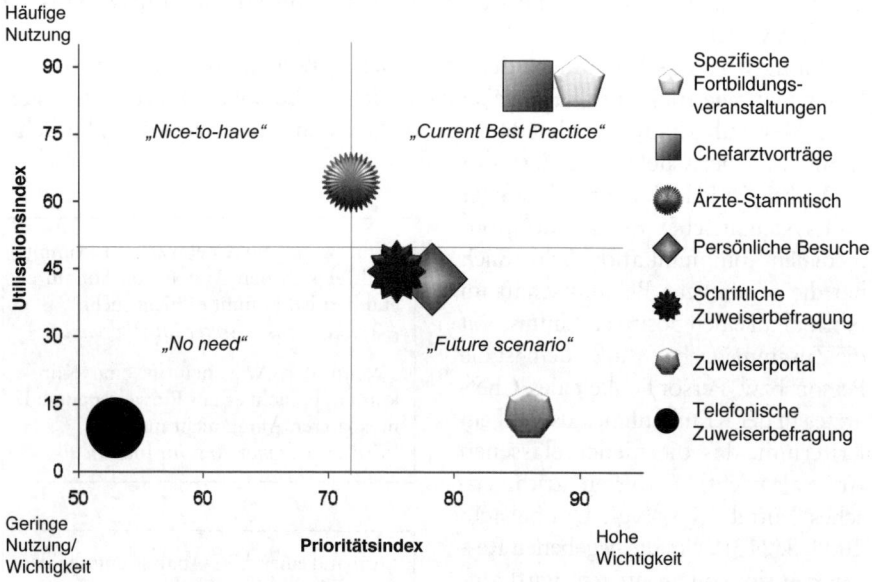

Abb. 4.6: Portfolioanalyse von Zuweiserbindungsinstrumenten (vgl. Schmidt et al. 2008, S. 27, S. 36 f.)[6]

Neben den persönlichen Besuchen kann im Rahmen von Veranstaltungen mit den niedergelassenen Ärzten persönlich kommuniziert werden. Diese eignen sich zur Akquise sowie zur Bindung von Niedergelassenen. Zu den klassischen und bei Krankenhäusern und Niedergelassenen immer noch beliebten Maßnahmen zählen die Fortbildungsveranstaltungen und Chefarztvorträge (Abb. 4.6 und Abb. 4.7). Die interviewten Krankenhäuser sehen diese Instrumente als sehr wichtig an und nutzen sie regelmäßig (vgl. Drissner 2010, S. 60). Zum gleichen Ergebnis gelangt auch die *contec – Gesellschaft für Organisationsentwicklung mbH* in ihrer Studie. Fortbildungen und Vorträge wer-

> „Fortbildungen und Vorträge sind sehr wichtig, weil man sich persönlich kennen lernt und ein sehr intimer Kontakt herrscht."
> *(niedergelassener Arzt im Interview)*

---

6   n = 104 Krankenhäuser in Deutschland. Prioritätsindex ermittelt anhand der Frage „Wie wichtig sind Ihnen die folgenden Instrumente zum Austausch mit den Niedergelassenen?" Utilisationsindex, ermittelt auf Basis der Frage: „Wie oft werden diese Zuweiserbindungsinstrumente von Ihnen momentan verwendet?"

den von den Häusern häufig genutzt und als sehr wichtig beurteilt (vgl. Schmidt et al. 2008, S. 27, 36 f). Auch die befragten Niedergelassenen schätzen diese Instrumente, wobei Fortbildungen noch besser bewertet werden als Vorträge. 52 % der Befragten beurteilen diese als sehr wichtig und weitere 43 % als eher wichtig. Zwei Drittel der Befragten nehmen regelmäßig oder häufig daran teil (vgl. Drissner 2010, S. 89).

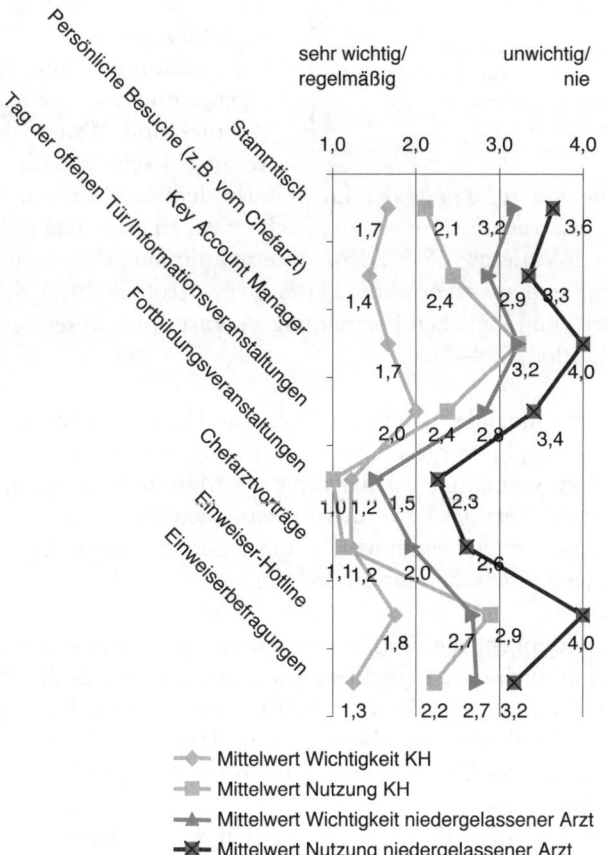

Abb. 4.7: Beurteilung persönlicher Kommunikationsmittel aus Sicht der Kranken-häuser und Einweiser (n = 9 Krankenhausvertreter, deutschlandweit; n = 24 niedergelassene Ärzte, Region 10 in Bayern, im Interview)

Wichtig zu verstehen ist folgender Sachverhalt: Fortbildungsveranstaltungen sind nicht nur zur Intensivierung bereits bestehender Bindungen geeignet, son-dern auch zum Aufbau neuer Beziehungen. Fort- und Weiterbildungsangebote nutzen die befragten Ärzte von den Krankenhäusern, in die sie *nicht* einweisen, am häufigsten (vgl. Drissner 2010, S. 93 f.). Knapp 60 % der Befragten gehen zu Fortbildungen von anderen Kliniken (vgl. Abb. 4.3). Darüber hinaus ist die

> „Ein Krankenhauswechsel geht nur über die Fach- und Pflegekompetenz. Das ist das einzige, was mein Einweisungsverhalten verändern würde, wenn ich einmal ein neues Krankenhaus suchen muss. Mit Werbung kommen wir nicht viel weiter. Die eigene Kompetenz muss über Fortbildungen etc. dargestellt werden."
> *(niedergelassener Arzt im Interview)*
>
> „Krankenhäuser müssen von der eigenen Kompetenz mithilfe von Fortbildungen und Vorträgen überzeugen."
> *(Experte im Interview)*

fachliche Kompetenz wie bereits beschrieben die Voraussetzung, dass das Haus für die Einweisung von Patienten vom Arzt in Betracht gezogen wird (Kapitel 3.3). Hat der Niedergelassene bisher keine Patienten in die Klinik eingewiesen, kann er sich entweder auf die Meinung von Kollegen verlassen oder sich auf Fortbildungsveranstaltungen und Vorträgen ein eigenes Bild über die Klinik machen.

Fort- und Weiterbildungen sind somit ein sehr wichtiges Instrument zum *Aufbau und* zur *Pflege* der Einweiserbeziehung. Mit dem Besuch einer Fortbildung beabsichtigen die Ärzte, Fachwissen zu erwerben (83 %), schwierige Fälle zu diskutieren (48 %), Kontakte zu knüpfen (45 %) und Neuigkeiten aus dem Krankenhaus zu erfahren (41 %) (vgl. Strotbek 2004, S. 205)[7]. Dabei ist die Palette von möglichen Fortbildungsveranstaltungen sehr groß (vgl. Hermanns et al. 2003, S. 447):

* Jährlich stattfindende Kongresse zu einem Thema, auf denen der aktuelle Stand der Disziplin vorgestellt wird (z. B. non-invasive Chirurgie)
* Regelmäßige Seminare (z. B. Therapie des Mammakarzinoms)
* Einladung der Vertragsärzte zur wöchentlichen Visite
* Regelmäßige Treffen bestimmter Gruppen zur Besprechung einzelner Befunde z. B. gynäkologische Tumorkonferenz

Neben Fortbildungen, die vollständig von einem Krankenhaus durchgeführt werden, gibt es auch die Möglichkeit, diese gemeinsam mit den Einweisern zu organisieren. Zusätzlich ist denkbar, Fortbildungen für das Praxispersonal (insbesondere für Arzthelfer) anzubieten, denn dieses *„wird seltener fortgebildet und der Einweiser als Unternehmer ist interessiert an qualifiziertem Personal"* (Experte im Interview).

In den befragten Krankenhäusern werden die Niedergelassenen außer zu Fortbildungsveranstaltungen zu besonderen Anlässen eingeladen, wie beispielsweise einer Einweihung nach abgeschlossenen Baumaßnahmen, die dann in entsprechendem Rahmen, z. B. *„mit Vier-Gänge-Menü und Lounge-Musik"* (Krankenhausvertreter im Interview), stattfindet (vgl. Drissner 2010, S. 60).

Darüber hinaus sind Stammtische, die entweder von den Fachabteilungen oder von den Niedergelassenen selbst organisiert werden, ein häufig eingesetztes Instrument (vgl. Abb. 4.6). Dort können medizinische Themen sowie praxis-

---

7   n = 29 niedergelassene Ärzte, die in ein Kreiskrankenhaus der Grund- und Regelversorgung einweisen, Mehrfachnennungen möglich.

und klinikrelevante Fragen diskutiert, gemeinsame Projekte geplant und die zwischenmenschlichen Beziehungen gepflegt werden (vgl. Hermanns et al. 2003, S. 451). Stammtische wurden von 30 % der befragten niedergelassenen Ärzte als sehr wichtig oder wichtig beurteilt (vgl. Drissner 2010, S. 89). Außerdem bieten auch die von einer Klinik genannten „Lunchseminare" zu einem wechselnden medizinischen Thema die Möglichkeit, sich zwanglos auszutauschen und die Beziehungen zu stärken (vgl. Drissner 2010, S. 60).

Darüber hinaus werden in einem interviewten Krankenhaus die Top-Einweiser gebeten, bei Informationsveranstaltungen oder bei einem Tag der offenen Tür zu referieren (vgl.

> „Bei Stammtischen (z. B. Ärztestammtische der Region) sollen nicht nur Chefärzte, sondern auch Oberärzte und Assistenzärzte dabei sein."
> *(Experte im Interview)*

> „Zur Kommunikation mit Nicht-Einweisern (bzw. zu deren Akquisition) sind schriftliche Befragungen völlig ungeeignet. Geeignet sind nur Befragungen im Interviewverfahren, d. h. entweder durch persönlichen Besuch des Arztes oder KAM oder durch den Besuch bei einem Ärztestammtisch der Region."
> *(Experte im Interview)*

> „Das Einzugsgebiet kann man nur ausweiten, wenn man vor Ort in den ‚weißen Flecken' beispielsweise zu Stammtischen geht, Einweiserbesuche macht oder Vorträge hält."
> *(Experte im Interview)*

Drissner 2010, S. 60). Die Informationsveranstaltungen für Einweiser werden von 35 % der befragten Niedergelassenen als eher wichtig beurteilt. Für die Mehrheit der Befragten ist ein Tag der offenen Tür jedoch *für die Patienten* wichtiger als für die Einweiser selbst und aus diesem Grund nehmen sie daran auch selten oder nie teil (vgl. Drissner 2010, S. 89). Aktuell sind diese Veranstaltungen meistens für alle Interessierten, wie z. B. Patienten, Angehörige oder niedergelassene Ärzte, geöffnet. Da diese Gruppen unterschiedliche Informationsbedürfnisse und Vorkenntnisse besitzen, ist es wichtig, zielgruppenspezifische Informationsveranstaltungen anzubieten.

Grundsätzlich ist bei Veranstaltungen zu bedenken, dass die Zeit der Niedergelassenen sehr begrenzt ist und das Angebot – je nach Region – sehr groß sein kann. Daher ist unbedingt zu beachten, abwechslungsreiche Veranstaltungen anzubieten, die dem niedergelassenen Arzt einen Mehrwert bringen, und eine gute Organisation (z. B. hinsichtlich Ablauf, Termin, Veranstaltungsort, Catering und Referenten) zu gewährleisten.

> „Informationsveranstaltungen sind gut, wenn es etwas Neues gibt, z. B. ein neues Gerät angeschafft wurde."
> *(niedergelassener Arzt im Interview)*

> „Informationsveranstaltungen sind wichtig, aber aktuell sind sie offen für alle und dann wundern sich die Krankenhäuser, warum kein Einweiser kommt. Es gibt nur wenige Informationsveranstaltungen, die speziell an die Einweiser gerichtet sind."
> *(Experte im Interview)*

Wie in Kapitel 3.2 beschrieben berücksichtigt der niedergelassene Arzt in der Phase der Informationssuche neben seinen eigenen Erfahrungen und den Be-

131

> „Innovative Veranstaltungen sind wichtig, z. B. Sportevents wie Fußball, um einfach außerhalb des Krankenhauses zusammenkommen und gemeinsame Erfolge im Sport zu erleben, oder regionale Veranstaltungen (z. B. Oktoberfest, Segelregatta), wo Einweiser, deren Familien, Chefärzte, Oberärzte, Pflegepersonal und Ansprechpartner der Einweiser unabhängig vom konkreten Patientenfall zusammenkommen und persönliche Beziehungen aufbauen."
>
> *(Experte im Interview)*

richten von Patienten insbesondere die Meinung von Kollegen. Außerdem stellten *Beltramini und Sirsi* fest, dass der Faktor *Program Information* also Informationen wie Diagnoseverfahren des Krankenhauses, die der Arzt über die direkte Kommunikation mit seinem Netzwerk aus Kollegen erhält, die Einweisungsentscheidung beeinflussen (vgl. Beltramini und Sirsi 1992, S. 116, bzw. Kapitel 3.3). Es ist also nicht nur wichtig, direkt mit dem potenziellen Einweiser zu kommunizieren, sondern auch mit seinem Netzwerk. Hinterlässt das Haus einen bleibenden Eindruck bei einem niedergelassenen Kollegen, so wird dieser darüber mit anderen Ärzten sprechen. Weiterhin können Nicht-Einweiser über eine enge Zusammenarbeit mit Ärztenetzwerken erreicht werden. Werden beispielsweise gemeinsame Projekte zwischen Klinik und Ärztenetz durchgeführt, lernen auch die Nicht-Einweiser im Netz das Haus besser kennen. Es sollte Zielsetzung jeder Klinik sein, wichtiger Partner des/der regionalen Gesundheitsnetze(s) zu werden. Dazu müssen die Niedergelassenen von den Vorteilen einer Krankenhausbeteiligung überzeugt werden. Formen der Zusammenarbeit können beispielsweise in der Unterstützung des Krankenhauses bei Fragen zur Diagnostik, in einem schnelleren Befundaustausch und in Pilotprojekten zur Behandlung spezieller Krankheitsbilder oder gemeinsamer Qualitätssicherung liegen (vgl. Hermanns et al. 2003, S. 447, und Kapitel 4.3.4).

Zusammenfassend soll nochmals betont werden, dass die persönliche Kommunikation im Rahmen des Einweiserbeziehungsmanagements das wirkungsvollste Instrument ist. Alle vorgestellten Formen, von den persönlichen Besuchen des Chefarztes oder Key Account Managers bis hin zur Netzwerkarbeit, eignen sich zur Akquisition *und* Bindung von niedergelassenen Ärzten. Wichtig ist sicherzustellen, dass die persönliche Kommunikation (z. B. Besuche/Veranstaltungen) regelmäßig stattfindet und auf der Zielgruppenauswahl aufbaut, d. h. die priorisierten Segmente gezielt angesprochen und entsprechend ihren Bedürfnissen Angebote entwickelt werden. Auf diese Weise werden die Ressourcen effizient eingesetzt. Dabei gilt: Für die ausgewählten Zielgruppen sollte mit allen entwickelten Maßnahmen ein Mehrwert geschaffen werden.

Fallbeispiel

Felix Dorn, Leiter Marketing und Vertrieb, Albertinen Gruppe

Wer seine Erlössituation in der Zukunft ausbauen will, muss in erster Linie seine Fallzahlen steigern, d. h. im Push-Effekt neue Zuweiser gewinnen oder bestehende ausbauen. Hierfür ist, wie in jedem guten Geschäft, ein Investment zu tätigen. Im ersten Schritt besteht dieses immer in Kommunikationsmaßnahmen. Der wichtigste Schritt hierbei ist, mit dem Zuweiser in persönlichen Kontakt zu kommen. Nur so kann das Bedürfnisprofil des immer individuellen Zuweisers am ausführlichsten ermittelt werden. Mögliche Abneigungen durch schlechte Erfahrungen können abgebaut und Gemeinsamkeiten identifiziert werden. Nichts ist hierbei so effizient und zielführend wie das persönliche Gespräch. Die Zauberformel heißt also *Informationen über die Zielgruppe*. Der Blick auf die erzielbaren zusätzlichen Case-Mix-Punkte durch nur wenige zusätzliche Fallzahlen rechtfertigt diese relativ hohe Investition.

Wichtig ist in Folge, wer das Gespräch führt.

Grundsatzbetrachtung Zuständigkeitsprinzip

Nach ausführlicher Recherche bestehender Umfragen – aber vor allem nach zahlreichen Gesprächen mit niedergelassenen Ärzten – wurde deutlich, dass die Zusammenarbeit zwischen dem Klinikum und dem niedergelassenen Arzt neben Qualität immer wieder auf Attributen fußt, die wir als gute Kaufleute als Grundvoraussetzung guten Gebarens verstehen: Zuverlässigkeit, Leistungskonstanz sowie die Offenheit für Win-Win-Situationen (Fairness).

Selbstverständlich spielt immer wieder auch die Wertschätzung und klare Aufteilung von Zuständigkeiten bzw. Marktanteilen (ambulantes/stationäres Geschäft) eine Rolle. Wichtig ist für den niedergelassenen Arzt als Familienunternehmer aber vor allem die Zuverlässigkeit von Zusagen. Jede Entscheidung des Familienunternehmers hat für dessen Zukunft deutliche Folgen. Entsprechend sorgsam werden diese auch gefällt.

Konzeptioneller Ansatz

Glaubwürdigkeit erzielt man am besten, wenn man nur über die Dinge mit dem niedergelassenen Arzt spricht, für die man im eigenen Unternehmen auch die Kompetenz besitzt. Hier gibt es in Folge zwei wichtige Versprechen, mit denen ein Klinikum um die Zusammenarbeit mit dem Niedergelassenen werben kann.

1. *Das fachliche Leistungsversprechen*
   Dies wird in der Regel vom Chefarzt geleistet und im Gespräch unter Fachkollegen präsentiert und diskutiert. Niemand kann dies so überzeugend wie der Chefarzt selbst. Ob Medizin, Pflege oder Aufnahmekontingente – der Chefarzt kann als Verantwortlicher seiner Fachabteilung für diese Faktoren sorgen und entsprechend auch überzeugend bürgen.
2. *Das Systemversprechen*
   Welche Kooperationen/Netzwerke im Sinne einer besseren Patientenversorgung sinnvoll oder als Konsiliararzt-Leistungen für das Klinikum denk-

bar sind, kann am besten der administrativ orientierte Account Manager verhandeln. Diese inhaltlichen Diskussionen sind klassische Management-verhandlungen und müssen auch offen nach außen hin so kommuniziert werden. Hierbei nimmt der Account Manager eine Filterfunktion für die verantwortliche Geschäftsführung ein und wahrt den Gruppen-Blick der Klinik-Kette.

Wann in Folge bei Neu-Akquisition der Einsatz zuerst des Chefarztes oder des Account Managers richtig ist, entscheidet meist die Größe der niedergelassenen Praxis. Große Gemeinschaftspraxen sind heutzutage mit komplexen mittelständischen Unternehmen gleichzusetzen. In diesen wird neben Medizin auch größeres betriebswirtschaftliches Know-How aufgebracht und die Zusammenarbeit mit stationären Einrichtungen in Netzwerkstrukturen gedacht. Hier ist es wichtig, fachlich auf gleicher Augenhöhe aufzutreten. Und das bedeutet, den niedergelassenen Arzt nicht nur auf medizinischer Ebene entgegenzukommen, sondern ihn auch mit betriebsorientierten Inhalten zu versorgen.

Wichtig ist hierbei also der betriebswirtschaftlich orientierte Vorbereiter von Kooperationen – der Account Manager. Dieser sorgt frühzeitig und professionell für eine vordefinierte hohe Informationsdichte, um Managemententscheidungen für die Geschäftsführungsebene umfassend vorzubereiten.

Die klare Aufteilung dieser Bereiche durch die Schaffung der Personalie Leiter Marketing und Vertrieb, der zugleich als hoch autorisierter Account Manager im Außendienst auftritt, hat in der Albertinen-Gruppe zu sehr viel mehr Klarheit und Zuverlässigkeit in der Zusammenarbeit mit niedergelassenen Praxen geführt. Netze wurden deutlich belebt und ausgebaut und die fachliche Effizienz von Chefärzten im Kontakt zu niedergelassenen Kollegen wurde um betriebswirtschaftliche Komponenten sozusagen bereinigt.

4.2.3 Patientenwunsch: Hat der Patient einen Einfluss auf den Einweiser oder wie kann ein Krankenhaus den Patientenwunsch durch Pull-Marketing beeinflussen?

Das Bild des passiven Patienten als Empfänger einer medizinischen Dienstleistung wandelt sich immer mehr zu dem eines selbstbewussten, sich aktiv an Entscheidungen, die seine Gesundheit betreffen, beteiligenden Patienten (vgl. Goutier 2001, S. 57). Auch der immer größer werdende Umfang an Informationen aus Fernsehen, Zeitschriften und insbesondere aus dem Internet trägt dazu bei, dass sich Patienten aktiv und auf Basis einer Fülle an Daten an der Krankenhausentscheidung beteiligen können. Patienten werden zukünftig auch weiterhin auf die Empfehlung ihres Arztes hören, aber ihre eigenen Bedürfnisse und Informationen werden einen größeren Einfluss bei der Auswahl eines

Krankenhauses spielen (vgl. Jaeger und Bovelet 2007, S. 2 f., 55)[8]. Sie verlassen sich nicht nur auf eine Informationsquelle, sondern gleichen die Empfehlungen mit weiteren Informationen, z. B. von befreundeten Ärzten, Freunden oder Verwandten sowie Internet und schriftlichen Medien, ab (vgl. Goutier 2001, S. 57). Bereits jetzt wird der Arzt in mehrfacher Hinsicht durch den Patient beeinflusst:

Erstens ist der Patient selbst bei der Suche nach Informationen über ein Krankenhaus eine der wichtigsten Quellen für den Einweiser. Ein Kosten-Nutzen-Vergleich verschiedener Informationsquellen zeigt, dass die Informationen der Quelle „Patient" nicht nur leicht verfügbar und nutzbar, sondern auch besonders relevant und informativ sind (vgl. Bowers et al. 1994, S. 48 bzw. Kapitel 3.2, Abb. 3.3). Die Wichtigkeit von Patientenberichten als Informationsquelle wurde auch von den befragten Niedergelassenen in der Region 10 in Bayern bestätigt (vgl. Drissner 2010, S. 78 f. bzw. Kapitel 3.2, Abb. 3.4).

Zweitens wird der Arzt in seiner Einweisungsentscheidung wesentlich vom Wunsch des Patienten beeinflusst. Dies wurde insbesondere für die USA erforscht, unter anderem von *Javalgi, Joseph, Gombeski und Lester*[9], *Ludke*[10] und *Beltramini und Sirsi*[11], aber auch von den interviewten Ärzten in der Region 10 als wichtiger Einflussfaktor angeführt[12] (vgl. Javalgi et al. 1993, S. 10 f.; Ludke 1982, S. 792 f.; Beltramini und Sirsi 1992, S. 116 f.; Drissner 2010, S. 77). Im Umkehrschluss konnte im Rahmen einer Image-Studie eines Krankenhauses festgestellt werden, dass der häufigste Grund, *nicht* in das untersuchte Krankenhaus einzuweisen, der Patientenwunsch ist (Studiengang MBA Gesundheitsmanagement 2009).

Zu berücksichtigen ist dabei, dass der Patientenwunsch in seiner negativen Ausprägung stärker wirkt als in seiner positiven. Weigert sich ein Patient also, in ein bestimmtes Krankenhaus zu gehen, oder ist seine Rückmeldung über das Krankenhaus negativ, wirkt sich dies stärker auf die Zusam-

> „Der Patientenwunsch zählt, der Patient ist schließlich mein Kunde, die Hauptsache ist, dass er zufrieden ist."
> *(niedergelassener Arzt im Interview)*
>
> „Über den Patientenwunsch gehe ich nicht hinweg."
> *(niedergelassener Arzt im Interview)*

---

8 Einzelinterviews durch Sinus Sociovision von Personen, die nicht durch einen kürzlichen oder bevorstehenden Behandlungsaufenthalt im Krankenhaus geprägt sind, n = 64, Untersuchungsansatz: tiefenpsychologische Exploration.

9 Art der Krankheit (Diagnose) (90,9 %); medizinische Kompetenz (90,1 %); positive Erfahrungen mit dem Arzt/Krankenhaus in der Vergangenheit (84,2 %); Erreichbarkeit (73,6 %) und *Patientenwunsch* (71,6 %) sind Faktoren, die bei der Einweisungsentscheidung wichtig sind (vgl. Javalgi et al. 1993; n = 1.066, Mehrfachnennungen).

10 Patientenbezogene Variablen, wie z. B. die *Präferenz* des Patienten bezüglich der Krankenhauswahl oder die *Zufriedenheit* des Patienten mit früheren Behandlungen (des Patienten selbst oder seines Bekanntenkreises) beeinflussen die Entscheidung *wohin* der Patient überwiesen wird (vgl. Ludke 1982; n = 25).

11 Vgl. Kapitel 3.3.

12 Vgl. Kapitel 3.3, Abb. 3.6.

> „Der Patient äußert eher, wo er nicht hin möchte, als anzugeben, welches Wunsch-Krankenhaus er hat."
> *(niedergelassener Arzt im Interview)*

menarbeit des Arztes mit dem Krankenhaus aus als eine positive Rückmeldung oder der Wunsch, in diese Klinik eingewiesen zu werden (vgl. Borges 2003, S. 268 bzw. Kapitel 3.3, Abb. 3.8).

Drittens beeinflusst die Rückmeldung des Patienten zur Behandlung im Krankenhaus die Folgehandlungen des einweisenden Arztes. Das Empfehlungsverhalten der Patienten leistet einen hohen Beitrag zur Einweiserzufriedenheit (vgl. Braun und Nissen 2005, S. 382 f. bzw. Kapitel 3.7). Im umgekehrten Fall ist, wie bereits erwähnt, ein negatives Feedback der Patienten einer der Hauptgründe für einen niedergelassenen Arzt, die Zusammenarbeit mit einem Krankenhaus einzustellen (vgl. Studie des IFABS zitiert nach Thill 1999, S. 6 bzw. Kapitel 3.7).

Zusammenfassend lässt sich also feststellen: Um den niedergelassenen Arzt in seinem Einweisungsverhalten erstmalig oder wiederholt positiv zu beeinflussen, ist es für ein Krankenhaus wichtig, eine aufeinander abgestimmte Mischung von Push- und Pull-Marketing zu wählen, also neben einem gezielten Einweisermarketing auch für die Zielgruppe „Patient" passende Marketing-Maßnahmen einzusetzen. Damit sollen insbesondere zwei Ziele verfolgt werden: Erstens soll beim Patienten vor einem Krankenhausaufenthalt der Wunsch, in eine bestimmte Klinik eingewiesen zu werden, hervorgerufen werden und zweitens soll während des Aufenthalts eine hohe Patientenzufriedenheit erreicht werden.

Ziel 1: Patientenwunsch

Um das erste Ziel zu erreichen, ist es wichtig zu wissen, welche Kriterien für einen Patienten bei der Krankenhausauswahl relevant sind. Die wichtigsten Faktoren aus Sicht der Versicherten sind (vgl. Geraedts 2008, S. 183)[13]:

- Qualifikation der Ärzte
- Sauberkeit der Klinik und der Zimmer
- Qualifikation des Pflegepersonals
- Behandlung nach den neuesten Standards
- Freundlichkeit des Personals
- Einbeziehung des Patienten in die Behandlung
- Spezialkompetenzen der Klinik
- Zufriedenheit der (bisher behandelten) Patienten mit der Einrichtung
- Behandlungserfolge und Komplikationsraten des Krankenhauses
- Empfehlung der stationären Einrichtung durch einen Spezialisten

---

13 n = 1.523 Personen im März bis April 2006, durchgeführt von TNS Healthcare im Auftrag des Gesundheitsmonitors der Bertelsmann Stiftung.

Zu berücksichtigen ist allerdings, dass den Patienten heute noch objektive Kriterien für ihre Beurteilung fehlen, beispielsweise werden die wichtigsten Kriterien der Krankenhauswahl bisher nur ansatzweise durch die Qualitätsberichte abgebildet (Geraedts 2008, S. 183). Dies ist der Hauptgrund, warum die Versicherten in ihrer subjektiven Bewertung heute hauptsächlich auf äußerliche Merkmale wie Zustand von Gebäuden und Infrastruktur zurückgreifen (vgl. Jaeger und Bovelet 2007, S. 9). Selbst wenn sie schon im Krankenhaus waren, können sie die erbrachte Leistung nicht beurteilen und schließen daher von den Eigenschaften, die sie beurteilen können, auf die nicht oder nur eingeschränkt beurteilbaren zurück. Zum Beispiel wird von der subjektiven Qualität des Essens, von der Freundlichkeit des Arztes und der Sauberkeit der Zimmer auf die medizinische Qualität geschlossen (vgl. Dobbelstein 2008, S. 218). Es ist aber davon auszugehen, dass, je mehr Daten und Fakten zu Kriterien verfügbar sind, die einen Rückschluss auf die relative Kompetenz des Krankenhauses zulassen, Patienten zukünftig desto eher jene Häuser wählen werden, die in diesen Kriterien überdurchschnittlich abschneiden.

Die Krankenhäuser müssen zukünftig genauso wie andere Dienstleistungsunternehmen diese Daten und Fakten den „informationswilligen" Patienten kommunizieren. Die Kommunikation der Klinik muss hierbei an den Bedürfnissen der Patienten ausgerichtet werden – erstens, um dem Patienten neben der Empfehlung des Arztes weitere Informationen zur Absicherung seiner Krankenhausentscheidung zu liefern, und zweitens, um die Wirkung des Patientenwunsches auf die ärztliche Einweisungsentscheidung zu beeinflussen. Insbesondere sind folgende Fragen schlüssig zu beantworten (vgl. Jaeger und Bovelet 2007, S. 76 f.):

- Welche Kompetenz in der Diagnose und Behandlung der vorliegenden Indikation besitzt das Krankenhaus? Wie kann diese für den Patient fachlich und emotional „erlebbar" gemacht werden?
- Welche qualitativen Ergebnisse erzielt das Krankenhaus bei vorliegendem Krankheitsbild? Wie hoch sind die quantitativen Ergebnisse (z. B. Fallzahlen) und wie relevant sind sie für die Qualität? Wie können sie für die Patienten verständlich gemacht werden?
- Welche anerkannten und unabhängigen Institutionen bestätigen die Qualität des Hauses (z. B. durch Zertifizierungen, Auszeichnungen, Preise, Wettbewerbe)?
- Betreibt das Krankenhaus Forschung? Wie zeitnah werden aktuelle Erkenntnisse umgesetzt?
- Wie ist der Stand der eingesetzten Medizintechnik?
- Wie qualifiziert sind die Pflegekräfte? Wie motiviert sind sie und wie ist ihr Umgang mit den Patienten?
- Arbeiten die unterschiedlichen Fachrichtungen als Team für den Patienten zusammen? Woran ist kooperativer Teamgeist im Krankenhaus erkennbar?
- Werden alternative Behandlungsmethoden angeboten? Wird der Heilungsprozess durch psychologische Unterstützung während des Aufenthalts gefördert?

Im Hinblick auf den Patientenwunsch sind auch das Image und die Markenbildung eines Krankenhauses von großer Bedeutung. Der Patient wünscht sich eine Vereinfachung der Informationsrecherche, da er mit der Aufnahme und Verarbeitung von wichtigen krankenhausbezogenen Informationen oftmals überfordert ist und ihm objektive Maßstäbe fehlen. In diesem Zusammenhang hilft ihm die Krankenhausmarke, denn sie bietet dem Patient eine Orientierung (vgl. Hodek et al. 2009, S. 258). Durch die Differenzierung vom Wettbewerb ist der Patient in der Lage, von den vielen Anbietern medizinischer Leistungen ein Krankenhaus aufgrund seines Leistungsversprechens auszuwählen (vgl. Lüthy und Buchmann 2009, S. 200). Dadurch reduziert sich sein Informationsaufwand. Gleichzeitig baut das Krankenhaus bei erfolgreicher Markenbildung Vertrauen auf. Damit verringert es die mit der Inanspruchnahme der Krankenhausdienstleistung empfundenen Risiken der Kunden und kommuniziert Sicherheit. Voraussetzung ist jedoch immer, dass ein gegebenes Leistungsversprechen nicht gebrochen wird, denn die Marke basiert auf sehr viel mehr als der reinen Kommunikation, sie ist das Ergebnis langfristiger bewiesener Leistungen (vgl. Hodek et al. 2009, S. 257 ff.)[14].

Ziel 2: Patientenzufriedenheit

Das zweite Ziel, eine möglichst hohe Patientenzufriedenheit zu generieren, ist besonders wichtig, da die Patienten verstärkt die Möglichkeit wahrnehmen, sich nicht nur passiv zu verhalten, sondern sich aktiv zu beschweren, abzuwandern oder negative Mund-zu-Mund-Kommunikation zu betreiben (vgl. Goutier 2001, S. 58). Dabei gilt: Die Unzufriedenheit eines Patienten wird an elf Kontakte weitergegeben, während die Zufriedenheit lediglich zu vier positiven Multiplikationen führt (vgl. Thill 1999, S. 11).

Die höchste Korrelation mit der Gesamtzufriedenheit der Patienten weist der Arztkontakt auf. Vermittelt der Arzt dem Patienten ein Gefühl der Sicherheit und vertraut dieser somit der Behandlung, beeinflusst dies seine Zufriedenheit am stärksten (vgl. Studiengang MBA 2009)[15]. In diesen Gesprächen ist auch wichtig, dass der Arzt eventuelle Fragen verständlich beantwortet und sich ausreichend Zeit für Anliegen der Patienten nimmt (vgl. Studiengang MBA 2009). Auch *Thill* stellt anhand von Patientenbefragungen fest, dass die Zuwendung des behandelnden Arztes, menschliche Qualifikationen der Ärzte, Dauer der Gespräche und die Verständlichkeit der darin vermittelten Informationen für die Patienten besonders wichtig sind. Gleichzeitig sind dies auch die Bereiche, mit denen die befragten Patienten eher unzufrieden waren (vgl. Thill 1999, S. 149 f.)[16]. Neben diesen menschlichen und kommunikationsbezogenen

---

14 Vgl. zu Aufbau und Umsetzung einer Marke unter anderem Lüthy und Buchmann 2009, S. 202 ff.; Hodek et al. 2009, S. 259 ff.; Riegl 2000, S. 354 ff.
15 n = 438 Patienten in stationärer Behandlung des Klinikums Ingolstadt, Rangkorrelationskoeffizient nach Spearman.
16 n = 4.500 Patienten in 320 Abteilungen.

Einflussfaktoren zählen Qualität der medizinischen Behandlung, medizinische Leistungen der Ärzte z. B. in Diagnostik oder Therapie und Betreuung und Versorgung durch die Pflegekräfte (vgl. Studiengang MBA 2009). In Bezug auf das Leistungsangebot sind der Leistungsumfang und die technisch-apparative Ausstattung aus Sicht der Patienten wichtig (vgl. Thill 1999, S. 149 f.).

Wie beschrieben können Patienten (neben weiteren Einflussfaktoren) die Zufriedenheit der Einweiser maßgeblich beeinflussen. Außerdem sind zufriedene Patienten ein sehr überzeugendes Argument, neue Niedergelassene als Einweiser zu gewinnen. 41 % von 210 befragten Patienten antworten auf die Frage, ob die Leistungsqualität des Krankenhauses, welches ihr Hausarzt empfohlen hat, die Beziehung zu diesem Arzt beeinflusst, dass dies sehr zutrifft (vgl. Thill 1999, S. 97)[17]. Diese Patienten sind der Meinung, dass sie an der Qualität des Krankenhauses erkennen, ob sich der einweisende Arzt Mühe gibt, ihnen die bestmögliche Versorgung zukommen zu lassen. Die meisten niedergelassenen Ärzte und Krankenhäuser sind sich dieser Tatsache heute nicht bewusst. 42 % der Niedergelassenen und 53 % der Klinikkollegen sind der Meinung, dass die Leistung des Krankenhauses die Beziehung des Patienten zu dem einweisenden Arzt *nicht* beeinflusst (vgl. Thill 1999, S. 97). Zusammenfassend lässt sich feststellen: Das Wissen darüber, wie sehr die Beziehung zum Patienten durch die Krankenhausempfehlung eines Einweisers beeinflusst wird, wird sich bei Niedergelassenen, die sich ihrer Situation als Unternehmer bewusst sind, mehr und mehr manifestieren. *Und*: Gute Kliniken werden ihre Einweiser zukünftig in ihrer Unternehmerrolle unterstützen, z. B. durch den Nachweis, dass die dort behandelten Patienten besonders zufrieden sind.

> „Die Häuser müssen den potenziellen Zuweisern die Frage: ‚Was kann ich für dich tun, damit du wächst?' beantworten. Zum Beispiel: ‚Wenn du deine Patienten in unsere Klinik schickst, werden sie zufriedener entlassen und deine Praxis profitiert von dieser Entwicklung durch einen erhöhten Patientenzustrom'."
> *(Experte im Interview)*

---

17 Studie des Instituts für betriebswirtschaftliche Analysen, Beratung und Strategie-Entwicklung (IFABS) bei zwölf Krankenhäusern und 120 niedergelassenen Ärzten, die mit diesen kooperieren, sowie 210 gemeinsamen Patienten.

4.3 Einweiserbindungsmanagement: Wie sollten die Prozesse während der Einweisung, stationären Behandlung und Rücküberweisung gestaltet werden, um die Einweiser zufriedenzustellen?

Die *Bindung* des niedergelassenen Arztes wird als zweite Phase des Einweiser-beziehungsmanagements bezeichnet. Die persönliche Bekanntschaft, das kollegiale Verhältnis, der respektvolle Umgang zwischen Klinikarzt bzw. Krankenhausmitarbeitern und Kollegen in der Praxis (vgl. Kapitel 4.2.2) sowie die Empfehlung der Patienten (vgl. Kapitel 4.2.3) können zu loyalen Niedergelassenen führen und wurden bereits in den beiden vorangehenden Kapiteln behandelt. Bei den genannten Maßnahmen handelt es sich gleichzeitig auch um Mittel zur Akquisition. Das höchste Potenzial, die Einweiser zufriedenzustellen und sie somit an das Krankenhaus zu binden, liegt in den Schritten *Einweisung*, *Stationäre Behandlung* und *Entlassung* des Einweiserprozesses (Abb. 4.8). Hier sind insbesondere die Gestaltung der ambulant-stationären Schnittstelle, die Erreichbarkeit der Krankenhausärzte, die stationäre Behandlung (d. h. inwieweit die Krankenhausbehandlung des Patienten mit den Vorstellungen des Einweisers übereinstimmt) und die Übermittlung von patientenbezogenen Informationen zu nennen. Aus den in Kapitel 3 vorgestellten Erwartungen der Niedergelassenen in diesen Prozessschritten (vgl. Kapitel 3.4, 3.5 und 3.6) wurden konkrete Aktivitäten abgeleitet, die im Folgenden vorgestellt werden.

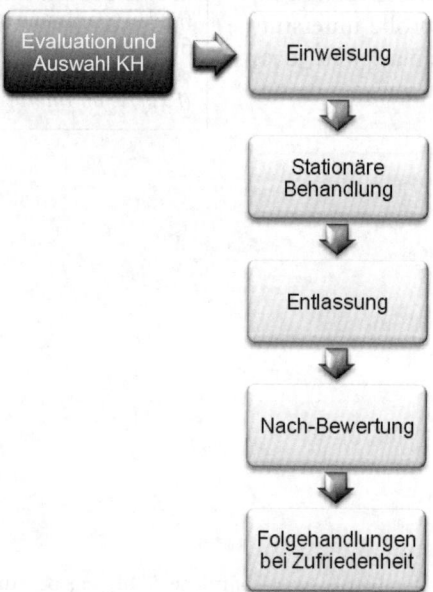

Abb. 4.8: Das Einweiserbindungsmanagement

Etwas herausgelöst wird im folgenden Kapitel auch das Thema *Kooperationen* behandelt. Kooperationen sind für die Bindung von niedergelassenen Ärzten besonders relevant, die dargestellten Inhalte gehen dabei in Teilen über die Phasen der Einweisung, stationären Behandlung und Entlassung hinaus.

4.3.1 Erreichbarkeit und Terminvergabe: Wie kann ein Krankenhaus die Kontaktaufnahme des Einweisers unterstützen?

Zu Beginn ist folgender Sachverhalt wichtig: Gute und schlechte Krankenhäuser unterscheiden sich aus Sicht der Ärzte insbesondere im Prozess der Einweisung und im Umgang von Krankenhausärzten und Einweisern in dieser Phase miteinander. Auf den Einweisungsprozess bezogen zeichnet sich ein gutes Krankenhaus dadurch aus, dass die Einweisungsanfrage ohne lange Diskussion akzeptiert wird, eine sofortige Entscheidung über Aufnahme oder Ablehnung des Patienten erfolgt und ein Bett verfügbar ist (vgl. Dobbelstein 2008, S. 215).

Hier geht es insbesondere auf der Seite der Klinik darum, einen transparenten Prozess mit klaren Ansprechpartnern zu installieren, die kompetent über eine Aufnahme entscheiden können. Elektronische Tools können unterstützend eingesetzt werden. Die Verfügbarkeit von Betten kann beispielsweise durch den Einsatz eines Zuweiserportals optimiert werden (vgl. Kapitel 4.3.3).

> „Der Einweiser muss anrufen können, wenn der Patient noch im Praxiszimmer sitzt, und sofort ein Bett bekommen, d. h. der Niedergelassene muss dem Patienten garantieren können, dass er innerhalb von zwei Minuten ein Bett organisiert hat. Dazu muss er einen Ansprechpartner haben und dieser muss dem Einweiser dann auch noch freundlich begegnen."
> *(Experte im Interview)*

Im Umgang miteinander sind in einem *guten* Krankenhaus die Ansprechpartner der Ärzte freundlich, es herrscht ein kooperatives und faires Miteinander und ein *kurzer Draht* zum behandelnden Arzt (vgl. Dobbelstein 2008, S. 215). Die Mitarbeiter des Krankenhauses haben also einen maßgeblichen Einfluss darauf, ob der Zuweiser das Krankenhaus als gut oder schlecht bewertet. Außerdem schließt er aus der Freundlichkeit der Ansprechpartner, die er überprüfen kann, wenn er die Krankenhausleistung in Anspruch nimmt, auf Eigenschaften, die er nicht überprüfen kann, also vor allem auf die medizinische Qualität (vgl. Kapitel 3.3). Die Kontaktaufnahme ist die erste Möglichkeit für die Krankenhausmitarbeiter, den einweisenden Arzt durch freundliches und respektvolles Verhalten in seiner Entscheidung für dieses Krankenhaus zu bestätigen. Um das gewünschte Verhalten im Krankenhaus umzusetzen, empfehlen sich Verhaltensregeln, die von den Mitarbeitern selbst aufgestellt werden. Im Gegensatz zu Konventionen, die von außen erstellt wurden, stehen Mitarbeiter meist mehr hinter ihren *eigenen* Vorgaben. Diese sind insbesondere deswegen wichtig, weil es keine zweite Chance für einen ersten guten Eindruck bei einem Niedergelassenen gibt. Eine Doktrin könnte wie folgt formuliert werden (vgl. Lüthy und Buchmann 2009, S. 64 f.):

- Wir melden uns am Telefon mit Namen und Abteilung und nehmen das Telefon spätestens nach dem dritten Klingelton ab. Wir stellen uns persönlich vor.
- Wir sprechen einen Niedergelassenen mit Namen an, sofern dieser bekannt ist.
- Wir nehmen alle Anliegen und Beschwerden der Einweiser ernst und signalisieren Verständnis.
- Wir fragen grundsätzlich nach, ob noch offene Fragen oder weitere Wünsche bestehen.
- Wir begegnen den Ärzten in Summe respektvoll und zuvorkommend.
- Falls wir Anfragen nicht entsprechen können, begründen wir dies und bieten wenn möglich sofort eine Option an, auf jeden Fall aber eine erneute Kontaktaufnahme mit einem machbaren Lösungsvorschlag für die Problematik des Einweisers.

Dass für die Kommunikation der niedergelassenen Ärzte mit dem Krankenhaus das Telefon das wichtigste Medium ist, muss in den Verhaltensregeln explizit berücksichtigt werden.

Hinsichtlich der Kommunikation über das Telefon sind Antworten auf zwei weitere Fragen von entscheidender Bedeutung: *Wer* ist der richtige Ansprechpartner, d. h. wen soll der Niedergelassene anrufen, und *wann* kann er ihn erreichen?

Für Hausärzte ist es signifikant wichtiger als für Fachärzte, dass kompetente Ansprechpartner bei der Einweisung zur Verfügung stehen (vgl. Spießl et al. 2001, S. 420 bzw. Kapitel 3.4). Um zu vermitteln, wer der richtige Ansprechpartner ist, eignen sich Broschüren, die Homepage oder – wie von einer befragten Klinik eingesetzt – Beizettel zu den Arztbriefen, auf denen Ansprechpartner und Spezialisierungen der Ärzte vermerkt sind (vgl. Drissner 2010, S. 80).

Die telefonische Erreichbarkeit ist ein wichtiges Kriterium – sowohl im Vergleich verschiedener Kliniken vor der Einweisungsentscheidung als auch in der Nach-Bewertung (vgl. Kapitel 3.3 und 3.7). Dabei gilt wieder, dass die Erreichbarkeit der Ansprechpartner signifikant wichtiger für Hausärzte als für Fachärzte ist (vgl. Spießl et al. 2001, S. 420 bzw. Kapitel 3.4). In der Krankenhaus-Realität gibt es diesbezüglich sowohl aus Sicht der Kliniken als auch der Niedergelassenen Optimierungspotenziale (vgl. Drissner 2010, S. 65, 84).

Zur Verbesserung der Erreichbarkeit eignen sich Hotlines. Die Einweiser-Hotline wird von 31 % der befragten Krankenhausvertretern und Experten aus Beratungen, Kammern und Verbänden als sehr wichtig und von weiteren 56 % als wichtig bezeichnet (vgl. Drissner 2010, S. 59)[18]. Von den befragten Niedergelassenen

> „Die Erreichbarkeit sollte optimiert werden, z. B. mithilfe einer Hotline. Wir haben diese jetzt durch Oberarzthandys schon verbessert, das Ergebnis ist aber noch nicht zufriedenstellend."
> *(Krankenhausvertreter im Interview)*
>
> „Wir investieren jetzt in eine neue Telefonanlage, die ein Call-Center möglich macht."
> *(Krankenhausvertreter im Interview)*

---

18 n = 16 Krankenhausvertreter, Berater und Experten aus Kammern und Verbänden in Deutschland.

sieht die Hälfte dieses Instrument als wichtig oder sehr wichtig an (vgl. Drissner 2010, S. 88)[19]. Außerdem können feste Sprechstunden der Ärzte eingerichtet werden, welche den Niedergelassenen natürlich entsprechend bekannt gemacht werden müssen. Die telefonische Sprechstunde ermöglicht den ambulanten Kollegen, Informationen über Patienten einzuholen, die sich in stationärer Behandlung befinden, und Fragen über die Weiterbehandlung von Patienten, die bereits entlassen wurden, zu klären (vgl. Hermanns et al. 2003, S. 449). Darüber hinaus können niedergelassene Ärzte Fragen zur Behandlung oder Einweisung z. B. bei seltenen Indikationen stellen. *„Bei sehr speziellen Diagnosen rufe ich direkt in der Klinik an und frage nach"* (niedergelassener Arzt im Interview). Die Klinikärzte können in der telefonischen Sprechstunde nicht nur den Einweisern nach deren Anruf Auskunft über ihre Patienten in stationärer Behandlung geben, sondern auch in Eigeninitiative die Einweiser anrufen, um ihnen die Befunde mitzuteilen. Umgesetzt wird dies bereits vom Chefarzt einer kinderchirurgischen Abteilung in München, der täglich ca. zwanzig Minuten dazu nutzt, die einweisenden Ärzte der Kinder anzurufen, die an diesem Tag operiert wurden. Im Rahmen eines kurzen Telefonats bedankt er sich für die Einweisung und informiert den Arzt über die Diagnose und den Operationsbefund (vgl. Hermanns et al. 2003, S. 448 f.).

Für Einweiser zählt somit ein transparenter Prozess mit klaren Verantwortlichen, die freundlich und kompetent sind sowie Entscheidungsbefugnis besitzen. Mithilfe von ärztlichen Sprechstunden und Hotlines sollte den Einweisern eine nahezu 100 %ige Erreichbarkeit des diensthabenden Arztes oder Chefarztes garantiert werden. Bei potenzialträchtigen Niedergelassenen und VIP-Einweisern sollte der Chefarzt auch selbst zum Telefon greifen, seinem ambulanten Kollegen für den eingewiesenen Fall danken und ihm Diagnosen und Befunde mitteilen.

> „Die Inanspruchnahme der Krankenhausleistungen muss für den Einweiser erleichtert werden. Es muss ein ‚barrierefreies Krankenhaus' geschaffen werden, d. h. der Einweiser muss es so einfach wie möglich haben, Patienten zu schicken. Das reicht von der Erreichbarkeit der Ansprechpartner und Einweiserhotline bis hin zum Shuttleservice für Patienten (bzw. für sehr attraktive DRG Fälle)."
> *(Experte im Interview)*

4.3.2 Arztbriefe, Medikation und Weiterbehandlung: Wie ist die Rücküberweisung von Patienten zu gestalten?

Die Rücküberweisung ist insofern als äußerst kritisch anzusehen, als negative Erlebnisse des Behandelten beim Übergang in seinen normalen Alltag vorhergehende Erfolge der Klinik verblassen lassen. Die beschriebenen Auswirkungen positiver Mund-zu-Mund-Kommunikation (vgl. unter anderem Kapitel 4.2.3)

---

19 n = 22 niedergelassene Ärzte der bayerischen Planungsregion 10.

auf den weiterbehandelnden Arzt, Angehörige und Freunde bleiben dann aus. Erschwerend kommt hinzu, dass der Übergang des Patienten vom stationären in den ambulanten Bereich eine schwierige Schnittstelle des deutschen Gesundheitssystems darstellt, da die Interessen von Kostenträgern, Kliniken, niedergelassenen Ärzte und nicht zuletzt die der Patienten aufeinanderprallen. Am Beispiel *Verweildauer* lassen sich die unterschiedlichen Interessen verdeutlichen. Die Restriktionen der Kostenträger und die Fallpauschalen drängen die Kliniken zu kürzeren Verweildauern. Auch ein remobilisierter Patient ist an einer verkürzten Verweildauer interessiert, wohingegen ein pflegebedürftiger Patient und dessen Angehörige eine verzögerte Entlassung bevorzugen. Niedergelassene Ärzte hingegen reagieren sensibel, wenn sie das Gefühl haben, dass Kosten aus dem stationären in den ambulanten Sektor verlagert werden. Außerdem kritisieren sie Entlassungen am Wochenende, insbesondere dann, wenn die Patienten nicht „fertig behandelt" wurden und ein Hausbesuch am Wochenende notwendig wird (vgl. Riegl 2000, S. 485 f.).

Der Arztbrief ist eines der wichtigsten Kommunikationsmittel zwischen Klinikkollegen und Niedergelassenen und besonders bei der Entlassung von zentraler Bedeutung. Gerade an dieser Schnittstelle findet eine Verantwortungsübergabe vom stationären an den ambulanten Bereich statt. Um die Behandlungskontinuität und damit die Zufriedenheit der Einweiser (vgl. Kapitel 3.7) sicherzustellen, bedarf es einer detaillierten Dokumentation und Kommunikation der wichtigen Gegebenheiten (vgl. Spießl und Cording 2001, S. 184). Alle befragten Ärzte geben an, dass die Kommunikation vom Krankenhaus zum Einweiser in erster Linie über den Arztbrief läuft. An zweiter Stelle folgt zusätzlich das Telefon (84 %) (vgl. Drissner 2010, S. 86)[20]. Oftmals ist der Arztbrief aber der einzige Kontakt zwischen Klinik und niedergelassenem Arzt.

> „Ich weiß aus den Arztbriefen, wo gut gearbeitet wird. Arztbriefe lese ich immer sehr genau, sie sind der Spiegel eines Krankenhauses nach außen."
> *(niedergelassener Arzt im Interview)*

Arztbriefe gelten als die „Visitenkarte" einer Klinik (vgl. Glazinski 2007, S. 14). Die Ärzte schließen aus der Qualität eines Arztbriefes auf die medizinisch-fachliche Kompetenz der Krankenhausärzte (vgl. Dobbelstein 2008, S. 219)[21].

Wie in Kapitel 3.6 beschrieben ist die Übergabe eines leserlichen Kurzentlassungsbriefes an die Patienten enorm wichtig (vgl. Dobbelstein 2008, S. 213; Spießl et al. 2001, S. 420). Daneben zählt für die Niedergelassenen natürlich die Qualität des eigentlichen Arztbriefes (vgl. Dobbelstein 2008, S. 213). Wichtige Qualitätskriterien von Arztbriefen sind *Übermittlungszeit*, *Länge* und *Inhalt* (vgl. Spießl und Cording 2001, S. 184).

---

20 n = 19 niedergelassene Ärzte, Mehrfachnennungen.
21 Korrelationskoeffizient nach Pearson 0,348.

Die Aufgabe eines Arztbriefes sollte seinen Inhalt determinieren. Arztbriefe werden in der Regel dann geschrieben, wenn ein Patient zu einem anderen Arzt überwiesen oder in ein Krankenhaus eingewiesen wird. Nach der Untersuchung werden die Ergebnisse in Form eines Arztbriefes zusammengefasst und an den einweisenden bzw. weiterbehandelnden Arzt zurückgeschickt (vgl. Heckl 1990, S. 2). Ein Arztbrief oder ärztlicher Bericht ist also eine schriftlich fixierte Nachricht mit sachbezogener inhaltlicher Ausrichtung auf die gesundheitliche Situation eines Patienten (vgl. Glazinski 2007, S. 13). Die grundlegende Zielsetzung des Briefes (aus Sicht des Qualitätsmanagements) ist die Fixierung der Ergebnisse der diagnostischen und therapeutischen Prozesse unter besonderer Berücksichtigung der Interessen seiner potenziellen Empfänger (vgl. Glazinski 2007, S. 34). Arztbriefe dienen zwar wie früher noch dem Informationsaustausch, also vorwiegend der Information der nachbehandelnden Kollegen zum Stand der Diagnostik und Therapie bei einem bestimmten Patienten, jedoch muss der Brief heutzutage den Interessen einer weitaus größeren Gruppe an Adressaten gerecht werden (vgl. Glazinski 2007, S. 27 f.). Der Arztbrief ist heute ein multifunktionales Dokument, das folgende Funktionen erfüllen soll (vgl. Glazinski 2007, S. 28):

- Übermittlung medizinisch relevanter Informationen an den weiterbehandelnden Arzt als primärer Adressat des Dokuments
- Festhalten von Ergebnissen des diagnostischen und therapeutischen Prozesses
- Dokumentation des Behandlungsprozesses und -erfolges gegenüber weiteren Adressaten wie Kostenträger, Versicherungen, Medizinischer Dienst der Krankenkassen und Patienten

Im Arztbrief sollte beachtet werden, dass ...

- zur Einweisungsdiagnose Stellung genommen wird. Gerade bei einer nicht eindeutigen klinischen Diagnostik sollte begründet werden, warum die gestellte gegenüber anderen Differenzialdiagnosen bevorzugt wird (vgl. Glazinski, 2007, S. 38 f.). Ein Drittel der durch *Heckl* befragten einweisenden Ärzte wünscht sich, dass im klinischen Arztbrief auf die Einweisungsdiagnose eingegangen wird, weitere 27 % wünschen sich dies manchmal (vgl. Heckl 1990, S. 78)[22].
- auf Fragen geantwortet wird, die die Zuweiser im Einweisungsbrief gestellt haben. 54 % der befragten Ärzte geben an, dass in den Arztbriefen auf ihre Fragen bei der Einweisung selten oder nie eingegangen wird (vgl. Heckl 1990, S. 79).
- die wichtigsten Inhalte transparent dargelegt werden. Im Einzelnen handelt es sich dabei um Diagnose, Untersuchungsergebnisse, Medikation, Thera-

---

22 n = 512 Nervenärzte, Allgemeinpraktiker und Internisten.

pievorschlag und kritische Bewertung des Behandlungsablaufs (Epikrise) (vgl. Spießl und Cording 2001, S. 185). Weiterhin sollte der Verfasser eine Prognose zum weiteren Krankheitsverlauf abgeben. Der niedergelassene Arzt hat vor allem bei Krankheitsbildern, die im nicht sehr vertraut sind, ungenauere prognostische Vorstellungen als der Klinikkollege und ist daher an dessen (fundierter) Meinung, selbst wenn sie nicht vollständig begründet werden kann, interessiert (vgl. Heckl 1990, S. 89). Außerdem sollte angegeben werden, inwieweit der Patient und seine Angehörigen aufgeklärt sind (vgl. Spießl und Cording 2001, S. 185). Weiterhin sind Erklärungen seltener Krankheitsbilder bei 98 % der befragten Ärzte sehr bzw. gelegentlich erwünscht (vgl. Heckl 1990, S. 81)[23].

> „Die Befunde ausführlich schreiben, so dass ich etwas damit anfangen kann."
> *(niedergelassener Arzt im Interview)*

- der Kollege, also der primäre Adressat, direkt angesprochen wird, schließlich handelt es sich nicht nur um einen schlichten Bericht, sondern um einen Brief an einen Empfänger (vgl. Heckl 1990, S. 79).
- der Arztbrief nicht als Instrument genutzt wird, mit dem der Kollege indirekt auf Irrtümer oder Versäumnisse hingewiesen wird, denn der weiterbehandelnde Arzt ist nicht zwangsläufig der einzige Adressat. 71 % der befragten Ärzte stellten schon einmal einen arroganten und rechthaberischen Ton in den Arztbriefen fest (vgl. Heckl 1990, S. 80).
- der ausführliche Arztbrief innerhalb von ein bis spätestens zwei Wochen an alle weiterbehandelnden Ärzte übermittelt wird. Briefe, die später als zwei Wochen nach der Behandlung eintreffen, sind aus Sicht der Ärzte uninteressant (vgl. Heckl 1990, S. 186) – erstens wurde nach dieser Zeit die Weiterbehandlung in der Regel schon eingeleitet[24] und zweitens nimmt die Qualität der Briefe mit der Länge der Übermittlungsdauer ab, unter anderem weil dem Verfasser nicht mehr alle Daten gegenwärtig sind, mühsam nachgeschlagen werden müssen oder gar nicht schriftlich hinterlegt sind[25] (vgl. Heckl 1990, S. 90 f.).

> „Ein Arztbrief, der nach drei bis vier Wochen eintrifft, ist uninteressant."
> *(niedergelassener Arzt im Interview)*
>
> „Schnelle Entlassungsbriefe sind wichtig. Ich will nicht den Befunden hinterherlaufen müssen."
> *(niedergelassener Arzt im Interview)*

- eine Änderung der Medikation im Arztbrief begründet wird (vgl. Drissner 2010, S. 92 f. bzw. Kapitel 3.6). Die Niedergelassenen fühlen sich meist bei einer Änderung der Medikation nicht ausreichend informiert. Außerdem wird die Menge der Medikamente kritisiert (vgl. Drissner 2010, S. 84, 92 f.; Spießl und Cording 2001, S. 185; Heckl 1990 S. 87). Es kommt nicht selten vor, dass Patienten mit bis zu zehn verschiedenen Präparaten aus der Klinik

---

23 n = 512 Nervenärzte, Allgemeinpraktiker und Internisten.
24 Die Patienten erscheinen oft relativ schnell in der Praxis des weiterbehandelnden Arztes, da sie eine Krankschreibung, ein Rezept etc. benötigen.
25 Zum Beispiel Erinnerung an Visiten.

entlassen werden. In der Klinik sorgt die Schwester für die Einnahme der Medikamente zur rechten Zeit, zuhause kommen jedoch viele Patienten nicht mit einer komplizierten Arzneimittelverordnung zurecht und vergessen unter Umständen die wichtigsten Medikamente. Grundsätzlich ist es wünschenswert, dass im Arztbrief jedes verordnete Medikament begründet und der Patient über die Bedeutung jedes Medikaments aufgeklärt wird (vgl. Heckl 1990 S. 87).

- die Wirtschaftlichkeit der vorgeschlagenen Therapie berücksichtigt wird. Aus diesem Grund sollte z. B. der generic name des Medikaments angegeben werden, so dass der Niedergelassene ein Generikum verschreiben kann (vgl. Drissner 2010, S. 84, 92 f.; Spießl und Cording 2001, S. 185 und Kapitel 3.6).
- ein Angebot zur Rücksprache mit Name und Durchwahlnummer gemacht wird (vgl. Riegl 2000, S. 489).

Außerdem sei an dieser Stelle nochmals betont, dass dem Patienten aufgrund der oftmals längeren Übermittlungsdauer des eigentlichen Arztbriefes ein vorläufiger Kurzbrief mitgegeben werden sollte. Dies spiegelt die Erwartung von 94 % der Befragten wider (vgl. Heckl 1990, S. 92)[26]. Leserliche Kurzarztbriefe stellen die wichtigste Erwartung von Ärzten an die Zusammenarbeit mit der Klinik dar (Spießl et al. 2001, S. 420)[27].

Zusammenfassend lassen sich die in Tabelle 4.1 dargestellten inhaltlichen und formalen Anforderungen an einen „optimalen" Arztbrief festhalten.

Die Checkliste für einen optimalen Arztbrief (Tab. 4.1) bietet bereits eine konkrete Hilfestellung zur Erstellung eines Arztbriefes. Um die Anforderungen der eigenen Zuweiser an die Arztbriefe zu bestimmen, die aktuellen Briefe zu verbessern und deren ideale Gestaltung abzustimmen, kann ein Arbeitskreis bzw. Qualitätszirkel aus niedergelassenen und Klinikärzten eingesetzt werden. Außerdem sind Fortbildungen zur Erstellung eines Arztbriefes möglich (vgl. Spießl und Cording 2001, S. 186). Allgemein konnte festgestellt werden, dass mit dem Computer erstellte Entlassungsbriefe, in der Regel mit geringerem Arbeitsaufwand verfasst und schneller übermittelt werden sowie kürzer und klarer strukturiert sind (vgl. Spießl und Cording 2001, S. 185). Bei Textverarbeitungsprogrammen können beispielsweise häufig wiederkehrende, typische Formulierungen mittels Textbausteinen schnell eingefügt werden. Weiterhin kann die Übermittlungsdauer verkürzt werden, indem der Brief nicht erst nach Abschluss der Behandlung diktiert wird, sondern prozessorientiert nach jeweils wichtigen Untersuchungen o. ä. (vgl. Glazinski 2007, S. 137). Dieses Prozedere würde gleichzeitig auch die Qualität des Briefes verbessern, da dem Verfasser der Fall so während des Schreibprozesses noch gegenwärtig ist. Eine weitere

---

26 n = 512 Nervenärzte, Allgemeinpraktiker und Internisten.
27 n = 138 Allgemeinärzte, Mittelwert 1,44 und n = 18 Nervenärzte, Mittelwert, 1,33, Skala 1 (= sehr wichtig) bis 6 (= ganz unwichtig).

Möglichkeit zur schnelleren Übermittlung bietet der Versand über ein Portal (vgl. Kapitel 4.3.3) anstatt über den Postweg.

Tab. 4.1: Checkliste für den „optimalen" Arztbrief (vgl. Glazinski, 2007, S. 45; Spießl und Cording, 2001, S. 186; Drissner, 2010, S. 84, 92 f.)

Inhaltlich	Formal
Diagnose(n)	Verschlüsselung der Diagnosen nach ICD-10 (International Classification of Diseases)
Hauptbeschwerden (Krankheitssymptome, welche die aktuelle Behandlung erforderlich machten)	
Aktuelle Vorgeschichte (Auftreten, Intensität und Entwicklung der Symptome der aktuellen Beschwerde)	So kurz wie möglich, so lang wie nötig (optimal ein bis zwei, max. vier DIN A4 Seiten)
Allgemeine Anamnese (Krankengeschichte vor den aktuellen Hauptbeschwerden)	Nur geläufige Abkürzungen verwenden
Klinischer Aufnahmebefund (vor Therapiebeginn)	Strukturiert durch gliedernde Überschriften
Untersuchungsergebnisse • Labor • Bildgebung • Funktionsuntersuchungen	Übermittlung an alle weiterbehandelnden Ärzte innerhalb von ein bis spätestens zwei Wochen
Epikrise (kritische Nachbetrachtung des abgelaufenen Behandlungsprozesses) • Bezug zur Einweisungsdiagnose (inkl. Beantwortung von offenen Fragen bei Einweisung) • Differenzialdiagnostische Überlegungen • Durchgeführte Therapie • Klinische Befunde nach Therapie (Behandlungsergebnis) • Prognostische Einschätzung • Aufklärungsgrad des Patienten	Direkte Ansprache des primären Empfängers Leserliche Schreibweise (vorzugsweise mit dem PC)
Kontrolluntersuchungen und weitere Diagnostik	
Therapievorschlag (inkl. Begründung des Therapievorschlags, Erläuterung neuer Therapieverfahren, Berücksichtigung der Wirtschaftlichkeit und ambulanter Bedingungen)	
Aktuelle Medikation (inkl. Begründung von Änderungen, Angabe des generischen Namens)	
Name, Unterschrift und Telefonnummer des Verfassers	

Der Kritik an der Medikation kann durch gemeinsame Medikamentenlisten der Klinik und Niedergelassenen (vgl. Riegl 2000, S. 492) und durch Einladung eines Einweiservertreters in die Sitzungen der Arzneimittelkommission (vgl. Experte im Interview. In: Drissner 2010, S. 99) begegnet werden.

Der weiterbehandelnde Arzt sollte grundsätzlich der Kollege sein, der den Patienten eingewiesen hat. Wenn in Sonderfällen davon abgewichen wird, muss eine Rückmeldung an den einweisenden Arzt erfolgen. Um Überraschungen bei der Entlassung zu vermeiden, ist eine kurze Information über das Arztportal (vgl. Kapitel 4.3.3) oder per E-Mail an den weiterbehandelnden Arzt mit einem kurzen Hinweis zum Entlassungszeitpunkt und -zustand des Patienten sinnvoll. Bei wichtigen Einweisern bzw. den priorisierten Einweisersegmenten kann die Vorabmitteilung auch telefonisch erfolgen und diese Gelegenheit gleichzeitig zur Beziehungspflege mit dem Arzt und den Arzthelfern genutzt werden (vgl. Riegl 2000, S. 492). Bei besonderen bzw. schwierigen Patientenfällen sind spätere Rückfragen zum Zustand des Patienten und zum Fortschritt der Weiterbehandlung beim behandelnden Niedergelassenen sinnvoll (vgl. Riegl 2000, S. 492).

4.3.3 Elektronisches Zuweiserportal: Wie unterstützen elektronische Plattformen die Zusammenarbeit von Krankenhäusern und einweisenden Ärzten?

Sascha Saßen

Das Elektronische Zuweiserportal – eine etablierte Plattform

Elektronische Einweiser- oder Zuweiserportale haben sich in der Krankenhauslandschaft seit mehreren Jahren zunehmend etabliert. Mehr als 300 deutsche Krankenhäuser nutzen heute bereits diese elektronische Plattform zur Unterstützung der Zusammenarbeit mit niedergelassenen Ärzten. Nicht selten werden diese Plattformen für weitere Anlässe der transsektoralen Zusammenarbeit transformiert, um der Notwendigkeit des Datenaustauschs nachkommen zu können. Dieses Kapitel beschreibt die grundsätzliche Funktionsweise eines Einweiserportals, mögliche Fallstricke und zukunftweisende Strategien zur erweiterten Nutzung.

Anhand eines Praxisbeispiels wird kurz die Anwendung aus Sicht des Krankenhauses und eines niedergelassenen Arztes erläutert.

Einführung und Hintergründe

Wohl kein Krankenhaus behauptet für sich, dass die Sicherung und der Fortbestand der Einrichtung nur auf die Qualität der erbrachten Dienstleistungen zurückzuführen ist. Insbesondere die Optimierung der Qualität der Schnittstelle zu den Einweisern eines Krankenhauses und die dahinterliegende Absicht, gezielt Einfluss auf die Patientenströme prä- und poststationär zu nehmen, wird im Rahmen eines Strategiekonzept zunehmend wichtiger und steht zurecht im oberen Feld der Agenda des Klinikmanagements (vgl. Saßen und Franz 2007, V). Für eine zielorientierte Beeinflussung der Patientenströme sind aktive und partnerschaftliche Elemente des Zuweisermanagements sowie ein gutes Schnittstellenmanagement der Patientenübergabe zwischen stationärem und ambulantem Bereich entscheidend.

Zuweiserportal als (ein) Lösungskonzept

Krankenhäuser erkennen vermehrt, dass aufgrund von Kommunikationsproblemen mit niedergelassenen Ärzten, Pflegediensten oder Rehabilitationseinrichtungen die laufende Zusammenarbeit und Projekte der Versorgungsintegration gänzlich scheitern oder suboptimal verlaufen. Daraus resultierende hohe Kosten bzw. fehlende Synergieeffekte – etwa Doppel- und Mehrfachuntersuchungen – gesellen sich zu dem ohnehin schon immens gestiegenen internen Rationalisierungsdruck in deutschen Kliniken und verlangen nach innovativen Lösungen (vgl. Saßen und Franz 2007, S. 197–222).

Internetbasierte Arztportale erfreuen sich hoher Beliebtheit und haben einen stetig zunehmenden Verbreitungsgrad. Insbesondere Krankenhäuser, die im Wettbewerb stehen, kommen in Zeiten transsektoraler Vernetzung, Datenintegration und der fortschreitenden telematischen Entwicklung im Gesundheitswesen kaum noch ohne elektronische Anbindung der niedergelassenen Ärzte in Form von Informationssystemschnittstellen aus (vgl. Saßen und Franz 2007, S. 200). Zuweiserportale werden von Krankenhäusern und Krankenhausverbänden als eine zentrale Kommunikationsplattform zur Unterstützung der Zusammenarbeit mit externen Partnern gesehen. Sie liefern Basisfunktionalitäten und ggf. viele zusätzliche Dienste. Im Kern geht es darum, dass der niedergelassene Arzt den Weg „seines" Patienten in der Klinik mit allen Befunden zeitnah („online") verfolgen kann, um ihn nach der Entlassung adäquat weiterbehandeln zu können. Aber auch zur laufenden Kommunikation mit ärztlichen Kollegen oder Angehörigen während des Klinikaufenthalts ist die Verfügbarkeit aktueller Informationen für den Niedergelassenen von Bedeutung.

Ein Praxisbeispiel – Das Pilotprojekt „Telemedizinportal am Evangelischen Krankenhaus in Düsseldorf"

Ein Pilotprojekt[28] „Telemedizinportal" wurde am Evangelischen Krankenhaus in Düsseldorf im Jahre 2006 primär unter dem Gesichtspunkt der Verbesserung der Patientenversorgung gestartet, d. h. der Sicherung des gemeinschaftlichen und sektorenunabhängigen Behandlungsziels bei gleichzeitiger Integration der niedergelassenen Behandlungspartner und der mitbehandelnden Akteure. Hauptziele waren die Verbesserung der Behandlungsqualität sowie die Reduzierung von Prozessineffektivitäten sowohl für die niedergelassenen Ärzte als auch für die Krankenhausärzte. Durch komfortable Unterstützung der medizinisch Handelnden soll der Aufwand für die Kommunikationsprozesse auf ein

---

28 Das Pilotprojekt war die Erst-Installation des Portals in einer ausgewählten Fachabteilung. Die erste Installation des Portals (Entwicklungs-Pre-Test) erfolgte in der Gesundheitsregion Bochum.

Minimum reduziert werden, um letztlich mehr Zeit für den eigentlichen Behandlungsprozess zu schaffen. Als zentrale Anforderungen wurden zu Beginn des Projektes unter anderem definiert:

- keine Erweiterung der IT-Infrastruktur beim Niedergelassenen (muss mit „Bordmitteln" lauffähig sein)
- extrem einfaches Handling (wie beim Onlinebanking)
- Einhaltung aller Datenschutzbestimmungen

Fachliche Teilziele der Portallösung sind die gezielte Informationsübertragung aller relevanten Patientendaten wie Entlassungsbriefe, Medikationshinweise, Röntgenbilder, Diagnosen und Befunde, damit dem Niedergelassenen oder nachsorgenden Einrichtungen diese patientenbezogenen Informationen „auf Knopfdruck" zur Verfügung stehen (z. B. eine aktuelle Röntgenaufnahme mit Befund wie in Abb. 4.9).

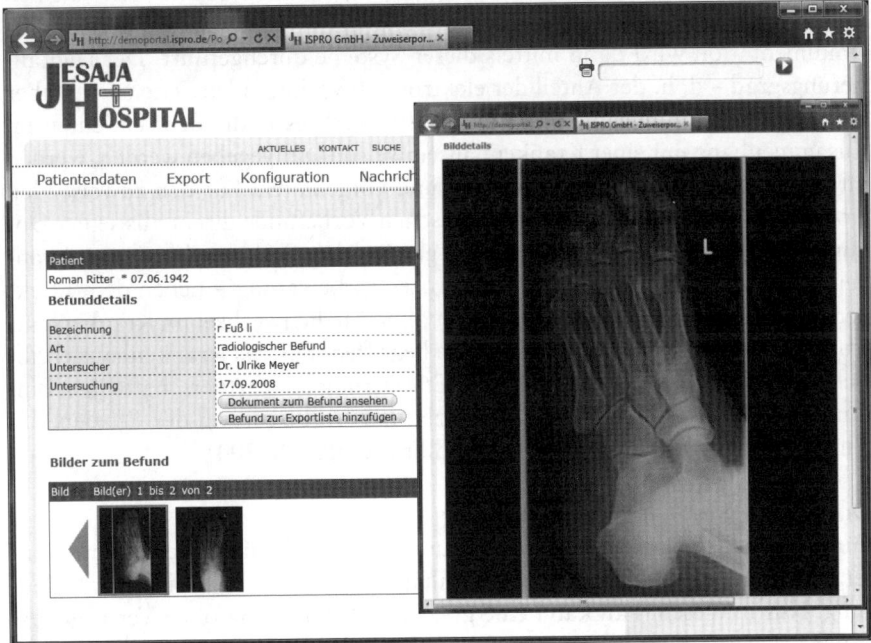

Abb. 4.9: Ansicht einer Seite im Zuweiserportal mit Illustrationen

Optimierung der Kommunikation
Zur Optimierung der Kommunikation werden Basisinformationen zum Krankenhaus und zum Leistungsspektrum, aktuelle Nachrichten, Verzeichnisse von Ansprechpartnern und Geräten, Prozessbeschreibungen, Veranstaltungen etc.

im Portal zur Verfügung gestellt bzw. auch direkt per E-Mail versendet. Auch der Patient wird durch das Portal direkt und indirekt erreicht. Beispielsweise durch die Möglichkeit, Patienten im Rahmen der Einweisung bereits vor der Aufnahme mit Informationen zu versorgen (Checklisten für die Aufnahme, Medikationshinweise, Anfahrtsbeschreibungen und allgemeine Informationen über den Krankenhausaufenthalt), erhalten sowohl das Krankenhaus wie auch der niedergelassene Arzt ein Alleinstellungsmerkmal gegenüber lokalen Wettbewerbern. Darüber hinaus können auch Labordaten der Patienten in übersichtlichen Kumulativbefunden angezeigt werden. Diese Kumulativbefunde werden als PDF-Datei in einer Extraseite abgebildet und stehen dem niedergelassenen Arzt oder Behandler damit auch als Druckdatei zur Verfügung. Durch die Koppelung des Telemedizinportals an die Kommunikationsplattform der Arztinformationssysteme (AIS) der niedergelassenen Ärzte ist die Übertragung von patientenbezogenen Daten aus dem Portal direkt in die Arztpraxissoftware möglich.

Übergabemöglichkeit von Vorbefunden
Arztpraxen sind heute meist nahezu vollständig mit Arztinformationssystemen ausgestattet. Die Verwaltung und Steuerung der Praxis und die medizinische Dokumentation wird dann mittels dieser Systeme durchgeführt. Der Digitalisierungsgrad – d. h. der Anteil der elektronisch vorliegenden Daten – ist daher hoch. Vorbefunde, Berichte und Diagnostikergebnisse, die dem Patienten im Zusammenhang mit einer Krankenhauseinweisung mitgegeben werden, werden oft nur zu diesem Zweck ausgedruckt und vorgehalten. Für den zuweisenden Arzt ist die Möglichkeit, diese medizinischen Vorbefunde direkt aus seiner Dokumentation auszuwählen und an die gewünschte Fachabteilung eines Krankenhauses zu senden, eine deutliche Prozessverbesserung – neben dem Effekt der Möglichkeit einer Datenintegration ohne Medienwechsel im Krankenhaus – und wird damit als exklusiver Service begriffen. Für das Krankenhaus ergibt sich also neben dieser Möglichkeit zur Etablierung der partnerschaftlichen Bindung ein hohes und relevantes Potenzial zur Verbesserung der Effizienz im Aufnahmemanagement (vgl. Saßen und Franz 2007, S. 204).

Dokumente zur Weiterbehandlung
Für einen niedergelassenen Arzt ist die unmittelbare Verfügbarkeit von relevanten Informationen nach einem Krankenhausaufenthalt von gewichtiger Bedeutung. Nur in diesem Fall kann eine gesicherte Behandlung ohne Versorgungsbrüche sichergestellt werden. Im Regelfall wird dem nachbehandelnden Arzt ein Entlassbrief oder zumindest ein vorläufiger (Kurz-)Entlassbrief über den Patienten zugänglich gemacht. Dieses Prozedere bringt jedoch auch eine Reihe von Schwierigkeiten mit sich:

- Der Patient bringt den Entlassbrief zur Nachbehandlung nicht mit. Der niedergelassene Arzt kann den Nachbehandlungsprozess nicht oder nur unter erheblichem Zusatzaufwand, z. B. nach etlichen Telefonaten, beginnen.

- Der Kurzentlassbrief enthält nicht alle wichtigen Informationen, so dass entweder erst auf Nachfrage im Krankenhaus – mit den damit verbundenen bekannten Erreichbarkeitsproblemen – oder unter Zugrundelegung von möglichst wahrscheinlichen Prämissen die weitere Behandlung erfolgen kann.
- Erst mit dem Eintreffen des Patienten ist die Grundlage für die Weiterbehandlung gegeben. Es ist dem Arzt im Vorfeld nicht möglich, eigene Vorbereitungen, z. B. für eine weiterführende Therapie, zu planen.

Zuweiserportale bieten eine Möglichkeit, diese Unzulänglichkeiten zu überwinden und insbesondere die Nachbehandlung proaktiv zu gestalten. Der nachbehandelnde Arzt hat jederzeit und so insbesondere auch vor dem Eintreffen des Patienten Zugriff auf die während des Aufenthaltes entstandenen Informationen (vgl. Saßen und Franz 2007, S. 207).

Kontaktaufnahme
Unzureichende Kommunikation steht nach Aussage der zuweisenden Ärzte in signifikantem Zusammenhang mit dem Wechsel des Krankenhauses (vgl. Thill 1999, S. 6). Allein die gegenseitige Erreichbarkeit stellt alle Akteure vor große Herausforderungen. Zielorientierte Zuweiserportale sollten aus diesem Grund insbesondere Möglichkeiten zur Kontaktaufnahme und vereinfachten Kommunikation anbieten. Folgende Anforderungen müssen unterstützt werden:

- Zuweisende Ärzte möchten gezielte Fragen zu Befunden oder Nachbehandlungshinweisen stellen. Für den Zuweiser muss zwingend deutlich werden, wer den Befund oder die Nachbehandlungshinweise tatsächlich erstellt hat.
- Einweiser erwarten Antworten auf patientenunabhängige Fragen (z. B. Weiterbildungsveranstaltungen, grundsätzliche Fragen zu einer speziellen Therapie, IV-Vertrag).
- Der niedergelassene Arzt benötigt zeitnah einen Befund eines Patienten aus einem älteren Krankenhausaufenthalt.

Das Zuweiserportal hält zu diesem Zweck vielfältige Funktionen bereit: von einfachen Ansprechpartnerverzeichnissen bis hin zu kontextsensitiven[29] Kontaktformularen. Redaktionell hinterlegte Verzeichnisse bieten dem niedergelassenen Arzt und seinen Praxismitarbeitern schnellen Zugriff auf aktuelle und vollständige Telefon- und Adresslisten des Krankenhauses. Mit Hilfe von solchen kontextsensitiven Webformularen können die Niedergelassenen exakt demjenigen Ansprechpartner eine Nachricht übermitteln, der z. B. den zu diskutierenden Patienten behandelt hat.

Zudem ergibt sich für den Niedergelassenen ein zusätzlicher Nutzen darin, dass er eine Frage unabhängig von der aktuellen Erreichbarkeit des Mitbehand-

---

29 Kontextabhängigkeit bezeichnet das Verhalten von Anwendungsprogrammen, Informationen über ihre Umgebung zu nutzen, um ihr Verhalten darauf abzustimmen.

lers im Krankenhaus stellen kann. Dies wird aber nur als nachhaltiger Nutzen erlebt werden, wenn die Antwortzeit und -qualität die Erfahrungen ohne das ergänzende Medium deutlich übertreffen und der Zeitaufwand für die Kommunikation fühlbar reduziert wird (Saßen und Franz 2007, S. 211).

Workflow-Managementsysteme
Die Kommunikation zwischen Krankenhäusern und ihren Einweisern läuft in der Regel in standardisierten Abläufen ab.

Unter dem Gesichtspunkt, den unterschiedlichen Einweisergruppen über das Zuweiserportal gestuft einen zusätzlichen Service anzubieten, rückt die Servicequalität in den Vordergrund. Nur wenn die elektronisch unterstützten Kommunikationsprozesse den Kommunikationsaufwand und die Ergebnisqualität der täglichen Prozesse des niedergelassenen Arztes und seiner Praxisorganisation spürbar verbessern und den damit verbundenen Aufwand deutlich reduzieren, gereicht der Service dem Einweiser zum dauerhaften Vorteil und steigert die Einweiserbindung. Hier sind die Krankenhausmitarbeiter, -ärzte und insbesondere die Chefärzte für die Erreichung eines hohen Service-Levels verantwortlich zu machen (vgl. Riegl 2000, S. 135).

Beispiel: Über das Kontaktformular innerhalb des Zuweiserportals kann der zuweisende Arzt eine Anfrage an den behandelnden Arzt im Krankenhaus stellen, ohne ihn direkt telefonisch kontaktieren zu müssen. Durch die Kommunikation über ein (teil-)strukturiertes Kontaktformular wird der Prozess für alle Beteiligten deutlich beeinflussbarer und effizienter. Werden allerdings die eingehenden Formularanfragen nicht oder nicht in der gebotenen Zeit ausgewertet, führt der gutgemeinte Service zur Unzufriedenheit des Einweisers und er wählt die bisher genutzten Kommunikationswege wieder als Routine. Auf der Oberfläche von Einweiserportalen und speziell im Zusammenhang mit der sich kontinuierlich fortentwickelnden Telematik bietet sich zur Sicherstellung der zuvor genannten Ziele der Einsatz von Prozessmanagement-Workflows an. Ein Workflow ist der IT-basierte Ablauf eines zuvor definierten Geschäftsprozesses. Spezielle Tools gestatten die Gestaltung und die Erstellung von formulargestützten Workflows ohne Programmierkenntnisse. Einfache Editoren erleichtern auch Ungeübten die Bedienung. Auf Basis dieser Tools ist es möglich, die typischen Abläufe zwischen Arzt und Krankenhaus im Zuweiserportal individuell zu gestalten, anzupassen und zu überwachen. Das Krankenhaus trägt für einen definierten Prozess die Daten des Patienten in das speziell geschaffene Formular ein (Name/OP/etc.) und wählt anschließend einen nachbehandelnden Arzt aus. Dieser wird per E-Mail informiert und kann sich die Daten im Portal ansehen. Nach der weiteren Behandlung kann er das Krankenhaus über den Abschluss der Behandlung informieren und ggf. weitere Daten an das Krankenhaus senden. Im Rahmen des Workflow-Managements werden auch Eskalations- und Vertreterregeln erstellt, d. h. es muss geregelt sein, wer im Falle der Abwesenheit oder innerhalb einer bestimmten Zeit eine Beantwortung einer Anfrage vornehmen muss. Hier kann das System automatisiert den nächsten autorisierten Mitarbeiter des Krankenhauses informieren, weil zuvor im System keine Antworten erfolgt sind. (Beispiel: Anfrage des Niedergelassenen zur OP-Anmeldung eines Patienten in der nächsten Woche; Der kontaktierte Mitarbeiter im Krankenhaus antwortet nicht innerhalb des definierten Zeitfensters – die Anfrage wird an einen anderen, zuvor definierten Mitarbeiter oder Instanz weitergeleitet bzw. eskaliert (vgl. Saßen und Franz 2007, S. 217).

Technischer Hintergrund
Das Zuweiserportal wird technisch über ein webbasiertes Extranet realisiert. Nur zugelassene und authentifizierte Ärzte oder nachsorgende Behandler erhalten Zugangsrechte zum geschlossenen Bereich. Die Verbindung aus der Arztpraxis erfolgt durch eine gesicherte Verbindung (SSL-Verbindung mit Zertifikat). Der gesamte Service ist für den niedergelassenen Arzt kostenlos. Innerhalb des Telemedizinportals werden patientenbezogene Informationen gemeinsam mit weiteren organisatorischen Informationen gebündelt und übersichtlich präsentiert.

Aktuell werden auch sogenannte Mehrwertanwendungen ausprobiert, wie z. B. Online-Ressourcen-Buchung[30], prä- und poststationäre Mitbehandlung von Patienten oder die Übermittlung von Videodaten (im Beispiel Kapselendoskopien).

Aktuell sind allein an das Portal der chirurgischen Abteilung alle Top-Ten-Ärzte der Einweiserstatistik (Schlüsseleinweiser) und zwei Rehakliniken angebunden. Das Krankenhaus behält sich allerdings strategisch vor, eben nur ihre bedeutsamen Einweiser mit dem Portal an sich zu binden und nur ihnen dieses Servicelevel anzubieten.

Integrationsfähigkeit in das EDV-Netzwerk
Ein wesentlicher Erfolgsfaktor für das Gelingen eines solchen Projektes ist die Datenintegration in die bestehenden Systeme. Fortwährend ist der Dialog zwischen medizinischen Abteilungen und deren Anforderungen sowie den EDV-technischen Herausforderungen herzustellen. Eine Betrachtung von Kosten- und Nutzenverhältnissen ist zum heutigen Zeitpunkt noch nicht vorgenommen worden. Der Betrieb des Systems ist allerdings in Anbetracht der Leistungs-, Integrations- und Ausbaufähigkeit kein „Nice-to-have", sondern obligat und sichert besonders zukünftige Entwicklungsanforderungen zum transsektoralen Datenaustausch ab. Die Anbindung der Rehakliniken an das Krankenhaus ist im eigentlichen Sinne ein Hybrid aus der bestehenden Plattform „Zuweiserportal" und ermöglicht die Integration weiterer Daten nach Wunsch des Hauses, z. B. Rehaanträge, Kostenträgeranfragen und Überleitungsbögen.

---

30 Zum Beispiel OP-Kapazitäten, Aufnahmetermine, Großgerätedisposition etc.

4.3.4 Kooperationen: Welche Möglichkeiten bieten Kooperationen und Netzwerke sowie die Integrierte Versorgung?

Klaus Legl

Bedeutung von niedergelassenen Ärzten und Praxisnetzen als Kooperationspartner für Krankenhäuser

Strategische Unternehmensziele, wie beispielsweise die Realisierung von Synergieeffekten und Kostenvorteilen sowie Marketing-Ziele, wie die immer wichtigere Steigerung des Images, können für Krankenhäuser schon seit geraumer Zeit nicht mehr ohne externe strategische Partner erreicht werden. So ist es heute keine Seltenheit mehr, dass beispielsweise erfolgreich agierende Kliniken der Maximalversorgungsstufe die Anzahl ihrer Kooperationen zur Realisierung spezialisierter oder ergänzender Leistungsangebote in einen dreistelligen Bereich vorangetrieben haben. Das Klinikum Ingolstadt, ein Krankenhaus der Maximalversorgungsstufe, unterhält beispielsweise im Jahr 2010 115 Kooperationen. Bei der Begründung und inhaltlichen Ausgestaltung der Kooperationen achten dabei immer mehr Kliniken darauf, dass die notwendige Generierung von Vorteilen für alle beteiligten Partner zu jeder Zeit der Kooperation gewährleistet ist. So hat beispielsweise das Klinikum Ingolstadt seine vielfältigen sektoralen und transsektoralen Kooperationen mit Krankenhäusern der Grund- und Regelversorgung, aber auch mit anderen Gesundheitsdienstleistern, durch eine Studie der Hochschule Ingolstadt[31] auf Basis fundierter Bewertungsdimensionen wie *Innovationsgrad*, *Entwicklungsgeschwindigkeit*, *Umsetzbarkeit*, ökonomisches *Potenzial*, *Langzeitperspektive* sowie *spezifisches Interesse der beteiligten Parteien* wissenschaftlich untersuchen lassen. Auf diese Weise konnte die Grundlage für weitere strategische Entscheidungen und die Konfiguration von Kooperationen sowie die Partnerselektion und das Betreiben von strategischem Kooperationsmanagement gelegt werden (vgl. Raab 2007*)*.

Der in den vergangenen Jahren verstärkte ökonomische Druck verbunden mit den Vorgaben des Bundes und der Länder zur Qualitätsverbesserung und nicht zuletzt Kundenerwartungen zwingen Krankenhäuser dazu, sich den einweisenden niedergelassenen Ärzten verstärkt zuzuwenden (vgl. Matzler et al. 1997, S. 737). Neben der Neuakquisition müssen Maßnahmen zur Einweiserbindung zum Mittelpunkt der Marketingausrichtung von Krankenhäusern werden (vgl. Vernohr 1996, S. 365). Zur Realisierung dieser Ziele verstärken viele stationäre Leistungserbringer ihre Aktivitäten zur Etablierung von Kooperationen mit den relevanten Einweisern.

---

31 3 ½ Monate Projektlaufzeit, 9 Stunden, 2 Coaches, 10 Experteninterviewes, 25 Teilnehmer an der Befragung.

Wichtige mögliche Kooperationsformen von Krankenhäusern mit niedergelassenen Ärzten

Lange Jahre lagen ähnlich den Kooperationen von Krankenhäusern mit Krankenhäusern auch bei den Partnerschaften mit niedergelassenen Ärzten Einkaufsgemeinschaften zum günstigen Erwerb benötigter Produkte an erster Stelle. Im Laufe der letzten Jahre drängte aber die Zusammenarbeit im medizinischen Bereich an die Spitze. Die bestehenden gesetzlichen Rahmenbedingungen für diese Kooperationsformen sollen helfen, die Strukturprobleme im deutschen Gesundheitssystem durch Auflösen der stationären und ambulanten Trennung zu überwinden, und haben in den letzten Jahren durch weitergehende Regelungen für einen zusätzlichen Schub bei der Umsetzung in der Praxis sorgen können. Im Nachfolgenden sollen die relevanten Kooperationsmodelle kurz beschrieben und kritisch betrachtet werden.

Integrierte Versorgung (§§ 140a–d SGB V)

Mit dem Ziel der Umsetzung einer stärker patientenorientierten Gesundheitsversorgung ermöglicht der Gesetzgeber zur Weiterentwicklung des Gesundheitssystems Integrierte Versorgungsformen (Verzahnung) zwischen Haus- und Fachärzten, ärztlichen und nicht-ärztlichen Leistungserbringern sowie dem ambulanten und stationären Bereich (vgl. Güssow und Hildebrandt 2004, S. 2). Die Intention liegt in der Erzielung von Qualitäts- und Kostenvorteilen für alle beteiligten Parteien wie Patienten, Kostenträger und Leistungserbringer. Dabei ist bewusst vorgesehen, dass das Krankenhaus sich zukünftig nicht mehr nur um die vollstationäre Versorgung der Versicherten kümmern soll, sondern auch vermehrt Aufgaben aus dem vertragsärztlichen Bereich übernehmen kann. Eine formale Anforderung besteht in dem Abschluss eines Integrationsvertrags, in dem die Beziehung im Hinblick auf Leistungsumfang, Verantwortung für die einzelnen Leistungselemente, Honorierung und Qualitätssicherung zwischen dem Leistungsanbieter Krankenhaus und den Einweisern sowie die Mitwirkung der relevanten Krankenkassen als Kostenträger zumeist auch für die Anschubfinanzierung vertraglich geregelt werden. Hinsichtlich der Vergütung sind nach dem Willen des Gesetzgebers sämtliche Leistungen, die von den teilnehmenden Versicherten inner- und außerhalb der Integrationsversorgung in Anspruch genommen werden, zu vergüten (vgl. § 140c Abs. 1 Satz 1 SGB V). Dabei ist nach allgemeiner Auffassung die Form des Integrationsbudgets von den Partnern frei wählbar. Berücksichtigung muss allerdings der Umstand erfahren, dass gerade bei der Vereinbarung von risikounabhängigen Kopfpauschalen für die Versicherten keine Anreizsysteme für eine Risikoselektion durch die Leistungserbringer geschaffen werden. Im Rahmen einer risikogerechten Vergütung, d. h. Differenzierung nach Risikogruppen und Anpassung der vorhersehbaren Kosten der Versicherten, zwischen den beteiligten Leistungserbringern soll verhindert werden, dass beispielsweise chronisch Kranke von der Integrierten Versorgung ausgeschlossen werden können. Die Verteilung der Vergütung sollte vertraglich detailliert festgelegt sein und nach der entsprechenden Vereinbarung erfolgen.

Das Einlassen auf ein Modell der Integrierten Versorgung sollte für ein Krankenhaus nur nach einer sorgfältigen Chancen- und Risiken-Analyse erfolgen, die die Vorteile gegenüber der Regelversorgung und -vergütung herausarbeitet. Gutes Erfolgspotenzial besteht gerade im Hinblick auf die *Beeinflussung* der Einweiser, wenn die Auslastung von Betriebsmitteln, wie Großgeräten und Laborgemeinschaften, gewährleistet und mit einem Imagegewinn bei den niedergelassenen Ärzten durch die eingebrachte Fachkompetenz der Klinikärzte verbunden ist oder Kosteneinsparungen für Doppeluntersuchungen oder medizinisch nicht gerechtfertigte Krankenhausaufenthalte zu erwarten sind.

Allerdings zeigte die Praxis, dass sich die Begeisterung für diese, mit der GKV-Reform 2000 eingeführte mögliche Kooperationsform zwischen Krankenhäusern und niedergelassenen Ärzten in der alten Form in Grenzen hielt. Insbesondere Krankenhäuser monierten den erheblichen verwaltungstechnischen Aufwand, die Komplexität der Vorschriften, Dissonanzen bei der Allokation des sektoralen Integrationsbudgets und vertraglichen Ausschluss der Betätigung des stationären Leistungserbringers im ambulanten Bereich (vgl. Roland Berger Strategy Consultants 2002). Die überarbeiteten Vorschriften des Gesetzgebers zur Integrierten Versorgung in der Fassung des Gesundheitsmodernisierungsgesetzes (GMG) im Jahr 2004 haben gerade im letztgenannten Kritikpunkt den Krankenhäusern zu den bestehenden engen Teilnahmemöglichkeiten an der ambulanten Versorgung durch § 115 ff. SGB V zukünftig weitergehende Möglichkeiten der Betätigung im ambulanten Sektor eingeräumt. Verstärkt wurde dieser politisch gewollte Trend insbesondere auch durch das seit dem 1. Januar 2007 gültige Vertragsarztrechtsänderungsgesetz (VÄndG), das Krankenhäusern den Eintritt in die ambulante Versorgung nachhaltig gestattet. Die Formen hierfür sind vielfältig und reichen beispielsweise von einer ambulanten Sprechstunde im Krankenhaus bis zur Teilzulassung des Klinikarztes. Der Klinikarzt kann damit neben seiner Tätigkeit als angestellter Klinikarzt auch vertragsärztlich in einem vorgegebenen Betätigungsrahmen, wie z. B. einem MVZ, und damit zusätzlich im ambulanten Sektor tätig sein.

Weitere zumeist erfolgreiche Formen der Zusammenarbeit zwischen Vertragsärzten und Krankenhäusern auf Grundlage des § 140a ff. SGB V werden in der Praxis vor allem im Bereich der Notfallversorgung begründet.

Die Ausgestaltung von Kooperationsformen im Rahmen der Integrierten Versorgung ist oftmals getrieben von einer ausgeprägten Kooperationstiefe und einer Angebotsvielfalt für den niedergelassenen Arzt. Für Krankenhäuser bestehen gute Bindungsmöglichkeiten insbesondere bei der Integration von jungen Ärzten mit Neuzulassung und noch nicht ausgeprägtem Patientenstamm in dieser Kooperationsform. Für diese Zuweisergruppe können beispielsweise mit dem Angebot der Gerätenutzung im Krankenhaus oder die mögliche Beteiligung an der Notfallversorgung in der Klinik die geeigneten Anreize geschaffen werden. Im Rahmen der letztgenannten Option können Notfallpatienten bei guter

Behandlung durchaus auch zu Praxispatienten werden und zur Erhöhung der Patientenanzahl des kooperierenden Arztes beitragen.

Fallbeispiel

Dr. med. Harald Hollnberger, Vorstandsassistent, Leiter Abteilung Organisationsentwicklung, Klinikum St. Marien Amberg

Konzept UGOM: Optimierte Patientenversorgung durch regionale medizinische Vollversorgung

Beispielhaft für ein aus medizinischer und ökonomischer Sicht in der Praxis erfolgreiches Projekt der Integrierten Versorgung darf das Konzept UGOM (*Unternehmen Gesundheit Oberpfalz Mitte*) genannt werden, das sich der optimierten Patientenversorgung durch regionale medizinische Vollversorgung verschrieben hat. Im Mittelpunkt auf der stationären Anbieterseite stehen mit dem Klinikum St. Marien Amberg ein Schwerpunktkrankenhaus der Versorgungsstufe II sowie die Landkreiskrankenhäuser des Landkreises Sulzbach-Rosenberg. Auf der ambulanten Seite haben sich ein ambulantes OP-Zentrum, zwei medizinische Versorgungszentren sowie mittlerweile 93 niedergelassene Allgemein-, Haus- und Fachärzte als Gesellschafter des Unternehmens UGOM etabliert. Die signifikante Verbesserung des Leistungsgeschehens konnte insbesondere durch die Einführung von Kommunikationsstandards und Schnittstellen zwischen den Sektoren, Prozessdokumentation, Datenevaluierung, Qualitätsmanagement, Patientensteuerung und Serviceprogramme sowie Arbeiten mit einem virtuellen kombinierten Budget zur optimierten Umsetzung von Verträgen erreicht werden. Die annähernd 14.000 Versicherten der AOK Bayern in der mittleren Oberpfalz können damit in der Praxis beispielsweise auf die gezielte Betreuung durch ein frei wählbares *Gesundheits-Team* aus Ärzten, schnelle Terminvergaben, minimierte Wartezeiten, Vermeidung von Doppeluntersuchungen sowie auf eine persönliche Präventionsplanung an Vorsorgemaßnahmen vertrauen. Im Falle eines notwendigen stationären Aufenthalts können der elektronische Arzt- und Entlassungsbrief, elektronische Falldatenerfassung und Prozessdokumentation zum Vorteil des Netzpatienten eingesetzt werden. Blickt man auf die ökonomische Seite, können durch die effizientere und effektivere sektorenübergreifende Versorgung der Patienten die Gesundheitsdienstleistungen deutlich günstiger erbracht werden. Unterstützt wird dieser Effekt durch die Abnahme der stationären Einweisungen in der Gesamtheit und die Kompensation durch günstigere ambulante Versorgungsmaßnahmen. Parallel zu dieser Entwicklung können jedoch die im Modell der Integrierten Versorgung eingebundenen Kliniken vor Ort einen Anstieg der Patientenzahlen registrieren, da die rückläufigen Einweiserzahlen vor allem von überregionalen Kliniken und auch Kliniken mit einem höheren Versorgungsstatus hingenommen werden müssen (Regionalisierung).

Auf Grundlage der von den Gesellschaftern für das Modell entwickelten Vision und Wertekultur vertraut die stationäre Seite im Unternehmen UGOM auch weiterhin auf die enge Verzahnung und Einbindung seiner Zuweiser. Im Fokus stehen dabei erfolgreiche Maßnahmen wie regelmäßige Zuweiserbefragungen und eine neu konzipierte Zuweiserzeitschrift „ZAK professional" für niedergelassene Ärzte. Das Klinikum wurde auf der Basis all dieser Aktivitäten 2009 mit dem Klinikaward „Bestes Zuweisermarketing" ausgezeichnet. Durch die bereits vollzogene starke Bindung eines beachtlichen Anteils an Schlüsseleinweisern mit hohem Einweiservolumen in der mittleren Oberpfalz im Modell muss allerdings das zukünftige zusätzliche Einweiserpotenzial in dieser Einweisergruppe als eher gering eingestuft werden. Es darf jedoch davon ausgegangen werden, dass von dem erfolgreichen Modell insbesondere durch die Bindung von erfahrenen Ärzten der Region und den evidenten Vorteilen für den ambulanten Sektor für bislang nicht assoziierte Ärzte mit zumeist mittlerer bis geringer Einweisungsintensität Impulse ausgehen können, die einen positiven Einweisertrend für Krankenhäuser im Rahmen der UGOM einleiten könnten.

Modellvorhaben (§ 63 ff. SGB V)

Zentrales Ziel der Modellvorhaben im Sinne des Sozialgesetzbuches ist die Weiterentwicklung der Qualität und Wirtschaftlichkeit der Versorgung im deutschen Gesundheitswesen. Der Vertragsschluss soll in erster Linie als Kooperation zwischen Krankenkassen und Vertretern des ambulanten Sektors, die im Besitz einer vertragsärztlichen Versorgung sind, für Pilotprojekte mit einer zeitlichen Befristung von acht Jahren insbesondere im Themenbereich der Früherkennung von Krankheiten zustande kommen. Da sich nach VÄndG auch Krankenhäuser durch ihre Klinikärzte im ambulanten Bereich rechtmäßig bewegen können, ist die hier beschriebene Kooperationsform zwischen niedergelassenen Ärzten und Krankenhäusern denkbar. In der Satzung sind dabei die konkreten Ziele, die Dauer und die Bedingungen für die Teilnahme der Versicherten, die immer auf freiwilliger Basis erfolgen muss, festzulegen. Anreize zur Teilnahme der Versicherten sind möglich, müssen aber über erzielte Einsparungen im Modellvorhaben wieder kompensiert werden. An einem Pilotprojekt mit dem beschriebenen Kooperationscharakter beteiligen sich nach Einschätzung von beteiligten Krankenkassen in der Praxis vorrangig etablierte niedergelassene Ärzte. Durch zumeist lange Kooperation mit dem stationären Leistungserbringer weisen viele davon bereits mittlere bis hohe Einweiserzahlen zu dem regionalen Krankenhaus auf. Es lässt sich somit nicht zwingend auf zusätzliches Einweiserpotenzial schließen. Hier ist zudem auch der Inhalt des Pilotprojekts von entscheidender Bedeutung. Bei einem denkbaren Modell auf der Grundlage von § 63 ff. SGB V zur besseren Versorgung von Heimpatienten könnten Einweisungen von Heimpatienten eher als „schlechte Einweisungen" qualifiziert werden, da sich Krankenhäuser mit überdurchschnittlichen Verweildauern bei Heimpatienten konfrontiert sehen müssten.

Ambulantes Operieren (§ 115b SGB V)

Auch in diesem Bereich sieht der Gesetzgeber die Möglichkeit, den ambulanten und stationären Sektor an einer entscheidenden Schnittstelle besser zu verzahnen (vgl. Köhler 2003, S. A 2338). Krankenhäuser haben auf Grundlage einer Vereinbarung der Selbstverwaltungspartner (DKG; Kassenärztliche Bundesvereinigung, KBV; sowie die Spitzenverbände der GKV) einen Katalog mit 3.000 Operationen verabschiedet, die nun auch von Ärzten im Krankenhaus nach einer in der Regel vertragsärztlichen Einweisung im Rahmen der ambulanten Leistungserbringung erbracht und direkt mit den Krankenkassen abgerechnet werden können. Hintergrund ist § 39 SGB V zur Vermeidung nicht notwendiger vollstationärer Krankenhausbehandlungen. Zugleich werden die geforderten Kriterien der patientengerechten Versorgung erbracht und die Möglichkeit einer weiteren Kooperation zwischen niedergelassenem Bereich und Krankenhausbereich gefördert, einschließlich der Nutzung von OP-Kapazitäten im Krankenhaus oder MVZ. Die Nachbehandlung ist weitgehend durch den Haus- oder Facharzt vorgesehen, was eine gute Kommunikation im Rahmen der Kooperation impliziert. Diese Kooperationsform wird zunehmend von vielen Krankenhäusern wahrgenommen. So haben sich die GKV-Ausgaben für ambulante Operationen im Krankenhaus laut Pressemitteilungen des Bundesministeriums für Gesundheit in 2008 auf ca. 600 Mio. EUR erhöht, was einen prozentualen Anstieg von 27 % im Vergleich zum Jahr 2007 bedeutet. Ambulantes Operieren ist für viele Ärzte der verschiedensten Fachrichtungen in ökonomischer Hinsicht, aber auch durch die mögliche Einbindung von erfahrenen Klinikärzten, eine interessante Kooperationsmöglichkeit mit dem Krankenhaus. Insbesondere bei Nicht-Einweisern oder Nicht-mehr-Einweisern sollte mit dem Kooperationsinhalt *Ambulantes Operieren* im Vergleich zum nicht leistenden Wettbewerber eine attraktive Maßnahme zur Neubindung an das Krankenhaus gegeben sein. Beteiligte Krankenhäuser können damit ein zumindest mittleres Einweiserpotenzial mit vertretbarem Aufwand bei den vorgenannten Einweisergruppen realisieren.

Belegarztwesen (§ 121 SGB V)

Bei dieser Kooperationsform handelt es sich um ein klassisches Modell der Zusammenarbeit zwischen Krankenhaus und niedergelassenem Arzt. Im Rahmen eines Belegarztvertrags besteht für den niedergelassenen Arzt ohne Anstellung am Klinikum die Möglichkeit, Patienten stationär oder teilstationär behandeln zu können. Dabei ist der Vertreter der ambulanten Leistungserbringung für die Sicherstellung der Leistungserbringung verantwortlich, während sich das Krankenhaus für die Pflege, Unterbringung und Verpflegung sowie die Bereitstellung der für die ärztliche Behandlung notwendigen Räume, Gerätschaften und Einrichtungen verantwortlich zeichnet. Beide Leistungsblöcke werden unmittelbar mit den Kostenträgern abgerechnet. Nutzungsgebühren für Krankenhauseinrichtungen entrichtet der niedergelassene Arzt an das Krankenhaus. Die inkludierte Vor- und Nachbehandlung durch den Haus- bzw. Facharzt wird vom Patienten zumeist als sehr vorteilhaft empfunden. Das Modell hat in den letzten Jahren wieder mit leicht steigenden Nutzungszahlen aufwarten können, was insbesondere durch die Eignung des Modells für kleinere allgemeine Krankenhäuser zumeist in ländlichen Gegenden begründet sein könnte. Diese können fehlende Fachabteilungen durch Genehmigungen für Vertragsärzte kompensieren und damit gleichzeitig die Auslastung ihrer Kliniken sicherstellen. Diese Kooperationsform ist vorrangig für niedergelassene Ärzte geeignet, die als erfahrene medizinische Kompetenzträger bereits lange mit dem Krankenhaus zusammenarbeiten. Das Vertrauen der niedergelassenen Ärzte sollte sich damit oftmals in mittleren und hohen Einweiserzahlen ausdrücken. Durch diesen Umstand ist allerdings deren (zusätzliches) Einweiserpotenzial als eher gering einzustufen.

Praxis oder Praxisklinik im Krankenhaus (§ 115 Abs. 2 Nr. 1 SGB V)

Mutige Vertragsärzte können sich an einem in der Kooperationstiefe noch stärkerem Modell wie dem des Belegarztwesens versuchen, das die Niederlassung eines Vertragsarztes innerhalb eines Krankenhauses vorsieht. Die Vorteile für die beteiligten Seiten des ambulanten und stationären Sektors sind evident: Die Gerätschaften der niedergelassenen Praxis beispielsweise eines Radiologen oder andere nicht „bettbedürftigen" Bereiche wie Laboratoriumsmedizin können auch bei der stationären Diagnostik insbesondere im Fall von kleineren Krankenhäusern gegen Honorar zum Einsatz kommen, was dem stationären Leistungserbringer Investitionskosten spart und eine für das Leistungsspektrum komplementäre fachliche *Arbeitskraft* einbringt. Auf der Grundlage des § 115 Abs. 2 Nr. 1 kann darüber hinaus der Betrieb einer Praxisklinik, d. h. einer Einrichtung, in der die Versicherten durch die Zusammenarbeit mehrerer Vertragsärzte unterschiedlicher Fachrichtungen ambulant und stationär versorgt werden, mit ähnlichen Effekten wie bei der vorgenannten Variante betrieben werden. Diese Kooperationsform ist in beiden Varianten eher für etablierte niedergelassene Ärzte geeignet, die beispielsweise die Praxis im Krankenhaus auch als Filialpraxis im Rahmen der Kooperation betreiben können. Sie bringen ausreichende medizinische Kompetenz und einen guten Patientenstamm mit, den sie mit mittlerer respektive höherer Einweisungsintensität ihrem regionalen stationären Kooperationspartner zukommen lassen. Das Krankenhaus selbst muss zur Bindung dieser Schlüsseleinweiser große Anstrengungen unternehmen, kann aber nur mit eher geringem zusätzlichem Einweiserpotenzial in diesem Segment rechnen.

Strukturierte Behandlungsprogramme (§ 137f SGB V)

Krankenkassen haben durch die Neuordnung des Risikostrukturausgleichs (RSA) Anreize erhalten, für Patienten mit chronischen Erkrankungen wie Diabetes oder Herzinsuffizienz strukturierte Behandlungsprogramme (Disease Management Programme, DMP) zu schaffen, die die gesamte Versorgungskette mit einschließen. Im stationären Sektor lassen sich über die DMP verbindlich Behandlungspfade (Clinical Pathways) initiieren, die insbesondere über ihre Ambulanzen sektorübergreifend mit den niedergelassenen Ärzten zusammenarbeiten. Nachweislich fördert diese Kooperationsform die interdisziplinäre Versorgung des Patienten und verhindert Kostenverschiebungen zwischen den Sektoren, Doppeluntersuchungen, interessengeleitete Überweisungen und andere Ineffizienzen. Im DMP *Diabetes mellitus* der AOK Sachsen-Anhalt konnten beispielsweise in den Jahren 1999 bis 2002 eine Mio. EUR an Behandlungskosten eingespart werden, weil nach prognos[32] die Teilnehmer am Programm nachweislich weniger stationäre Aufenthalte benötigten als Vergleichsgruppen, die an keinem Disease Management-Programm teilnahmen. Die Anträge bei dem zuständigen Bundesversicherungsamt sind nach eigenen Aussagen in den letzten Jahren mit p. a. zweistellig gewachsen (vgl. o. V. Ärzte Zeitung, 19.12.2005) und lassen somit gute Kommunikation und damit einen Erfolg für die sektorübergreifende Zusammenarbeit zwischen Krankenhaus und Einweiser vermuten. Durch die Mitsteuerung der Programme durch die Krankenkassen ist die Einflussnahme auf den Einweiser Hausarzt und Facharzt durch das Krankenhaus eher geringer einzustufen als bei anderen Modellen, die bipolar modelliert werden. Dieser Umstand aber auch die Vermeidung von kostenintensiven stationären Aufenthalten als Zielrichtung und die stark indikationsabhängige Ausrichtung ist nicht zwingend dazu geeignet, ein zusätzliches Einweiserpotenzial auch bei wohlwollenden beteiligten Einweisern zu generieren.

Vertragsarzt als Konsiliar im Krankenhaus

Im Rahmen der Kooperationsform des Vertragsarztes als Konsiliar behandelt dieser in einem Krankenhaus stationär aufgenommene Patienten und wird hierfür von dem Krankenhaus aus dem Gesamtbudget für seine Leistungen oder pauschal honoriert. Diese Form der Kooperation ist nicht durch eine eigene Rechtsinstitution erfasst, sondern richtet sich vorrangig nach dem allgemeinen Vertragsrecht des BGB. Da die vertragliche Gestaltung insbesondere hinsichtlich der Vergütung, der vom Konsiliar aufzuwendenden Zeit, aber auch der Haftung für den Vertreter des ambulanten Sektors zumeist nicht vorteilhaft respektive gewinnbringend umzusetzen ist, wird das Modell von den Parteien nur wenig wahrgenommen. Das Krankenhaus akzeptiert in der Regel ausschließlich Fachärzte mit ausgewiesener Kompetenz für eine konsiliarische Tätigkeit im Kran-

---

32 Insbesondere durch Intensivierung und Koordination der ambulanten Behandlungsprozesse.

kenhaus. Diese Anforderung impliziert oftmals den Umstand, dass sich die zumeist etablierten niedergelassenen Ärzte auch bereits im Vorfeld ihrer Tätigkeit als Konsiliar intensiv an das Krankenhaus gebunden haben und damit eher zu dem Arztsegment gehören, das eine mittlere bis höhere Anzahl an Einweisungen aufweist. Wie bereits in vorgenannten Kooperationsmodellen herausgestellt, ist damit das zusätzliche Einweiserpotenzial eher gering, zumal zur Bindung der Konsiliarärzte in vielen Fällen beispielsweise durch das Angebot an Fortbildungsprogrammen im Krankenhaus große Anstrengungen und Aufwendungen unternommen werden müssen.

Medizinische Versorgungszentren (§ 95 SGB V)

Am 1. Januar 2004 trat das Gesundheitsmodernisierungsgesetz in Kraft und war damit die Geburtsstunde Medizinischer Versorgungszentren (MVZ) in Deutschland. Charakteristisch für diese Zentren ist die fächerübergreifende Zusammenarbeit der meist dort angestellten niedergelassenen Ärzte sowie anderer Heilberufe. Ziel der Zusammenarbeit ist die stärkere Fokussierung auf das Krankheitsbild eines Patienten durch dessen Behandlung aus einer Hand und nicht, wie bislang üblich, in Teilabschnitten von nicht vernetzt handelnden Ärzten. Zudem ist durch § 95 SGB V die Möglichkeit für Kliniken geschaffen worden, sich als Träger von MVZ an der vertragsärztlichen Versorgung zu beteiligen. Der jetzige § 95 SGB V ist Ergebnis von Konsensverhandlungen zwischen der Bundesregierung und der Opposition und soll ein eindeutiges politisches Signal aussenden. Krankenhäuser sollen in die Lage versetzt werden, die strikte Trennung von ambulantem und stationärem Sektor zu durchbrechen und damit als wichtige Schnittstelle zwischen beiden Sektoren fungieren (vgl. Hansen 2008, S. 35 f.). Stationäre Gesundheitsversorger sollen zudem zukünftig mithilfe von MVZ die ambulante Gesundheitsversorgung auf dem Land absichern, die gerade in strukturschwachen Regionen wie beispielsweise in Teilen Ostdeutschlands durch die stark abnehmende Zahl niedergelassener Praxen bereits heute erheblich gefährdet ist. (vgl. Schulte und Schulz 2007, S. 130; Sanofi-Aventis Online).

Gründungsvoraussetzungen und Betreiberformen
Grundsätzlich muss bei der Gründung zwischen den tatsächlichen Gründern (z. B. Träger, Gesellschafter) eines MVZ und den aktiven Leistungserbringern von ambulanten Leistungen direkt am Patienten unterschieden werden. Generell gründungsberechtigt sind am System der GKV teilnehmende Leistungserbringer wie z. B. Ärzte, Apotheker, Physiotherapeuten, Krankenhäuser, Kliniken, Sanitätshäuser auf der Grundlage von *Zulassung* (z. B. Vertragsärzte), *Ermächtigung* (z. B. ermächtigte Krankenhäuser) oder *Vertrag* (z. B. Apotheken). Nicht berechtigt zur Gründungsteilnahme an einem MVZ sind Managementgesellschaften, die medizinische Leistungen anbieten, welche durch andere Leistungserbringer erbracht und bei der GKV abgerechnet werden. Die mögliche Rechtsform ist in § 95 Abs. 1 Satz 3 SGB V geregelt, wobei zunächst grundsätzlich alle zulässigen

Organisationsformen frei wählbar sind. Im 4. Quartal 2009 waren rund 49,5 % der MVZ in Trägerschaft von Vertragsärzten und 38,1 % in Trägerschaft eines Krankenhauses mit steigender Tendenz (vgl. KBV, MVZ aktuell, 4. Quartal 2009, S. 4). Weitere Gründungsvoraussetzungen sind (vgl. Schulte und Schulz 2007, S. 84 ff.; Schmidt-Rettig und Eichhorn 2008, S. 621 ff.):

• Eintragung der Ärzte in das Arztregister
• ärztliche Leitung
• Vernetzung verschiedener ärztlicher und nicht-ärztlicher Fachrichtungen
• Zulassung des MVZ und Bewilligung der Anstellung von Ärzten im zugelassenen MVZ durch den Zulassungsausschuss der Kassenärztlichen Vereinigung
• Beschäftigung als angestellter Arzt oder Vertragsarzt, Erfüllung der Qualitätsanforderungen gemäß § 135 SGB V
• Berücksichtigung der Bedarfsplanung, d. h. keine Genehmigung/Zulassung bei Zulassungsbeschränkungen (§ 95 Abs. 2 Satz 8 SGB V)

Festzuhalten ist auch, dass ein MVZ als rechtlich etablierter Leistungserbringer auch Kooperationsformen wie ein Praxisnetz oder vertragsärztliche Praxen begründen kann, wie z. B. regionale oder überörtliche Teilberufsausübungsgemeinschaften.

Es lassen sich nachweislich für alle beteiligten Kooperationspartner Vorteile generieren. Auf der Seite der niedergelassenen Ärzte hängen diese sehr stark von der Tiefe der Kooperationsform ab. Bei Bindung des niedergelassenen Arztes, z. B. durch Festanstellung oder möglichen freiberuflichen Praxisbetrieb innerhalb des MVZ, sind Kosteneinsparungen bei Investitionen, Synergieeffekte hinsichtlich Verwaltungsaufgaben, gemeinsame Nutzung von Gerätschaften oder Vermeidung von Budget-belastenden Doppeluntersuchungen evident. Die vorgenannten Vorteile lassen sich in der beschriebenen Tiefe nur bei sehr starker Bindung des niedergelassenen Arztes an das MVZ erzielen. Aber auch weniger weitgehende Kooperationsformen insbesondere im Rahmen von Behandlungspfaden mit klarer Verteilung der Verantwortlichkeiten für vor- und nachgelagerte medizinische Leistungen oder durch das Angebot der Mitnutzung von teuren medizinischen Gerätschaften des MVZ lassen Vorteile für den niedergelassenen Arzt erkennen.

Durch die fächerübergreifende Kooperation zwischen stationärem und ambulantem Sektor sowie den unterschiedlichen medizinischen Fachabteilungen in einem MVZ soll die Gesundheitsversorgung, insbesondere im Bereich der kostenintensiven Volkskrankheiten, verbessert werden. MVZ haben für *Krankenhäuser* als Träger den primären Vorteil, dass sie wie niedergelassene Ärzte als Zuweiser fungieren und damit zur Steigerung der stationären Fallzahlen beitragen können. Parallel dazu können lukrative Fälle gezielt vom Krankenhaus in das MVZ geleitet werden. Doch auch Prozessoptimierungen beispielsweise zur Vermeidung von Doppeluntersuchungen sowie gemeinsame Verwaltungsaktivitäten können angestrebte positive Synergieeffekte generieren. Weitere bedeutende Impulse können Kliniken mit ihrer MVZ-Trägerschaft durch die umfassende

und innovative Ausgestaltung der Zusammenarbeit mit ambulanten Leistungserbringern, wie z. B. den einweisenden Hausärzten oder ambulanten Pflegediensten, setzen, indem diesen beispielsweise eine vertragliche Beteiligung bei der
prä- und poststationären Behandlung mit Fixierung des Umfangs der Behandlung
sowie klaren Verantwortlichkeiten für die zugewiesenen Patienten eingeräumt
werden kann.

Problemfelder eines MVZ aus Sicht der niedergelassenen Haus- und Fachärzte
Die Gründung von MVZ an Kliniken verfolgen niedergelassene Ärzte meist
sehr kritisch. Es wird oftmals befürchtet, dass die Krankenhäuser sich über
ihren *ambulanten Arm* MVZ regional zur Konkurrenz der Niedergelassenen
entwickeln. Zumal Krankenhäuser berechtigt sind, ihren angestellten Ärzten
die Möglichkeit einer Tätigkeit als Vertragsarzt mit Teilzulassung auf Grundlage des VÄndG zu ermöglichen. Des Weiteren besteht aus Sicht der niedergelassenen Ärzte die Gefahr, dass der Status der Freiberuflichkeit der Ärzte generell gefährdet ist. Ein weiterer brisanter Kritikpunkt ist in einem möglichen
Interessenskonflikt zwischen der Realisierung von ökonomischen Vorteilen
durch das MVZ-Management und der Sicherstellung der notwendigen medizinischen Leistungen bei der Patientenversorgung zu sehen (vgl. Schulte und
Schulz 2007, S. 133). Diesem möglichen Konflikt sollte mit klar definierten
Behandlungspfaden begegnet werden, in denen auch bewusst Einweiser als
ambulante Dienstleister für vor- und nachgelagerte medizinische Leistungen
integriert werden.

Praxisbeispiele, wie z. B. eines in Süddeutschland zeigen, dass der vorgenann-
te Weg über definierte Behandlungspfade erfolgreich begangen werden kann.
Das agierende MVZ und die betreibende Klinik haben sich stark auf medizinische Integration von Kunstgelenken spezialisiert. Es ist nachweislich gelungen,
frühzeitig ein gemeinsames Konzept für integriertes Behandlungsmanagement
mit den niedergelassenen Ärzten zu entwickeln. Durch aufwendig gedruckte
Wegweiser für Patienten und niedergelassene Ärzte mit definierten Prozesspha-
sen sowie zahlreichen Informationsveranstaltungen für die Einweiser ist eine
gute Zusammenarbeit und Kommunikation erreicht worden. Im Rahmen des
von beiden Kooperationspartnern klar definierten Behandlungspfads und auch
anderen medizinischen Konzepten, z. B. DMP, wurde eindeutig festgehalten,
wer welche Leistungen präoperativ, operativ und postoperativ übernimmt und
wie hoch das jeweilige Honorar sein wird. In diesem Beispiel sind die Niedergelassenen im Leistungsgeschehen des MVZ voll integriert und profitieren vom
gemeinsamen Angebot hinsichtlich ihrer medizinischen Bedeutung, aber auch
der monetären Zuwendung. Durch die verbindliche Zusage des Behandlungspfads ist für die Klinik, das MVZ, das Ärztenetzwerk und die Einweiser in der
ambulanten Versorgung eine Win-Win-Situation entstanden.

Ein weiteres gutes Praxisbeispiel für eine gelungene Kooperation zwischen
Klinikum und niedergelassenen Haus- und Fachärzten bzw. einem Ärztenetzwerk konnte durch das mit der Chirurgischen Klinik München-Bogenhausen
assoziierte Medizinische Versorgungszentrum München-Bogenhausen umge-

setzt werden. Die frühzeitige Kommunikation mit Niedergelassenen führte dazu, dass diese über die Zielsetzung und Ausgestaltung des zu gründenden MVZ informiert waren und gegenseitiges Verständnis in einer frühen Phase hergestellt werden konnte. Die Spezialisierung des MVZ auf die spezifische Indikation Adipositas mit Schwerpunkt auf prä- und poststationäre/operative ambulante Leistungen im Rahmen von operativen und stationären Leistungen der Trägerklinik des MVZ und die Konzentration auf die Etablierung eines Beckenbodenzentrums zielte auf die Bedienung von medizinischen Nischen ab, in deren Feld sich die relevanten niedergelassenen Ärzten nicht primär bewegten oder die medizinischen Leistungen nicht erbringen wollten. Die medizinischen Leistungen des MVZ konnten damit von den niedergelassenen Ärzten vorrangig als Ergänzung des stationären Leistungsspektrums der Trägerklinik ohne vordergründige Konkurrenzsituation verstanden werden (vgl. Raab et al. 2009).

Eine zusätzliche Möglichkeit der Kooperation mit den Niedergelassenen vor Ort besteht darin, dass einzelne Versorgungseinheiten eines Krankenhauses in ein MVZ (z. B. Radiologie, Reha, Anästhesie, Endoskopie) ausgelagert werden. Zur Auslastung der oftmals teuren Gerätschaften in MVZ, aber auch Krankenhäusern wird die Nutzung auch durch niedergelassene Ärzte zunehmend mit gutem Erfolg realisiert. Dies hat seinen Grund nicht zuletzt in dem Umstand, dass gerade junge niedergelassene Ärzte die oftmals sehr teure Anschaffung von Gerätschaften gerade im Diagnostikbereich scheuen (vgl. Drissner 2010, S. 62).

Bei der Selektion und Begründung von geeigneten Kooperationsformen mit dem Einweiser kommt bei innovativen Krankenhäusern das Instrument des klinikeigenen Medizinischen Versorgungszentrums zunehmend zum Zuge, indem sie sich als stationärer Leistungserbringer rechtlich abgesichert aktiv einbringen können.

Das MVZ und sein Krankenhausträger sollten gerade im Hinblick auf die Kooperation mit dem Einweiser den nachfolgenden Erfolgsfaktoren die notwendige Aufmerksamkeit schenken. In diesem Fall kann der verbreiteten Expertenmeinung *„Es gibt kein besseres Instrument für Krankenhäuser zur Bindung, als sich die Ärzte ins eigene Haus zu holen"* (Krankenhausvertreter im Interview; zitiert nach Drissner 2010, S. 62) uneingeschränkt gefolgt werden:

* *Frühzeitige, informative, konstante Kommunikationspolitik*: Sie kann helfen, Informationsverluste an den Schnittstellen zwischen stationärer und ambulanter Versorgung zu vermeiden und den Informationsfluss sowie die Leistungsabstimmung zu verbessern. Hierfür sollte der Aufbau einer gemeinsamen Kommunikationsplattform zum Austausch von Informationen (z. B. Arztbrief), die Abstimmung der Leistungsspektren von Krankenhaus und niedergelassenen Ärzten sowie die Entwicklung von Behandlungsrichtlinien für eine qualitätsorientierte Versorgung der Versicherten betrieben werden.
* *Frühzeitige Spezialisierung des MVZ sowie Bedienung von Nischen-Indikationen*: Damit kann die von niedergelassenen Ärzten gefürchtete Integration von Hausärzten in das MVZ umgangen werden. Die zunehmende Speziali-

167

sierung mit vorrangiger Einbindung von Fachärzten in den letzten Jahren konnte die Bedenken der niedergelassenen Ärzte abmildern und in der Praxis die Kooperationsbereitschaft deutlich erhöhen. Ein nicht zu unterschätzender Anreiz zur Spezialisierung könnte für MVZ darüber hinaus in einer möglichen Erhöhung der Patientenfallzahlen von 15 % bis 25 % liegen, wie eine kürzlich durchgeführte wissenschaftliche Studie der Hochschule Ingolstadt bei den untersuchten MVZ aufzeigen konnte (vgl. Raab et al. 2009b; Raab et al. 2010; Raab et al. 2011).

- *Aktive Beteiligung der Einweiser am Leistungsangebot des MVZ beispielsweise im Rahmen von klar definierten Behandlungspfaden*: Es wäre für Krankenhäuser kontraproduktiv, wenn sie die Patienten für prä- und posttherapeutische, respektive prä- und postoperative Leistungen, ausschließlich an das hauseigene MVZ umleiten würden. Das MVZ darf im Rahmen einer funktionierenden Kooperation mit dem Einweiser zu keinem Zeitpunkt zur verlängerten *Werkbank* des Krankenhauses oder zur *Einweisungsmaschine* für das Krankenhaus werden.

Abschließend lässt sich festhalten, dass der Krankenhaussektor durch die veränderte Gesetzgebung aus dem Jahr 2004 erheblich gestärkt wurde. Kliniken ist es durch die Etablierung von MVZ gelungen, in den ambulanten Sektor vorzustoßen. Allerdings reichen die Möglichkeiten der MVZ sicherlich alleine nicht aus, um die Zuweisung für das Krankenhaus attraktiv zu gestalten. Aber ein MVZ mit Klinikträgerschaft kann schon heute als Anfang dienen, um sich mit den niedergelassenen Praxen in der Versorgungsregion eng zu verzahnen und eine über die Klinikaktivitäten hinaus verbindliche Zuweisernetzwerkstruktur – respektive Kooperationen mit den niedergelassenen Ärzten durch überlegt gesetzte Maßnahmen – zu schaffen oder zu optimieren (vgl. Nissen 2006, S. 180 ff., vgl. Drissner 2010, S. 61 f.). Die Kooperationsangebote, die von einem MVZ den niedergelassenen Ärzten unterbreitet werden können, sind in ihrer Vielfalt für sämtliche Einweisersegmente von generellem Interesse. Sicherlich sind die niedergelassenen Ärzte, die vorurteilsfrei von Anfang an mit einem MVZ vertrauensvoll zusammenarbeiten, in der Gruppe zu finden, die zuvor auch mit dem Klinikträger selbst gut kooperiert hat. Diese Einweiser weisen eher eine mittlere bis höhere Einweiserquote auf und haben damit ein eher geringes (zusätzliches) Einweiserpotenzial. Jedoch kann durch die Möglichkeit des MVZ hinsichtlich der möglichen Kooperationstiefe und des Umfangs an Angeboten sicherlich auch an Nicht-Einweiser und Nicht-Mehr-Einweiser erfolgreich herangetreten werden, insbesondere dann, wenn der Wettbewerb nicht mit vergleichbaren Angeboten für die Realisierung einer Integrierten Versorgung aufwarten kann. Entscheidend bei der Bedienung beider Segmente dürfte für das MVZ aber sein, die notwendige Balance zwischen den spezifischen Aktivitäten zu finden und dabei auch den hierfür notwendigen Aufwand ins Kalkül zu ziehen.

Fazit und Ausblick

Da ein Nichtwohlwollen von Einweisern dazu führen kann, dass die Zukunftsplanung des Krankenhauses von sehr großen Unsicherheiten auf der Basis von unsicherer Fallzahlplanung geprägt sein dürfte, ist die Wahl und Qualität der Kooperation von Krankenhäusern mit niedergelassenen Ärzten von entscheidender Bedeutung. Die rechtlichen Voraussetzungen für die Begründung von Kooperationen mit dem ambulanten Sektor waren für Krankenhäuser niemals besser als heute. Die bestehenden Versorgungsmöglichkeiten (Modellvorhaben, § 63 ff. SGB V; Belegarztwesen, § 121 SGB V) sind in den vergangenen Jahren um neue Formen der Patientenversorgung ergänzt worden (insbesondere Integrierte Versorgung, §§ 140a–e SGB V; Ambulante Operationen im Krankenhaus, § 115a SGB V; Strukturierte Behandlungsprogramme, § 137f SGB V; Medizinische Versorgungszentren, § 95 SGB V). Zusammen mit den Möglichkeiten des Wettbewerbsstärkungsgesetzes (WSG) und vor allem den Regelungen des VÄndG sind Krankenhäuser in die Lage versetzt worden, die politisch gewollten Bemühungen um ihren Anteil am ambulanten Sektor erfolgreich strategisch planen und umsetzen zu können. Bei allen Kooperationsformen sind Krankenhäuser gefordert, in den kooperierenden Einweisern möglichst gleichberechtigte Partner zu sehen und dabei besonderen Wert auf eine enge und vertauensvolle Informations- und Kommunikationspolitik zu legen. Auch der verbindlichen Integration der niedergelassenen Ärzte auf Grundlage eines medizinischen Konzepts muss ausreichend Sorge getragen werden.

Da die Kooperationsmodelle *Modellvorhaben, Belegarzt Praxis/Praxisklinik* und *Konsiliararzt* vorrangig auf die Zusammenarbeit mit dem erfahrenen und etablierten niedergelassenen Arzt bauen, der durch die auch davor oftmals enge Kooperation mit dem Krankenhaus eher eine mittlere bis höhere Einweiserintensität vorweisen kann, ist das (zusätzliche) Einweiserpotenzial eher gering anzusiedeln. Auf der anderen Seite müssen Krankenhäuser gerade bei der Realisierung dieser Modelle einen hohen Aufwand zur Bindung der Schlüsseleinweiser betreiben. Dagegen ist bei dem Kooperationsmodell *Integrierte Versorgung* ein gutes Einweiserpotenzial für das hier vorrangig kooperierende, eher jüngere Arztsegment mit noch geringem Patientenstamm und geringeren Einweiserzahlen zu vermuten. Nicht-Einweiser und Nicht-Mehr-Einweiser mit hohem Einweiserpotenzial sind unter Umständen über das Modell *Ambulantes Operieren* wieder zu gewinnen, insbesondere dann, wenn der attraktive Kooperationsinhalt vom Wettbewerb nicht bedient werden kann. Durch eine Vielzahl von Ausgestaltungsvarianten sollte das *MVZ* als Kooperationsmodell gerade in seiner Zukunftswirkung die am besten geeignete Form für die Generierung von Einweiserpotenzialen in mehreren Arztsegmenten darstellen. Allerdings müssen auf Grundlage einer genauen Analyse stets die geeigneten Maßnahmen für die möglichen unterschiedlichen Einweisersegmente gefunden und umgesetzt werden. Es sollte immer vermieden werden, dass mit einer zu starken Hinwendung zu bislang Nicht-Einweisern oder Gering-Einweisern auf der anderen Seite die Ärzte mit langer Kooperationsbereitschaft verstimmt werden.

4.4   Rückgewinnungsmanagement: Wie gewinnt ein Krankenhaus verlorene Einweiser zurück?

Die *Rückgewinnung* von niedergelassenen Ärzten, welche die Beziehung zum Krankenhaus abgebrochen haben bzw. dies beabsichtigen, stellt die letzte Phase des Einweiserbeziehungsmanagements dar. Letzteres bezieht sich vor allem auf die Ärzte, die ihr Einweisungsvolumen schleichend reduzieren und bei denen die Gefahr besteht, dass sie zukünftig die Verbindung zum Krankenhaus ganz auflösen werden. Die Rückgewinnung ist als „Notfallplan" anzusehen und keinesfalls als Normalfall! In der Regel sollte die kundenorientierte Ausrichtung der Prozesse zu zufriedenen Einweisern und Patienten führen und somit Abwanderungen vermeiden. Weil in der Praxis natürlich Fehler und Missverständnisse vorkommen und sich Einweiser deswegen von einem Haus abwenden, wird die Rückgewinnungsphase des Einweiserbeziehungsmanagements im Folgenden behandelt.

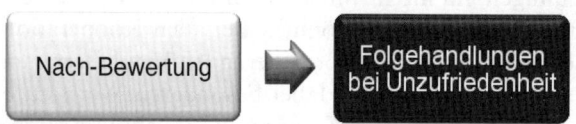

Abb. 4.10: Das Rückgewinnungsmanagement

Die Erkenntnisse aus andere Branchen zeigen, dass das Rückgewinnungsmanagement in hohem Maße erfolgsrelevant für Unternehmen sein kann (vgl. Seidl 2009, S. 16). Zum einen sind die Kosten der Neukundenakquisition eines Kunden höher als die Kosten der Rückgewinnung, z. B. beträgt dieser Aufwand im Dienstleistungssektor bei 70 % der Unternehmen nur ein Drittel des Akquisitionsaufwands (vgl. Sauerbrey und Henning 2000, S. 18), und zum anderen konnten bereits hohe Quoten für erfolgreich zurückgewonnene Kunden nachgewiesen werden (vgl. Sauerbrey und Henning 2000, S. 14; Seidl 2009, S. 16). Auch im Krankenhaussektor ist dies denkbar. Wie in Kapitel 4.2 beschrieben ist die Akquisition – sofern der Niedergelassene nicht selbst auf der Suche nach einem neuen Haus ist – ein sehr schwieriger und langwieriger Prozess. Die niedergelassenen Ärzte sind aufgrund der Tatsache, dass die Zusammenarbeit mit Krankenhäusern in hohem Maße auf Vertrauen und Erfahrung basiert, nicht sehr wechselbereit. Für das Krankenhaus entstehen somit hohe Akquisitionskosten. Dagegen ist der Rückgewinnungsaufwand in Form eines Anrufes oder eines persönlichen Gesprächs, mit dem ggf. bestehende Missverständnisse oder kleine Unstimmigkeiten beseitigt werden können, vergleichsweise kleiner.

Das Ziel der Rückgewinnung liegt aber nicht nur in der Vermeidung von Kosten für die Akquisition von neuen Einweisern zum Ersatz der abgewanderten, sondern insbesondere auch im Erhalt der derzeitigen und potenziellen zukünftigen Gewinne durch Fortsetzung der Beziehungen (vgl. Stauss 2000, S. 456). Ein weiteres Ziel der Rückgewinnung ist die Reduzierung bzw. Vermeidung von negativer Mund-zu-Mund-Kommunikation (vgl. Stauss 2000, S. 456). Schlechte Erfahrungen werden in der Regel stärker weitergegeben als positive. Es ist sicher anzunehmen, dass dieser Sachverhalt auch für niedergelassene Ärzte gilt. Für Patienten wurde diese Hypothese bereits bestätigt. Deren Unzufriedenheit führt zu elf Multiplikationen, während die Zufriedenheit nur an vier

> „Ich habe schon oft erlebt, dass Einweisungen zurückgehen oder ausbleiben und sich die Krankenhausärzte die Gründe nicht erklären können, weil der Niedergelassene bisher ein guter Einweiser war. In 75 % der Fälle erledigt sich so etwas nach einem Gespräch, meistens handelt es sich um menschliche Missverständnisse in der Kommunikation."
> *(Experte im Interview)*

Kontakte weitergegeben wird (vgl. Thill 1999, S. 11 bzw. Kapitel 4.2.3). Ein weiterer Grund, Rückgewinnungsaktivitäten zu betreiben, ist die Möglichkeit, das Leistungsangebot kundenorientiert zu verbessern und Mängel in der Leistungserstellung zu beseitigen (vgl. Stauss 2000, S. 456). Insbesondere aus der im folgenden Kapitel vorgestellten Analyse der Abwanderungsgründe ergibt sich dieser Informationsgewinn für das Krankenhaus, z. B. deuten abgewanderte unzufriedene Einweiser, sogenannte unabsichtlich vertriebene Kunden, auf Schwachstellen in der Leistungserstellung hin. Abgeworbene Einweiser ermöglichen oftmals auch einen Einblick in die Aktivitäten und Angebote der Wettbewerber.

4.4.1 Rückgewinnungsanalyse: Wer *kann* und wer *sollte* zurückgewonnen werden?

Das *Kündigungsmanagement* befasst sich mit Kunden, die sich gerade in der Kündigungsphase befinden (vgl. Stauss 2006, S. 437), z. B. Ärzten, die schleichend abwandern, indem sie ihr Einweisungsvolumen kontinuierlich verringern, oder Ärzten, die z. B. nach einer Beschwerde ausdrücklich die Beziehung zum Krankenhaus beenden. Das *Revitalisierungsmanagement* versucht die Beziehung zu den Kunden, die vor längerer Zeit die Geschäftsbeziehung beendet haben, nach einer bestimmten Abstinenzphase wiederzubeleben (vgl. Stauss 2006, S. 437). Auch dies können Ärzte sein, die explizit oder implizit (durch ausbleibende Einweisungen) das Verhältnis zum Krankenhaus beendet haben – nur ist dies bereits vor längerer Zeit geschehen.

Um Rückgewinnungsmanagement betreiben zu können, ist ein Controlling des Einweisungsverhaltens notwendig (vgl. Kapitel 6.1.2). Auch ein Beschwerdemanagement hilft, unzufriedene Einweiser zu identifizieren (vgl. Kapitel 6.1.4). Die Mehrheit der Einweiser ist jedoch unzufrieden und wandert als Folge davon ab, *ohne* sich zu beschweren. Daneben beenden Ärzte auch aus anderen, z. B. wettbewerbsbezogenen Gründen die Beziehung zu einer Klinik. Nur die Krankenhäuser, die erkennen, dass die Einweisungen eines Arztes rückläufig sind oder ganz ausbleiben, sind in der Lage mit entsprechenden Maßnahmen darauf zu reagieren. Diese rückläufigen Einweisungen sind beispielsweise mithilfe der Kennzahl Einweisungstrend zu erkennen. Der kurzfristige Einweisungstrend zeigt auffällige Abweichungen des letzten Quartals im Vergleich zu Vorquartalen, der langfristige Trend zeigt die Entwicklung über acht bis zwölf Quartale (vgl. Kapitel 2.7.1).

Aktuell ist die Kenntnis über ein sich veränderndes Einweisungsverhalten von bestimmten Einweisern in den Krankenhäusern nicht immer vorhanden. Der These, dass das Ausbleiben von Einweisungen eines niedergelassenen Arztes im eigenen Krankenhaus bzw. in Krankenhäuser im Allgemeinen unverzüglich erkannt wird, stimmen 44 % der interviewten Krankenhausvertreter *eher nicht* zu. Von den Experten aus Beratungen, Kammern und Verbänden lehnen sogar 88 % diese These ab (vgl. Drissner 2010, S. 71 f.)[33]. Die folgende Abbildung 4.11 zeigt deutlich die Mittelwertunterschiede beider Gruppen[34].

> „Wir in der Geschäftsführung kriegen das nicht so mit, wenn die Einweisungen zurückgehen. Das merken nur die Chefärzte und die reagieren (hoffentlich) dann."
> *(Krankenhausvertreter im Interview)*
>
> „Eine systematische Analyse findet nicht statt. Die Chefärzte leiten vielleicht Einzelmaßnahmen ein, jedoch glaube ich, dass es bisher keine rückläufigen Einweisungen gab."
> *(Krankenhausvertreter im Interview)*

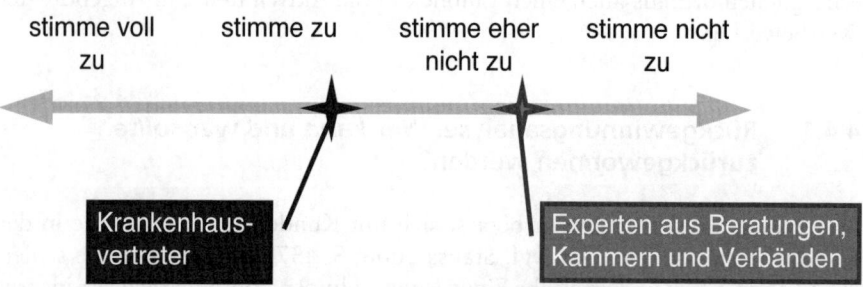

Abb. 4.11: „Wenn Einweisungen von einem niedergelassenen Arzt ausbleiben, erkennen Krankenhäuser/wir dies unverzüglich."[35]

Kundenwertanalyse

Vor jeder Rückgewinnungsaktivität ist zu prüfen, ob es sich „lohnt", den Einweiser zurückzugewinnen (vgl. Schöler 2006, S. 612). Für diese Prüfung kann auf die Daten der externen Analyse und den in Kapitel 2.7.1 beschriebenen Segmentierungsansatz zurückgegriffen werden. Wurde beispielsweise ein negativer Deckungsbeitrag mit dem verlorenen niedergelassenen Arzt erwirtschaftet (Kategorie *Problemeinweiser*), ist er für eine Rückgewinnung eher nicht attrak-

---

33 n = 9 Krankenhausvertreter und n = 8 Experten aus Beratungen, Kammern und Verbänden.
34 Hoch signifikanter Unterschied der Mittelwerte beider Gruppen bei einem Signifikanzniveau von 5 %.
35 Arithmetisches Mittel.

tiv. Schließlich sind zur Rückgewinnung in der Regel weitere Investitionen in die Beziehung zum Einweiser zu tätigen und diese werden sich (rein quantitativ betrachtet) wahrscheinlich in Zukunft nicht auszahlen. War der abgewanderte Kunde hingegen ein Schlüsseleinweiser, also ein Arzt, der nicht nur viele, sondern auch rentable Fälle einwies, handelt es sich um einen sehr attraktiven Rückgewinnungskandidaten, denn ein Verlust dieses Einweisers wirkt sich spürbar negativ auf die Belegung und den Krankenhauserfolg aus. Ein ehemaliger Potenzialeinweiser mit niedriger bis mittlerer Einweisungsintensität von rentablen Fällen ist gemessen an seinem Kundenwert auch zur Rückgewinnung geeignet.

Analyse der Abwanderungsgründe

Im Anschluss erfolgt eine Analyse der Abwanderungsgründe. Diese lassen sich in drei Kategorien einteilen (vgl. Stauss 2000, S. 460 f.; Schöler 2006, S. 614):

- *Pushed-away-Reasons*: Die Abwanderung erfolgt aufgrund Unzufriedenheit mit den Leistungen des Unternehmens. Diese kann durch Defizite im Leistungsangebot, fehlende Kundenorientierung, Probleme in den Prozessabläufen, unzureichende Qualität, fehlende Fachkompetenz oder Unfreundlichkeit der Mitarbeiter, schlechte Erreichbarkeit oder ein schlechtes Image des Unternehmens hervorgerufen werden. Kunden, die aus Unzufriedenheit abwandern, werden als *unabsichtlich vertriebene Kunden* bezeichnet. Falls sich das Unternehmen freiwillig von den Kunden trennt, werden diese Kunden *absichtlich vertriebene Kunden* genannt.
- *Pulled-away-Reasons*: Ein höher wahrgenommener Nutzen von Angeboten anderer Anbieter löst die Abwanderung aus. Hier wird unterschieden zwischen *abgeworbenen Kunden*, welche das Unternehmen aufgrund des qualitativ höherwertigen Angebots der Konkurrenz verlassen (z. B. Kosten-Nutzen, Beratungsqualität), und *weggekauften Kunden,* die wegen eines spezifischen und eher kurzfristigen geldwerten Vorteils abwandern (vgl. dazu die rechtlichen Hinweise in Kapitel 5).
- *Broken-away-Reasons*: Die Abwanderung ist vom Kunden induziert. *Sich entfernende Kunden* beenden die Beziehung aufgrund von situativen Faktoren, wie beispielsweise einem Umzug der Praxis oder einer Veränderung der Lebenssituation (z. B. Renteneintritt, Spezialisierung in eine bestimmte Fachrichtung), die dazu führt, dass das Angebot des Krankenhauses nicht mehr attraktiv ist. *Ungewollt ausscheidende Kunden* müssen wegen einer Veränderung der zu Grunde liegenden materiellen oder beruflichen Verhältnisse abwandern (z. B. Schließung der Praxis). Bei *Abwechslung suchenden Kunden* führen Variety-seeking-Motive wie Neugierde, Langeweile und der Wunsch nach Abwechslung zu einer Abwanderung.

Die bereits beschriebene Untersuchung des IFABS zeigt, dass im stationären Sektor die meistgenannten Abwanderungsursachen, also Unzufriedenheit der Patienten, Probleme mit dem Ansprechpartner und Unzufriedenheit mit dem

Arztbrief, zu den Pushed-away-Reasons gehören (vgl. Kapitel 3.7). Es handelt sich also um von der jeweiligen Klinik zu verantwortende Gegebenheiten, die oftmals einfach abzustellen sind, wenn das Bewusstsein dafür bei Management, Ärzteschaft und Pflege geschaffen wird. Nur 8 % der 64 befragten Ärzte wurden von einem Wettbewerber „weggezogen" (Pulled-away-Reason) (vgl. Studie des IFABS zitiert nach Thill 1999, S. 6).

Segmentierung verlorener Kunden

Die Kundenwertanalyse zeigt die aktuelle und zukünftige Attraktivität eines Einweisers für das Krankenhaus. Zusammen mit den Erkenntnissen der Kündigungsgrundanalyse, aus der die Wahrscheinlichkeit der Rückgewinnung abgeleitet werden kann, können die abgewanderten Kunden verschiedenen Segmenten zugeordnet werden. Besonders bei unabsichtlich vertriebenen Kunden (Pushed-away-Reasons) und abgeworbenen Kunden (Pulled-away-Reasons) ist die Wahrscheinlichkeit einer erfolgreichen Rückgewinnung hoch (vgl. Schöler 2006, S. 616). Weggekaufte Kunden, die nur mit teuren Wechselangeboten zurückzugewinnen sind, eignen sich nicht für die Rückgewinnung, da monetäre Leistungen vom stationären an den ambulanten Sektor nicht nur rechtlich oftmals schwierig zu begründen sind, sondern auch die Beziehung auf einem kurzfristigen Vorteil und nicht auf dauerhaftem gegenseitigen Vertrauen basiert. Bei Broken-away-Reasons ist eine differenzierte Betrachtung notwendig, da die Rückgewinnungswahrscheinlichkeit stark von der persönlichen Situation des niedergelassenen Arztes abhängt.

Zur Abbildung der Segmente eignet sich beispielsweise ein Portfolio mit den Dimensionen *Kundenattraktivität* und *Wahrscheinlichkeit der Rückgewinnung* (Abb. 4.12). Besonders die Niedergelassenen, die eine hohe Attraktivität auf

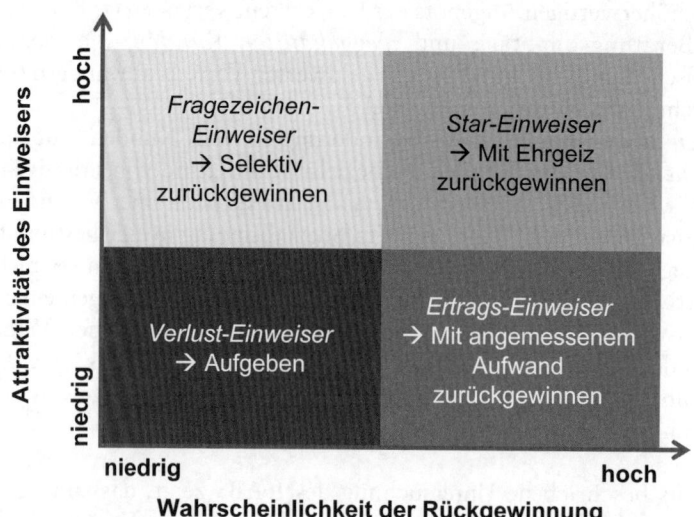

Abb. 4.12: Rückgewinnungsportfolio (vgl. Sauerbrey und Henning 2000, S. 32)

weisen und mit hoher Wahrscheinlichkeit zurückgewonnen werden können, sollten fokussiert werden.

4.4.2 Rückgewinnungsaktivitäten: Wie kann ein persönliches Gespräch und ein konkretes Angebot bei ausbleibenden Einweisungen helfen?

Der Aufwand der Rückgewinnungsaktivitäten sollte sich grundsätzlich an den oben beschriebenen Kriterien *Rückgewinnungswahrscheinlichkeit* und *Attraktivität des Einweisers* orientieren. Die Ansprache der Rückgewinnungskandidaten sollte im Krankenhaus persönlich erfolgen. Bei Krankenhausdienstleistungen handelt es sich um Leistungen, die vor der Inanspruchnahme nur sehr eingeschränkt beurteilt werden können – Vertrauen und Erfahrungen spielen eine zentrale Rolle. Aus diesem Grund ist die persönliche Kommunikation, z. B. im Rahmen von Mund-zu-Mund-Kommunikation zwischen Kollegen aus dem ambulanten Bereich sowie zwischen Niedergelassenem und Patient, sehr wichtig. Aber auch Eigenschaften eines guten Krankenhauses wie Freundlichkeit der Mitarbeiter/Ansprechpartner, ein kooperatives Miteinander und eine offene Persönlichkeit des Chefarztes lassen sich nur im persönlichen Austausch vermitteln. Die wesentlichen Kriterien, die für die Niedergelassenen im Hinblick auf die Zusammenarbeit mit Krankenhäusern wichtig sind, können kaum über mediale Kommunikation übermittelt werden. Daher stellt die persönliche Kommunikation den besten Kommunikationsweg für den kundenindividuellen Dialog im Rahmen des Rückgewinnungsmanagements dar. Ein persönliches Gespräch kann entweder über einen telefonischen Anruf oder einen Besuch in der Praxis des Arztes erfolgen. Im Regelfall sollte dies durch den Chefarzt selbst übernommen werden – außer die Beziehungsstörung liegt in seiner Person begründet. In solchen Fällen eignet sich eine Ansprache durch einen Key Account Manager oder ein Mitglied des Klinikmanagements.

Neben dem Kommunikationskanal und der Kontaktperson muss der Zeitpunkt zwischen Kündigung und Ansprache beachtet werden. Eine frühzeitige Ansprache (Kündigungsmanagement) verspricht höhere Erfolgschancen als eine Kontaktierung nach längerer Abstinenz (Revitalisierungsmanagement) (vgl. Sauerbrey und Henning 2000, S. 33). Daher ist wie bereits angesprochen das frühzeitige Erkennen von Änderungen im Einweisungsverhalten der niedergelassenen Ärzte wichtig.

Mit der Ansprache sollte gleichzeitig ein individuelles Rückgewinnungsangebot an den niedergelassenen Arzt unterbreitet werden. Bei unabsichtlich vertriebenen Kunden sollte der ehemalige Einweiser nochmals auf die Problemsituation angesprochen und die gewünschte Problemlösung erfragt

> „Bei ausbleibenden oder rückläufigen Einweisungen eines Arztes müssen Krankenhäuser den persönlichen Kontakt suchen und ein konkretes Angebot machen, um dem Niedergelassenen zum Wachsen zu verhelfen (kein Geld!). Aber momentan stellen sie es noch nicht einmal fest."
> *(Experte im Interview)*

werden. Im Anschluss sollte von der Klinik ein überzeugendes Angebot gemacht werden. An dieser Stelle soll nochmals darauf hingewiesen werden, dass es nicht um finanzielle Anreize gehen darf! Das Rückgewinnungsangebot muss sich am Problem bzw. der Ursache der Unzufriedenheit sowie natürlich an der Attraktivität des Einweisers orientieren. Beispiele für Angebote können sein:

- Entschuldigung
- Wechsel des Ansprechpartners
- Kooperationsmöglichkeiten
- Unterstützung bei Zertifizierungen
- Schulungsangebote für die Mitarbeiter der Praxis des Niedergelassenen

Bei abgeworbenen Kunden sollten die Gründe für die durch den Einweiser wahrgenommene Überlegenheit des Wettbewerbsangebots analysiert und auf Basis dieser Erkenntnisse das Leistungsangebot modifiziert werden (vgl. Stauss 2000, S. 465). Bei Broken-away-Reasons wird erst die individuelle Situation des Kunden diagnostiziert, um dann in Abhängigkeit von der Art der Situation und der Kundenattraktivität (gemeinsam mit dem Einweiser) eine Lösung zu finden (vgl. Stauss, 2000, S. 464 ff.).

4.5 Zusammenfassung: Was sind die Erfolgsfaktoren des Einweiserbeziehungsmanagements?

Ein gutes Einweiserbeziehungsmanagement ...

- muss strategisch geplant sein:
  - *„Einweiserbeziehungsmanagement besteht nicht aus Einzelmaßnahmen, sondern ist ein langfristiger Prozess, der auf einem ca. fünfjährigen Maßnahmenplan basiert"* (Experte im Interview).
  - *„Einweiserbeziehungsmanagement muss strategisch geplant sein und konsequent durchgeführt werden. So ein bisschen Einweiserbefragung und ein bisschen ABC-Analyse reichen nicht"* (Experte im Interview).
- basiert auf einer regelmäßigen Analyse:
  - *„Regelmäßige Analyse, d. h. ABC, Geocoding, Beschwerdemanagement (z. B. jedem Arztbrief einen Rückmeldebogen beilegen: ‚Wenn irgendetwas zu Ihrer Unzufriedenheit war, bitte teilen Sie es uns unverzüglich mit und wir kümmern uns darum')"* (Experte im Interview).
  - *„Bezug zur Relevanz des Einweisers hinsichtlich seiner Fallzahlen. Das bedeutet, ich muss diejenigen ansprechen, die dem Haus am meisten bringen oder diejenigen, die abgewandert sind"* (Experte im Interview).
- benötigt eine gute Kommunikation:
  - *„Persönlicher Kontakt"* (Experte im Interview).

- *„Effiziente Kommunikation zwischen Klinik und Niedergelassenen (z. B. feste Ansprechpartner, die zu bestimmten Uhrzeiten auch wirklich zu erreichen sind)"* (Experte im Interview).

- bedeutet optimale Zusammenarbeit an der ambulant-stationären Schnittstelle:
  - *„Transsektorale Vernetzung vereinfachen und Technologien einsetzen, um schnellstmöglich Daten und Informationen zu übertragen"* (Experte im Interview).
  - *„Elektronische Portale, die der Niedergelassene für viele Krankenhäuser nutzen kann und nicht nur für die Kommunikation mit einem Krankenhaus"* (Experte im Interview).
  - *„Gute Zusammenarbeit an der Einweisungs-Entlassungs-Schnittstelle"* (Experte im Interview).

- berücksichtigt die Bedürfnisse des Einweisers:
  - *„Der Maßnahmenplan des Krankenhauses muss die Frage beantworten: ,Warum soll der Einweiser einen Patienten in unser Krankenhaus schicken, warum soll er unser Krankenhaus den Patienten empfehlen?'"* (Experte im Interview).
  - *„Kliniken müssen die Frage beantworten: ,Was kann ich als Krankenhaus tun, damit der Einweiser wächst?'"* (Experte im Interview)
  - *„Haupt- und Mitteleinweisern muss etwas angeboten werden, von dem sie profitieren können, z. B. eine Einbindung in die Infrastruktur (Zertifizierung, Arzneimittelkommission)"* (Experte im Interview).
  - *„Den Einweiser nicht nur als Kollegen/Arzt ansehen, sondern ihn in der Vielfalt seiner Rollen verstehen: Unternehmer, Lieferant, Mensch, Kunde ... das weitet den Blick für innovatives Einweisermanagement"* (Experte im Interview).

- berücksichtigt die Einweiser-Patienten-Beziehung:
  - *„Einweisermarketing soll einen positiven Effekt auf die Einweiser-Patienten-Beziehung haben, d. h. alles was das Krankenhaus für den Niedergelassenen tut, das ihn beim Patienten gut aussehen lässt, ist effektiv"* (Experte im Interview).
  - *„Patientenbezug, d. h. Kommunikation individuell auf die Patienten des Einweisers beziehen"* (Experte im Interview).

- basiert *nicht* auf monetären Belohnungen:
  - *„Keine monetären Belohnungen für Zuweiser! Die sind vielleicht kurzfristig erfolgreich, aber zerstören langfristig die Beziehung, denn diese kann nur auf Vertrauen basieren"* (Experte im Interview).
  - *„Win-Win-Beziehungen zwischen Einweiser-Krankenhaus-Patient – ohne Korruption"* (Experte im Interview).

Literatur

Asklepios Kliniken. Medtropole (http://www.asklepios.com/medtropole.Asklepios, Zugriff 02.07.2010).

Beltramini, R. F., Sirsi, A. K. (1992): Informational Influences on Physician Referrals. In: Journal of Hospital Marketing 6/2, S. 101–126.

Borges, P. (2003): Zusammenarbeit mit niedergelassenen Ärzten: Kommunikation ist der Erfolgsfaktor Nr. 1. In: Führen und Wirtschaften im Krankenhaus 20/3, S. 267–269.

Bowers, M. R., Swan, J. E., Taylor, J. A. (1994): Influencing Physician Referrals. In: Journal of Health Care Marketing 14/3, S. 42–50.

Braun, G. E. (1997): ABC-Analyse einweisender Ärzte und das „Schlüsselkunden-Management" für Krankenhäuser – Möglichkeiten einer speziellen Kundenorientierung. Diskussionspapier Nr 8. München: Universität der Bundeswehr.

Braun, G. E., Nissen, J. (2005): Die Bedeutung der Einweiserzufriedenheit für Krankenhäuser und ihre erfolgreiche Messung. In: Gesundheitsökonomie & Qualitätsmanagement 10, S. 376–384.

Dobbelstein, T. (2008): Prozessqualität als Wettbewerbsvorteil für Krankenhäuser – eine Analyse aus Sicht der Einweiser. In: Klusen, N., Meusch, A. (Hrsg.): Zukunft der Krankenhausversorgung: Qualität, Wettbewerb und neue Steuerungsansätze im DRG-System. Baden-Baden: Nomos, S. 209–224.

Drissner, A. (2010): Einweisermanagement – Analyse des Einweisungsverhaltens niedergelassener Ärzte am Beispiel der Region 10 und Ableitung von Strategien zum Management der Zuweiserbeziehungen. Unveröffentlichte Bachelorarbeit, Hochschule Ingolstadt, Fakultät Wirtschaftswissenschaften.

Eligehausen, S. (2010): Kommunikation mit Zuweisern. In: Debatin, J. F., Ekkernkamp, A., Schulte, B. (Hrsg.): Krankenhausmanagement: Strategien, Konzepte, Methoden. Berlin: Medizinisch Wissenschaftliche Verlagsgesellschaft, S. 525–528.

Geraedts, M. (2008): Qualitätsberichte deutscher Krankenhäuser aus Versichertensicht – Ergebnisse aus dem Gesundheitsmonitor der Bertelsmann Stiftung. In: Klusen, N., Meusch, A. (Hrsg.): Zukunft der Krankenhausversorgung: Qualität, Wettbewerb und neue Steuerungsansätze im DRG-System. Baden-Baden: Nomos, S. 169–184.

Glazinski, R. (2007): Arztbriefe optimal gestalten: Leitfaden zur Erstellung qualifizierter ärztlicher Berichte in Klinik und Praxis. Eschborn: Brainwave Wissenschaftsverlag.

Gombeski, W. R., Carroll, P. A., Lester, J. A. (1990): Influencing Decision Making of Referring Physicians. In: Journal of Health Care Marketing 10/4, S. 56–60.

Goutier, M. H. J., (2001): Patient Empowerment. In: Kreyher, V. J. (Hrsg.): Handbuch Gesundheits- und Medizinmarketing: Chancen, Strategien und Erfolgsfaktoren. Heidelberg: Decker, S. 53–82.

Güssow, J., Hildebrandt, H. (2004): Die Integrierte Versorgung nach In-Kraft-Treten des Gesundheitsmodernisierungsgesetzes. In: Beck, M., Goldschmidt, J. W., Greulich, A., Kalbitzer, M., Schmid, R., Thiele, G. (Hrsg.): Management Handbuch DRGs. Heidelberg: Economica, S. 1–34.

Hansen, L. (2009): Eine empirische Analyse der MVZ am Krankenhaus. In: Klauber, J., Robra, B., Schellschmidt, H. (Hrsg.) (2008): Krankenhaus-Report 2008/2009. Stuttgart: Schattauer, S. 35–47.

Heckl, R. W. (1990): Der Arztbrief: Eine Anleitung zum klinischen Denken. 2. Aufl. Stuttgart, New York: Thieme.

Hermanns, P. M., Hanisch, L., Kroker, M. (2003): Kooperationen und Partnerschaften. In: Hermanns, P. M., Hanisch, L. (Hrsg.): Krankenhaus-Marketing im stationären und ambulanten Bereich. Köln: Deutscher Ärzte Verlag, S. 200–211.

Hermanns, P. M., Hanisch, L., Poersch, M. (2003): Das ABC des zielgruppenorienten Krankenhaus-Dienstleistungs-Marketings. In: Hermanns, P. M., Hanisch, L. (Hrsg.): Krankenhaus-Marketing im stationären und ambulanten Bereich: Das Krankenhaus als Dienstleistungsunternehmen. Köln: Deutscher Ärzte Verlag, S. 443–487.

Hodek, J.-M., Gramsch, A., Greiner, W. (2009): Markenbildung im Krankenhaussektor. In: Betriebswirtschaftliche Forschung und Praxis (BFuP) 61/3, S. 254–270.

Homburg, C., Giering, A., Hentschel, F. (2000): Der Zusammenhang zwischen Kundenzufriedenheit und Kundenbindung. In: Bruhn, M., Homburg, C. (Hrsg.): Handbuch Kundenbindungsmanagement. Grundlagen – Konzepte – Erfahrungen. 3. Aufl. Wiesbaden: Gabler, S. 81–112.

Jaeger, H., Bovelet, J. (2007): Krankenhaus ohne Angst: Befürchtungen, Bedürfnisse und Wünsche von (zukünftigen) Patienten, Angehörigen und Besuchern. Eine Studie von Vivantes in Zusammenarbeit mit Sinus Sociovision. Berlin: Medizinisch Wissenschaftliche Verlagsgesellschaft.

Javalgi, R., Joseph, W. B., Gombeski, W. R., Lester, J. A. (1993): How Physicians Make Referrals. In: Journal of Health Care Marketing 13/2, S. 6–17.

Kassenärztliche Bundesvereinigung (KBV) (2009): Medizinische Versorgungszentren aktuell. 4. Quartal 2009 (http://www.kbv.de/koop/9173.html, Zugriff 29.07.2010, F. 1–9).

Klinikum St. Marien Amberg (2010). Zak professional. Ausgabe Mai 2010 (http://www.klinikum-st-marien.de/fileadmin/user_upload/allgemein/downloads/zak/zak_pro_05_2010.pdf, Zugriff 16.08.2010).

Köhler, A. (2003), Mehr Klarheit an den „Schnittstellen". In: Deutsches Ärzteblatt 37, S. A 2338–2340.

Lang, K. M. (2007): Strategieorientiertes, ganzheitliches Zuweisermarketing im internationalen Vergleich. In: Saßen, S., Franz, M. (Hrsg.): Zuweisermarketing mit sektorenübergreifener Kommunikation: Ein Kompendium zur gezielten Einflussnahme auf Patientenströme und transsektorale Versorgungsqualität. München, Berlin u. a.: Economica Verlag, S. 343–364.

Ludke, R. L. (1982): An Examination of the factors that influence patient referral decisions. In: Medical Care 20/8, S. 782–796.

Lüthy, A., Buchmann, U. (2009): Marketing als Strategie im Krankenhaus. Patienten- und Kundenorientierung erfolgreich umsetzen. Stuttgart: Kohlhammer.

Martini-Klinik: Literatur des Monats (http://www.martini-klinik.de/informationen/literatur-des-monats.html, Zugriff 02.07.2010).

Martini-Klinik: Martini Nomogramme (http://www.martini-klinik.de/fuer-aerzte/martini-nomogramme.html, Zugriff 13.07.2010).

Matzler, K., Hinterhuber, H. H., Handlbauer, G. (1997): Erfolgspotential Kundenzufriedenheit. In: WISU 7, S. 645–650, 733–739.

Meier, A., Patt, K. (1998): Von ISO 9000 zum Total Quality Management: Untersuchung der Erwartungen und der Zufriedenheit des Kunden „Zuweisender Arzt". In: Lüthy, A. (Hrsg.): Aktuelle Brennpunkte im Pflegemanagement. Frankfurt/M.: Mabuse, S. 68–106.

Meyer-Lutterloh, K. (2001): Netzmanagement – Aufbau von Praxisnetzen. In: Kreyher, V., (2001): Handbuch Gesundheits- und Medizinmarketing. Chancen, Strategien und Erfolgsfaktoren. Heidelberg: R. v. Decker, S. 299–313.

Nissen, J. (2006): Kooperationen mit niedergelassenen Ärzten und Praxisnetzen – eine Strategie zur Zukunftssicherung für Krankenhäuser. München: Dissertation Fakultät für Wirtschafts- und Organisationswissenschaften.

o. V. (2005): Praxisgebühr senkt Zahl der Arztbesuche. In: Ärzte Zeitung, 19.12.2005 (http://www.aerztezeitung.de).

Raab, A. (2007): Schwerpunkt Marketing: Cooperation for Success. Unveröffentlichte Marktforschungsstudie, Hochschule Ingolstadt, Institut für Angewandte Forschung.

Raab, A., Legl, K., O'Rourke, J. (2009): Ausbau MVZ (Medizinisches Versorgungszentrum)/ Anbindung MVZ an das Klinikum Ingolstadt. Unveröffentlichte Marktforschungsstudie, Hochschule Ingolstadt, Institut für Angewandte Forschung.

Raab, A., Legl, K., O'Rourke, J. (2010): Top oder Flop – Welche Kriterien entscheiden über den Erfolg eines Medizinischen Versorgungszentrums. In: Management & Krankenhaus 10/2010, S. 5.

Raab, A., Legl, K., O'Rourke, J. (2011): Das Ringen um Patienten. In: Pharma- Marketing Journal 01/2011, S. 22–25.

Reinersdorff von A. (2002): Strategische Krankenhausführung. Vom Lean Management zum Balanced Hospital Management. Bern: Hans Huber.

Riegl, G. F. (2000): Krankenhaus-Marketing & Qualitäts-Management. Großes Handbuch für das Erfolgs-Management in Hospitälern. Augsburg: Verlag Prof. Riegl & Partner GmbH.

Roland Berger Strategy Consultants (2002): Auswirkungen der transsektoral Integrierten Gesundheitsversorgung auf die Medizinprodukteindustrie. Unveröffentlichte Marktstudie, München.

Sanofi-Aventis Online: Strukturschwache Gebiete (http://www.sanofi-aventis.de/live/de/de/ layout.jsp?cnt=E6B65F51-2739-4343-A1F2-57A78253D55A, Zugriff 30.07.2010).

Saßen, S., Franz, M. (Hrsg.) (2007): Zuweisermarketing und sektorübergreifende Kommunikation. Heidelberg, München, Landsberg, Berlin: Economica.

Sauerbrey, C., Henning, R. (2000): Kunden-Rückgewinnung: erfolgreiches Management für Dienstleister. München: Vahlen.

Schmidt, E.-M., Walter, T., Messner, T. (2008): Aktuelle Lage des Zuweisungsmanagements in Deutschland. Repräsentative Erhebung zur Zusammenarbeit mit ärztlichen Zuweisern aus Krankenhausperspektive (= contec Studie – Schriftenreihe zur Gesundheits- und Sozialwirtschaft, Bd. 9). Bochum, Berlin: contec.

Schmidt-Rettig, B., Eichhorn, S., (2008): Krankenhaus-Managementlehre – Theorie und Praxis eines integrierten Konzepts. Stuttgart: Kohlhammer.

Schöler, A. (2006): Rückgewinnungsmanagement. In: Hippner, H., Wilde, K. D. (Hrsg.): Grundlagen des CRM: Konzepte und Gestaltung. 2. Aufl. Wiesbaden: Gabler, S. 605–631.

Schulte, H., Schulz, C. (2007): Medizinische Versorgungszentren – Verbesserung der ambulanten Patientenversorgung versus Selektion und Exklusion von Patientengruppen. Baden-Baden: Nomos.

Seidl, F. (2009). Customer Recovery Management and Controlling. In: Link, J., Seidl, F. (Hrsg.): Kundenabwanderung: Früherkennung, Prävention, Kundenrückgewinnung – Mit erfolgreichen Praxisbeispielen aus verschiedenen Branchen. Wiesbaden: Gabler, S. 3–34.

Simon, J. (1981): Marketing the Community – A Tool for the Beleaguered Administrator. In: Flexner, W, Berkowitz, E., Brown, M. (Hrsg.): Strategic Planning in Health Care Management. Rockville: Springer.

Spießl, H., Cording, C. (2001): Kurz strukturiert und rasch übermittelt: Der „optimale" Arztbrief. In: Deutsche Medizinische Wochenschrift (DMW) 126/7, S. 184–187.

Spießl, H., Semsch, I., Cording, C., Klein, H. E. (2001): Befragung niedergelassener Ärzte als Ausgangspunkt klinikinterner Maßnahmen zur Qualitätsförderung. In: Zeitschrift für ärztliche Fortbildung und Qualitätssicherung (ZaeFQ) 95, S. 419–423.

Stauss, B. (2000): Rückgewinnungsmanagement – verlorene Kunden als Zielgruppe. In: Bruhn, M., Stauss, B. (Hrsg.): Dienstleistungsmanagement. Jahrbuch. Wiesbaden: Gabler, S. 449–471.

Stauss, B. (2006): Grundlagen und Phasen der Kundenbeziehung: Der Kundenbeziehungs-Lebenszyklus. In: Hippner, H., Wilde, K. D. (Hrsg.): Grundlagen des CRM: Konzepte und Gestaltung. 2. Aufl. Wiesbaden: Gabler, S. 421–442.

Strotbek, J. (2004): Die Kommunikation von Krankenhausärzten mit niedergelassenen Ärzten am Beispiel eines Kreiskrankenhauses. Magisterarbeit. Freie Universität Berlin, Institut für Publizistik- und Kommunikationswissenschaft.

Studiengang MBA Gesundheitsmanagement Jahrgang 2008 (2009): Das Öffentlichkeitsbild des Klinikums Ingolstadt – Befragung von Patienten und Einweisern zur Image-Evaluation des Klinikums Ingolstadt und Identifikation von potenziellen Marketingstrategien. Unveröffentlichte Imagestudie, Hochschule Ingolstadt.

Thill, K.-D. (1999): Kundenorientierung und Dienstleistungsmarketing für Krankenhäuser. Theoretische Grundlagen und praktische Fallbeispiele. Stuttgart: Kohlhammer.

Vernohr, B. (1996): Kundenbindungsmanagement als strategisches Unternehmensziel. In: Versicherungswirtschaft 6, S. 365–368.

5 Rechtliche Grundlagen: Welche rechtlichen Vorgaben müssen im Einweiserbeziehungsmanagement beachtet werden?

Klaus Legl

5.1 Rückblick: Wie haben sich die rechtlichen Rahmenbindungen für medizinische Marketingkommunikation verändert?

Die rasanten Veränderungen im Gesundheitswesen in den beiden vergangenen Jahrzehnten haben bei niedergelassenen Ärzten und insbesondere bei Kliniken den Wettbewerbsdruck enorm erhöht. Innovative Kliniken verstehen sich immer mehr als kundenorientierte Dienstleistungsunternehmen. Sie sind darauf angewiesen, dass sie ihr ausgeprägtes Angebot an hochwertigen medizinischen Leistungen und Services ihren Patienten, aber auch den einweisenden Ärzten verbunden mit einer intensivierten Öffentlichkeitsarbeit vermitteln. Diesem Wunsch nach Selbstdarstellung stand oftmals das ärztliche Selbstverständnis mit großen Vorbehalten gegenüber einem möglichen Werbegedanken unvereinbar gegenüber. Standesorganisationen neigten zudem dazu, den sachlichen Gehalt der öffentlich vermittelten Information in Frage zu stellen.

Doch hat der Bundesgerichtshof in 1995 den Begriff *Werbung* im Gesundheitsbereich entscheidend neu gedeutet. Er stellte fest, dass Werbung im Gesundheitsbereich keineswegs einseitige, *reklamehafte* oder sonst besonders anpreisende Darstellung ist, sondern dass von ihr auch gewisse sachliche Information ausgehen kann (vgl. BGH, Urt. 27.04.1995 – 1 ZR 116/93 – GRUR 1995, S. 612). Dieser Gedanke der erlaubten Informationswerbung ist angesichts des seit dem Ende des 19. Jahrhunderts geltenden Werbeverbots im Gesundheitsbereich somit relativ neu.

Darüber hinaus werden die standesrechtlichen Werberegeln von Gerichten nicht mehr wie bislang vor allem dem Grundrecht des Arztes auf Berufs- (Art. 12 Abs. 1 GG) und Meinungsfreiheit (Art. 5 Abs. 1 GG), sondern vielmehr dem verfassungsrechtlich geschützten Selbstbestimmungsrecht (Art. 2 Abs. 2 GG) mit dem daraus abgeleiteten Informationsanspruch des Patienten als Entscheidungsgrundlage für die freie Arztwahl und die Wahl der Behandlung zugeordnet (vgl. Barth 1999, S. 169 ff).

Diesem politisch und juristisch gewollten Leitgedanken bei der Beurteilung von Werberegeln im Gesundheitsbereich konnte sich im Jahr 2000 die Standesorganisation der Ärzteschaft nicht weiter verschließen und hat anlässlich des Deutschen Ärztetags die Vorschriften der Musterberufsordnung (MBO) geändert. Damit wurde eine Abkehr vom grundsätzlichen Werbeverbot hin zum grundsätzlichen Informationsrecht vollzogen mit Auswirkungen des Werberechts für alle Leistungserbringer im Gesundheitswesen. Das Verbot berufswidriger Werbung für Ärzte bleibt nach einem Unteil des Bundesverfassungsgerichts von 1985 ausgenommen (vgl. BVerfG, Beschl. V. 19.11.1985 – 1 BvR 38/78, MedR 1986, 134).

Die Ärzteschaft wollte mit der Novellierung zudem auch den Markt für Gesundheitsinformationen nicht anderen Akteuren im Gesundheitswesen, wie Krankenkassen oder Verbraucherverbänden, überlassen.

5.2 Rechtliche Rahmenbedingungen: Welchen rechtlichen Werberestriktionen sind Kliniken unterworfen?

Krankenhäuser sind im Vergleich zum ärztlichen Standesrecht nicht einem eigenen Werberecht unterworfen. Die Klinik stellt im Gegensatz zu einer Praxis einen Gewerbebetrieb dar. Die Werbung für ein Krankenhaus ist als Teil der Berufsausübungsfreiheit von Art. 12 GG geschützt (vgl. Barth 1999, S. 620). Zudem kann das Krankenhaus insbesondere bei der Bewerbung des einweisenden Arztes als Mitglied eines Fachkreises darauf vertrauen, mit weniger strengen Regeln als bei der Bewerbung des Patienten konfrontiert zu sein. Bei Letzterem handelt es sich in der Regel um einen medizinischen Laien, der vor beeinflussenden Werbeaussagen geschützt werden soll. Obwohl europäische Einflüsse und neuere Rechtsprechungen mit Schwerpunkt auf die verfassungsrechtlich geschützten Informationsrechte für Patienten die Restriktionen im Werberecht für Kliniken in den relevanten Rechtsquellen für Kliniken weiter aufweichen, tun Kliniken gut daran, den bestehenden Reglementierungen ausreichend Rechnung zu tragen:

Einschränkungen durch das Heilmittelwerbegesetz (HWG)

Die inhaltlich stärkste Einschränkung für das Werbungsbegehren von Krankenhäusern ist sicherlich im HWG zu sehen. Geschützt werden sollen mit der Rechtsvorschrift der fachkundige Patient und der als Fachkreis anzusehende einweisende Arzt vor unsachgemäßer oder undurchschaubarer Beeinflussung. Der Anwendungsbereich für die Bewerbung durch Kliniken wird durch § 1 HWG begrenzt. Danach greifen Verbote gemäß § 1 Abs. 1 Nr. 2 HWG nur dann, wenn bestimmte Mittel oder Behandlungsmethoden beworben werden. Das HWG greift also, wenn eine produktbezogene Absatzwerbung vorliegt, in der bestimmte oder zumindest individualisierte Verfahren oder Behandlungen einer Klinik beworben werden (vgl. Koller 2007, S. 85 ff.).

Bei reiner Imagewerbung ist für die Kliniken das HWG nicht anwendbar. Dies ist der Fall, wenn eine Klinik im allgemeinen Sinn beworben wird, beispielsweise durch die Vermittlung der Ernennung eines neuen Chefarztes, die Eröffnung eines Neubaus oder eigenes Sponsoring (z.B, für jährlich stattfindende regionale Gesundheitstage). Es wird also kein spezifischer Bezug auf besondere Diagnoseverfahren oder Behandlungsmethoden hergestellt. Ein bloßer Bezug auf mehrjährige Erfahrung in einer Behandlungsmethode ist hingegen zulässig, wie es auch das OLG Bamberg in seinem Urteil zu einem Fall darlegt, in dem eine Klinik auf „10-jährige Erfahrung und Kompetenz in Naturheilkunde" verweist (vgl. OLG Bamberg, Urteil vom 21. Januar 1998).

Einen weiteren entscheidenden Aspekt des HWG stellt die Zielrichtung der Werbung dar. Grundsätzlich gilt, dass die Werbung gegenüber einem Laien, d. h. in erster Linie einem Patienten, einer weitaus strengerer Bewertung unterliegt, als wenn sich die Werbebotschaft an einen Fachkreis wie einen einweisenden Arzt wendet. Im letzteren Fall haben somit die 15 Verbotstatbestände des § 11 HWG wie beispielsweise die Verwendung von vergleichenden Bildern vor und nach der Behandlung für Kliniken keine Relevanz. Hingegen muss beim Einweiserbeziehungsmanagement auf die Vorschriften der §§ 3 und 6 HWG abgestellt werden. Gemäß § 3 ist irreführende Werbung zu Heilmitteln respektive zulassungspflichtigen Arzneimitteln grundsätzlich verboten, vor allem wenn die Wirksamkeit nicht ausreichend nachgewiesen werden kann. Insbesondere darf keine Garantie für den Erfolg abgegeben werden oder der Eindruck erweckt werden, dass die Behandlungsmethode mit Sicherheit ihr Ziel erreicht (vgl. Barth 1999, S. 621). Wird in diesem Zusammenhang Bezug auf Gutachten und Studien genommen, sollte den Voraussetzungen des § 6 entsprochen werden. Hier ist Werbung als verbotswidrig anzusehen, wenn die entsprechenden Studien nicht von fachlich qualifizierten Personen erstellt werden, die Bezugnahme in der Werbung ohne konkreten Namen des Verfassers erfolgt oder die Darstellungen und Zitate nicht wortgetreu übernommen werden.

Einschränkungen durch die Berufsordnung für Ärzte (MBO)

Neben den Vorschriften des HWG können Konflikte mit dem ärztlichen Berufsrecht in der Krankenhauswerbung in den Fällen auftreten, in denen die Klinik einen ärztlichen Betreiber hat und dessen Name genannt wird. Das Konfliktpotenzial hat sich jedoch in den letzten Jahren vermindert, da sich die Rechtsprechung oftmals auf eine Entscheidung des Bundesverfassungsgerichts (BVerfG) aus dem Jahr 1985 beruft, das für die ärztlichen Inhaber von Sanatorien verfügte, dass diese im Bereich der Werbung ebenso agieren dürften wie die von Nicht-Ärzten geführten Kliniken (vgl. BVerfG Beschluss vom 19. November 1985, AZ 1 BvR 38/78). Die Begründung fußte vor allem auf den im Unterschied zu Praxen weitaus höheren Investitionen und Personalkosten von Kliniken. Die Krankenhäuser erlangten mit dieser Entscheidung einen weitaus höheren Betätigungsspielraum im Bereich Werbung als die niedergelassenen Ärzte (Werbeprivileg für Kliniken).

Obwohl das Krankenhaus selbst keinen Verstoß gegenüber der Berufsordnung der Ärzte begehen kann, sollte es dennoch im Rahmen des Einweiserbeziehungsmanagements die (Muster-)Berufsordnung in ihrer jeweiligen Länderfassung (MBO) beachten. § 27 Abs. 2 MBO billigt jedem einzelnen Arzt als Werbemöglichkeit lediglich eine sachlich berufsbezogene Information zu. Dagegen verbietet Abs. 3 MBO jegliche anpreisende, irreführende oder vergleichende Werbung als berufswidrige Werbung (vgl. Bahner 2003, S. 603).

Trotz des Werbeprivilegs ist auch für Kliniken bei Werbung mit ärztlichen Leistungen oder mit der Person eines Arztes ein gewisses Gefahrenpotenzial existent. Wenn dieser als einzelner Arzt im Fokus steht und mit ihm in einer standesrechtlichen Weise geworben wird, ist durchaus die Berufsordnung der Ärzte betroffen (vgl. BVerfG, Beschluss vom 17. Juli 2003 – 1 BvR 2115/02). Diese berufswidrige Herausstellung der Person des Arztes bzw. seiner Heilkünste kann sodann als wettbewerbsrechtliche Störung im Sinne des Gesetzes zum unlautaren Wettbewerb (UWG) angesehen werden und zivilrechtliche Folgen wie einen Unterlassungsanspruch begründen. Dazu mehr in den nachfolgenden Kapiteln.

Noch nicht durch die Gerichte geklärt, ist bislang die Gültigkeit des Werbeprivilegs für klinikeigene Medizinische Versorgungszentren, die im engeren Sinne einen Zusammenschluss von Vertragsärzten darstellen und auch keine stationären Leistungen erbringen. Anders verhält sich der Tatbestand, wenn das MVZ einen Klinikträger aufweist. Die Möglichkeit der Anwendung des Werbeprivilegs von Kliniken für MVZ haben seit 2000 bereits mehrere Gerichte bestätigt (vgl. z. B. BVerG, Beschluss vom 4. Juli 2000).

Einschränkungen durch das Gesetz gegen den unlauteren Wettbewerb (UWG)

Hinsichtlich des Werbeverhaltens von Kliniken müssen zusätzlich zu dem speziell auf medizinisch ausgerichtete Werbung zugeschnittenen HWG die allgemeinen Wettbewerbsvorschriften des UWG Berücksichtigung finden. Gemäß dem Wahrheitsgrundsatz in § 3 UWG sind alle Marketingmaßnahmen und Angaben geschäftlicher Art verbotswidrig, wenn sie gegenüber den anderen Marktteilnehmern dazu geeignet sind, diese in erheblichen Maße zu beeinträchtigen. Dies kann im Sinne des UWG durch irreführende, objektiv von der Wahrheit abweichende anpreisende Werbung (§ 5 UWG), vergleichende Werbung auf Grundlage einer EU-Richtlinie aus dem Jahr 2007 (§ 6 UWG) oder durch unzumutbare Belästigung (§ 7 UWG) passieren.

5.3 Einweiserkommunikation: Wie wirken sich rechtliche Einschränkungen auf wichtige Kommunikationsmaßnahmen von Kliniken aus?

Anzeigen und Presseberichte

Nach einer Entscheidung des Bundesverfassungsgerichts sind von Kliniken in der Presse geschaltete Anzeigen generell zulässig (vgl. BVerfG, Beschluss vom 18. Februar 2002 – 1 BvR 1644/01).

Eine Anpreisung liegt nach dem UWG dann vor, wenn mit der Werbemaßnahme ein Alleinstellungsmerkmal – oftmals mit dem Stilmittel des Superlativs – hergestellt werden soll. Als Wirkung kommt hierbei bereits in Betracht, wenn behauptet wird, dass alle Kliniken oder zumindest eine große Anzahl an anderen Kliniken mit der dargestellten Leistung übertroffen werden können (vgl. Baumbach und Hefermehl 2008, § 3 UWG, Rdn. 68). Als zulässig haben beispielsweise mehrere Gerichte die Darstellung einer neuen OP-Methodik als Mittelpunkt eines Artikels, Radio- oder TV-Beitrags oder einer Anzeige eingestuft, wenn nachweislich informativ und sachlich berichtet wird (vgl. z. B. Landesberufsgericht für Heilberufe Münster 25. April 2007, AZ 6t A 1014/05.T). Wie richterliche Entscheidungen der letzten Jahre zudem zeigen, ist analog § 3 HWG unzulässige anpreisende Werbung oftmals dann gegeben, wenn der Erfolg einer Therapie beispielsweise mit der Ausweisung einer bestimmten Erfolgsquote durch die Klinik als Werbebotschaft vermittelt wird. Sollte in dieser Darstellung nach richterlicher Prüfung jedoch die sachlich zulässige Information über einzelne skizzierte Behandlungsmethoden im Vordergrund stehen, sind die Chancen für die Negierung einer verbotswidrigen anpreisenden Handlung in den letzten Jahren größer geworden (vgl. BVerfG, Beschluss vom 13. Juli 2005 – 1 BvR 191/05 oder Ärztegerichtshof des Saarlandes vom 10. Oktober 2001, AZ ÄGH 2/01).

Neben den bereits dargelegten Verbotstatbeständen der irreführenden Werbung im Heilmittelwesen aus § 3 HWG[1] ist auch im allgemeinen Geschäftsverkehr irreführende Werbung gemäß § 5 UWG rechtswidrig. Im Klinikbereich tritt dieser Fall insbesondere dann auf, wenn Patienten und Einweiser über die in der Klinik tätigen Ärzte, deren Vorbildung, Befähigung und Erfolge getäuscht werden. Diese Informationen müssen in jedem Fall wahr und nachprüfbar sein. Irreführend ist beispielsweise die Angabe eines Professoren-Titels, wenn dieser nicht im medizinischen Bereich erlangt wurde (vgl. KG Berlin Urteil vom 22. März 2002, AZ 5 U 8811).

Vergleichende Werbung, d. h. mindestens ein Mitbewerber eines Klinikums kann in der Werbebotschaft unmittelbar oder mittelbar erkannt werden, ist

---

1 Dies ist insbesondere bei Darstellung von Therapien, die nicht die Wirksamkeit aufweisen (können), dass ein Erfolg mit Sicherheit erwartet werden kann oder dass schädliche Wirkungen auftreten können, oder bei falschen Angaben über Arzneimittel der Fall.

mittlerweile in den Grenzen des § 6 UWG nicht mehr verbotswidrig. Allerdings darf im Vergleich insbesondere die medizinische Dienstleistung von anderen Kliniken nicht herabgesetzt oder verunglimpft werden (§ 6 Abs. 2 Nr. 5 UWG). Eine unzulässige vergleichende Werbung hat beispielsweise das Oberlandesgericht Nürnberg in der Werbebotschaft einer Privatklinik darin gesehen, dass diese auf eine wesentlich kürzere Verweildauer als normale Krankenhäuser abgestellt hat. Im Urteil wurde insbesondere darauf verwiesen, dass Privatkliniken eine zumeist geringere Anzahl von chronisch kranken Patienten mit längeren Liegezeiten aufweisen (vgl. OLG Nürnberg, Urteil vom 19. Oktober 1999).

Auch Presseberichte sollten keine irreführenden Behauptungen über Erfolge von Behandlungen aufweisen und sachlich richtig sein, insbesondere wenn die Informationen von der Klinik selbst zur Verfügung gestellt werden. Dabei darf nach mehrmaliger Rechtsprechung der mit der Behandlungsmethode in Verbindung zu bringende Arzt in ansprechender Form, d. h. in Wort und Bild, dargestellt werden (vgl. z. B. OLG München, Urteil vom 19. Oktober 2006 – 29 U 2664/06). Im Falle der Nichtautorisierung des Presseberichts durch eine Klinik oder einen Arzt sieht die Rechtsprechung kein wettbewerbswidriges Verhalten (vgl. BGH NJW 1990, 152).

Informationsbroschüren

Für die rechtliche Bewertung ist hier entscheidend, ob sich die Broschüre ausschließlich an den einweisenden Arzt oder auch an dessen Patienten richtet. Bei den sich ausschließlich an den Einweiser richtenden Informationsbroschüren ist der inhaltliche Gestaltungsspielraum im rechtlichen Sinn sehr weit zu ziehen. Dies inkludiert die Darstellung aller relevanten Klinikleistungen mit Grafiken sowie Daten- und Bildmaterial über Ärzte und Behandlungsmethoden. Relevanz haben hier auch die bereits dargestellten Vorgaben des § 6 HWG bei Bezugnahme auf Studien oder Gutachten sowie die Verbotstatbestände der wettbewerbswidrigen vergleichenden Werbung im Sinne des § 6 UWG. Im Gegensatz dazu muss die Einweiserkommunikation die weitaus höheren Anforderungen an die inhaltliche Ausgestaltung von Patientenbroschüren beachten. Es sollte nicht im Interesse des ausgebenden Krankenhauses sein, dem Einweiser durch die Verbreitung von unzulässiger Werbung in der Broschüre unter Umständen berufsrechtliche Probleme zu bereiten. Dies ist der Fall, wenn Grenzen der zulässigen Werbung aus § 11 (z. B. Werbung mit Krankengeschichten – vgl. OLG München Urteil vom 14. Oktober 1999, AZ 29 U 2352/99 – oder Werbung mit bildlicher Darstellung von Personen in Berufskleidung in Publikumszeitschriften, im TV, auf der Homepage – BGH Urteil vom 1. März 2007, AZ I ZR 51/04) und § 12 HWG (z. B. Darstellung der Behandlung von spezifischen Krankheiten wie Suchtkrankheiten) überschritten sind. Unschädlich ist die Darstellung des Leistungsspektrums des Krankenhauses. Diese darf in den bereits skizzierten rechtlichen Grenzen auch anpreisend und vergleichend sein. Wenn die Broschüre als Werbemittel des Krankenhauses erkennbar ist, genießt sie darüber hinaus das bereits skizzierte Werbeprivileg von Kliniken.

Direktmarketing

Insbesondere bei der im Rahmen von Direktmarketing vorgesehenen, gezielten, individuellen Ansprache von einweisenden Ärzten, z. B. durch E-Mail, Fax oder Telefanrufe, besteht neben den bereits skizzierten rechtlichen Barrieren die Gefahr der unzumutbaren Belästigung nach § 7 Abs. 2 UWG. Eine solche „Störung" liegt immer dann vor, wenn der angesprochene Arzt unaufgefordert Anrufe, Faxe oder E-Mails erhält und hierzu keine Einwilligung gegeben hat. Die Einwilligung muss in der Regel ausdrücklich erfolgen. Die Tatsache alleine, dass der Einweiser der Klinik in der Vergangenheit seine Telefon- oder Faxnummer und insbesondere seine Mailadresse ausgehändigt hat, stellt dabei noch keine Einwilligung dar (vgl. Baumbach und Hefermehl 2008, § 7 Rn. 73).

Einweiserveranstaltungen

Darunter fallen Informationsveranstaltungen, Tagungen oder Kongresse. Die Durchführung im eigenen Haus und der Umstand, dass sich die Veranstaltung ausschließlich an ein Fachpublikum wendet, lässt bei gleichzeitiger Berücksichtung der rechtlichen Vorschriften aus HWG und UWG eine zumeist rechtlich unbedenkliche Bewertung zu. Rechtliche Konflikte können dann entstehen, wenn die Veranstaltung nicht im eigenen Haus durchgeführt wird und die Kostenübernahme durch das Krankenhaus für die Teilnehmer angestrebt ist. § 32 der (Muster-)Berufsordnung (MBO) für Ärzte untersagt dem Arzt, von anderen Personen einen Vorteil für sich oder Dritte anzunehmen. Dieser liegt vor bei Überschreiten der Geringfügigkeitsgrenze von 50 EUR und kann als unsachgemäße Beeinflussung der ärztlichen Entscheidung gedeutet werden. Das Krankenhaus läuft gerade bei der Bewerbung von medizinischen Dienstleistungen Gefahr, den Anwendungsbereich von § 7 HWG zu tangieren. Danach begeht das Krankenhaus eine Ordnungswidrigkeit, wenn Mitgliedern eines Fachkreises Zuwendungen gewährt werden, die eine Geringfügigkeitsgrenze von 10 EUR überschreiten. Eine Ausnahme von diesem Tatbestand kann nach § 7 Abs. 2 HWG vorliegen, der ausdrücklich Zuwendungen nach spezifischen Kriterien wie die Einhaltung eines ausschließlich wissenschaftlichen Veranstaltungsrahmens erlaubt. Eine ähnliche Problematik ist für Krankenhäuser dann gegeben, wenn sie sich zur Finanzierung einer Einweiserveranstaltung über ein Fremdsponsoring, beispielsweise durch die Pharmaindustrie, entschließen. Insbesondere besteht auch hier die mögliche Problematik der unsachlichen Beeinflussung der Einweiser. Die Zulässigkeit der Vorteilsnahme kann auf Grundlage des sogenannten Kodex zur Freiwilligen Selbstkontrolle für die Arzneimittelindustrie (FSA) erfolgen (letzte Änderung laut Bundesanzeiger vom 2. Dezember 2005). Dieser enthält Regeln, nach denen die Zusammenarbeit von Industrie, Ärzten und Krankenhäusern zulässig ist. An diesen Regeln orientiert sich bei Zuwiderhandlung auch die zuständige Staatsanwaltschaft. § 20 Abs. 4 des Kodex lässt gewisse Möglichkeiten der Kostenübernahme der Veranstaltung durch Dritte zu, so z. B. bei Gewährleistung des wissenschaftlichen Charakters der Veranstaltung. Auf dieser Grundlage ist die Übernahme von Reise- und Übernachtungskosten in einem angemessenen Umfang zulässig. Die Kostenübernahme sollte sich in der Regel an der regionalen Herkunft der Einweiser orientieren. Auch muss beispielsweise die eigenverantwortliche Organisation der Einweiserveranstaltung durch das Krankenhaus gewährleistet sein.

Einweiserpauschalen

Nach § 31 (Muster-)Berufsordnung für Ärzte (MBO) ist ein Entgelt für die Einweisung eines Patienten als unrechtmäßige Vorteilsnahme zu werten. Sinn und Zweck der Regelung ist es zu verhindern, dass ein Arzt eine Einweisungsentscheidung aus wirtschaftlichen Interessen trifft und damit für die Entscheidung andere als medizinische Erwägungen maßgeblich sind (vgl. BGH NJW 1986, 2360). Auszuschließen ist ein Verstoß nur dann, wenn die Gewährung des Honorars ihre Rechtfertigung in der ärztlichen Behandlung selbst findet (vgl. Ratzel und Lippert 2006, § 31 Rn.1). Wann der letztgenannte Fall eintritt und damit ein Entgelt zulässig an den Einweiser durch das Krankenhaus entrichtet werden kann, ist in der Praxis noch immer umstritten. Bis 2003 sahen Gerichte in entsprechenden Fällen die Zahlungen von Kliniken bei prä- und postoperativen Betreuungsleistungen für einweisende niedergelassene Ärzte als berufswidrige Vorteilsgewährung durch die Klinik und unsachgemäße Beeinflussung des Arztes an. Für ein entscheidendes Oberlandesgericht war darüber hinaus auch nicht erheblich, dass die von der Klinik bezahlte Pauschale an den niedergelassenen Arzt faktisch dem tatsächlichen Wert der erbrachten Leistung entsprach (vgl. OLG Schleswig-Holstein MedR 2004, 270; Urteil vom 4. November 2003 – 6 U 17/03). Allerdings hat sich das OLG Düsseldorf in einem ähnlich gelagerten Fall in einer ersten richterlichen Entscheidung mit dem Hinterfragen der tatsächlichen Gegenleistung des von der Klinik gewährten Honorars beschäftigt und sich damit nicht ausschließlich auf die Feststellung der Gewährung eines Entgelts beschränkt. Die Angemessenheit der Vergütung konnte sich im vorliegenden Fall zudem an einem vorliegenden Strukturvertrag zwischen der Kassenärztlichen Vereinigung mit den Krankenkassen orientieren. Dieser Umstand war der rechtlichen Bewertung mit der letztendlichen Feststellung der Zulässigkeit des Einweiserentgelts sicherlich zuträglich (vgl. OLG Düsseldorf MedR 2005, 169; Urteil vom 16. November 2004 – I – 20 U 30/04). Andere Gerichte sind in der rechtlichen Diskussion um Einweiserpauschalen mittlerweile dieser Rechtsauffassung gefolgt (vgl. OLG Köln MedR 2008). Zusätzlichen Zuspruch für eine positivere rechtliche Bewertung von Einweiserpauschalen dürfte in der weiteren Wettbewerbsförderung durch das Aufbrechen der sektoralen Grenzen zwischen der ambulanten und stationären Versorgung sowie der Fallpauschalenabrechnung nach DRGs zu sehen sein, die durch das GKV-Modernisierungsgesetz von 2004 initiiert wurden. Die Fallpauschalenberechnung zielt darauf ab, dass vermehrt Leistungen in den ambulanten Bereich verlagert werden und damit im Rahmen von Kooperationen zwischen stationären Leistungserbringern und niedergelassenen Ärzten

eine angemessene Honorierung für vor- oder nachgelagerte Leistungen vereinbart werden. Jedoch bleibt festzuhalten, dass auch in Zukunft bei Nicht-Er-
bringen einer tatsächlichen Leistung durch den niedergelassenen Arzt, bei nicht
angemessener Honorierung oder bei Vorliegen einer bloßen Alibihandlung ein
Gericht auch weiterhin einen Verstoß gegen § 31 MBO durch den niedergelassenen Arzt konstatieren wird.

Rechtliche Sanktionierung für Kliniken bei Wettbewerbsverstößen

Kommt es im Rahmen der Umsetzung von Kommunikationsmaßnahmen im
Rahmen des Einweiserbeziehungsmanagements zur Verletzung der vorgenannten Vorschriften, ist die Einleitung eines Wettbewerbsprozesses mit einschlägi-
ger zivilrechtlicher Sanktionierung für das betroffene Krankenhaus zu erwarten.
Die Bandbreite umfasst die Abmahnung durch den geschädigten Mitbewerber
sowie die Forderung nach einer Unterlassungserklärung mit der Androhung
von Vertragsstrafen für den Fall der Zuwiderhandlung. Bei Nicht-Abgabe der-
selben droht die Durchsetzung einer einstweiligen Verfügung durch den Ab-
mahnungsberechtigten mit der Androhung von Ordnungsmitteln. Als weitere
Möglichkeit der gerichtlichen Durchsetzung besteht die Erhebung einer Unter-
lassungsklage im Hauptsacheverfahren durch den Mitbewerber oder die Wett-
bewerbszentrale.

5.4 Fazit

Politisch gewollt und wirtschaftlich durch den verstärkten Kosten- und Wettbewerbsdruck notwendig, ist das weitere Aufbrechen von Sektorengrenzen
zukunftsweisend. Ihren Ausdruck sollte diese Entwicklung in dem vermehrten
Werben der stationären Leistungserbringer um den Einweiser bis hin zur fak-
tischen Kooperation finden. Bei aller hierfür möglichen Kreativität und Qualität in der Einweiserkommunikation von Krankenhäusern muss das für die
Werbung gesetzliche Anforderungsprofil weiterhin eine angemessene Berücksichtigung erfahren. Ob eine denkbare weitere Öffnung der rechtlichen Restriktionen bei der medialen Kommunikation mit Einweisern und Patienten in
allen relevanten Rechtsquellen zu den sehr liberalen amerikanischen Verhält-
nissen führen wird, ist derzeit nicht absehbar.

Literatur

Ärztegerichtshof des Saarlandes vom 10. Oktober 2001, AZ ÄGH 2/01.
Bahner, B. (2003): Das neue Werberecht für Ärzte. 2. Aufl. Berlin, Heidelberg: Springer.
Barth, D. (1999): Mediziner-Marketing. Vom Werbeverbot zur Patienteninformation. Berlin, Heidelberg: Springer.
Baumbach, A., Hefermehl, W. (2008): Wettbewerbsrecht, Kommentar. 23. Aufl. München: C. H. Beck, § 3 UWG, Rdn. 68, § 7 Rn. 73.
BGH NJW 1990, 152.
BGH NJW 1986, 2360.
BVerfG Beschluss vom 19. November 1985, AZ 1 BvR 38/78.
BVerfG, Beschluss vom 17. Juli 2003 – 1 BvR 2115/02.
BVerG, Beschluss vom 4. Juli 2000.
BVerfG, Beschluss vom 18. Februar 2002 – 1 BvR 1644/01.
BVerfG, Beschluss vom 13. Juli 2005 – 1 BvR 191/05.
Bülow. P. (1996): Heilmittelwerbegesetz, Kommentar. Köln: Carl Heymanns.
KG Berlin Urteil vom 22. März 2002, AZ 5 U 8811.
Koller, C. (2007): Zuweisermarketing aus juristischer Sicht. In: Saßen, S., Franz, M. (Hrsg.): Zuweisermarketing und sektorenübergreifende Kommunikation. München, Berlin u. a.: Economica, S. 79–106.
OLG Düsseldorf MedR 2005, 169; Urteil vom 16. November 2004 – I – 20 U 30/04.
OLG Nürnberg, Urteil vom 19. Oktober 1999.
OLG München, Urteil vom 19. Oktober 2006 – 29 U 2664/06.
OLG München Urteil vom 14. Oktober 1999, AZ 29 U 2352/99.
OLG Schleswig-Holstein MedR 2004, 270; Urteil vom 4. November 2003 – 6 U 17/03.
Ratzel, R., Lippert, H.-D. (2006): Kommentar zur Musterberufsordnung der Deutschen Ärzte MBO. 4. Aufl. Berlin, Heidelberg: Springer, § 31 Rn.

http://www.bundesgerichtshof.de/Der Bundesgerichtshof, Zugriff 22.07.2010.
http://www.bverfg.de/Das Bundesverfassungsgericht, Zugriff 11.07.2010.
http://www.bundesaerztekammer.de/Die Bundesärztekammer, Zugriff 01.07.2010.

6 Einweisercontrolling: Wie kann ein Krankenhaus den Erfolg der eingesetzten Maßnahmen überprüfen?

Nico Kasper

6.1 Elemente: Wie sieht ein bedarfs- und ressourcen-orientiertes Konzept eines Einweisercontrollings aus?

6.1.1 Auftrag: Welche Ziele, Beobachtungsbereiche und Instrumente gehören zum Einweisercontrolling?

Einweiserbeziehungsmanagement konkurriert mit anderen Gestaltungsfeldern – z. B. Qualitätsmanagement, Öffentlichkeitsarbeit – um die knappen Ressourcen eines Krankenhauses. Da die Krankenhausführung immer wieder Entscheidungen zur Ressourcenverteilung treffen muss, benötigt sie Informationen, wo diese am besten einzusetzen sind. Die im Einweisermarketing tätigen Führungskräfte und Mitarbeiter sind angehalten, mit Hilfe geeigneter Daten nachzuweisen, dass die ergriffenen Maßnahmen einen Beitrag zum Unternehmenserfolg leisten. Gelingt der Nachweis nicht, büßt das Einweiserbeziehungsmanagement (zu Recht) seine Bestandsberechtigung als wichtiges Managementwerkzeug ein. Bereits beim Aufbau eines Einweisermarketings muss also darüber nachgedacht werden, welche Instrumente geeignet sind, den Erfolg des Einweiserbeziehungsmanagements möglichst genau und umfassend abzubilden. Es gilt, ein effektives Einweisercontrolling zu implementieren.

In der Literatur finden sich eine Vielzahl von Controlling-Konzepten und damit kein gemeinsames Verständnis des Controlling-Begriffs. Einigkeit herrscht jedoch darüber, dass Controlling ein Teil des Führungssystems ist und vor allem dessen Subsysteme – Planungs-, Kontroll- und Informationsversorgungssystem – koordiniert (vgl. Zapp 2008, S. 469). Dementsprechend hat das Controlling nicht nur Kontroll- sondern auch Planungs-, Informations- und Steuerungsaufgaben (vgl. u. a. Ehrmann 2004, S. 18). Zur Aufgabenerfüllung kommt prinzipiell eine Vielzahl von Instrumenten in Frage. Im Sinne einer praktisch-normativen Betriebswirtschaftslehre ist es nicht Ziel des vorliegenden Kapitels, möglichst viele Controlling-Instrumente zu erläutern, aus denen sich der Krankenhausmanager dann geeignete Verfahren auswählen kann bzw. muss. Vielmehr sollen konkrete Empfehlungen zur Methodenauswahl und Methodenkombination gegeben werden.

Um dabei zielgerichtet vorgehen zu können, scheint es angezeigt, einen Auftrag für das Einweisercontrolling zu formulieren:

Das Einweisercontrolling soll die Informationen zur Verfügung stellen, die für die Beurteilung des Erfolgs des Einweiserbeziehungsmanagements erforderlich sind. Darüber hinaus muss das eingesetzte Instrumentarium Hinweise geben, wo Steuerungsmaßnahmen zu ergreifen sind. Das Einweisercontrolling hat daher Daten zu Änderungen im Einzugsgebiet, des Einweisungsverhaltens und der Einweiserbedürfnisse zu liefern.

Aus dem Auftrag wird deutlich, dass eine wesentliche Voraussetzung für ein effektives Einweisercontrolling die Formulierung eindeutig messbarer Ziele für das Einweiserbeziehungsmanagement ist. Diese fungieren als Maßstab, mit dem der Erfolg bzw. Misserfolg des Einweiserbeziehungsmanagements überhaupt erst beurteilt werden kann.

Die prinzipiell unendliche Menge zu beobachtender Umweltelemente wurde im Analyseauftrag auf die Bereiche Einzugsgebiet, Einweisungsverhalten und Einweiserbedürfnisse beschränkt. Für eine solche Fokussierung spricht zunächst die Annahme, dass ein Krankenhaus dem Einweiserbeziehungsmanagement nur begrenzte Ressourcen zuordnen kann, die vorrangig für konkrete Maßnahmen zur Einweisergewinnung und -bindung eingesetzt werden sollten. Somit darf das Einweisercontrolling nur einen (kleinen) Teil der zugewiesenen Ressourcen in Anspruch nehmen. Dem Controller muss bewusst sein, dass die Fokussierung auf drei Beobachtungsbereiche stets die Gefahr birgt, relevante Umweltentwicklungen zu übersehen (vgl. Bea und Haas 2005, S. 296–298). Empfehlenswert scheint daher, die Fokussierung periodisch zu Gunsten einer umfassenderen, weniger gerichteten Informationsbeschaffung aufzugeben, z. B. in Form einer Situationsanalyse. Das Problem der Gerichtetheit wird abgeschwächt, wenn das Einweisercontrolling nicht als separates Instrumentarium, sondern als ein Element des gesamten Krankenhauscontrollings verstanden wird. Über die anderen Elemente des Krankenhauscontrollings werden weitere Informationen bereitgestellt, die ggf. auch im Einweiserbeziehungsmanagement relevant sein können.

Nachdem die Notwendigkeit zur Fokussierung erläutert wurde, ist zu begründen, warum sich der Controller gerade auf die oben genannten Beobachtungsfelder konzentrieren sollte. Unstrittig ist, dass die Überwachung des Einweisungsverhaltens im Zentrum jedes Einweisercontrollings stehen muss. Hier wird untersucht, ob einzelne Einweiser oder ganze Gruppen von Niedergelassenen ihre Zuweisungen zur eigenen Einrichtung quantitativ (mehr/weniger Patienten) und/oder qualitativ (attraktive/unattraktive Fälle) verändern und damit den Bestand eines Krankenhauses sichern bzw. gefährden. Das Einweisungsverhalten eines Niedergelassenen wird durch unterschiedliche Faktoren beeinflusst. Bei dem Versuch, sich hierbei wiederum auf die wichtigsten Einflussfaktoren zu konzentrieren, müssen Entwicklungen im Einzugsgebiet – als zentraler Umweltfaktor – und in den Einweiserbedürfnissen – als zentraler Faktor innerhalb der Zielgruppe – in den Mittelpunkt der Betrachtung treten. Im ersten Fall können z. B. Änderungen im Krankheitspanorama einer Region bewirken, dass Niedergelassene deutlich weniger Patienten mit einer bestimmten Diagnose in ein Krankenhaus senden, ohne dass sich die Krankenhaus-Einweiser-Beziehung verschlechtert hat. Im zweiten Fall können Änderungen zu einem modifizierten Einweisungsverhalten bei gleichen Umweltbedingungen führen, wenn beispielsweise Wettbewerber die neuen Bedürfnisse deutlich besser erfüllen als die eigene Einrichtung.

Schließlich ist innerhalb jedes Beobachtungsbereichs der Einsatz verschiedener Instrumente denkbar. Beispielsweise können die Einweiserbedürfnisse sowohl über eine Befragung als auch über ein Beschwerdemanagement erfasst werden. Der Controller steht somit erneut vor einem Auswahlproblem. Um bei der Instrumentenauswahl möglichst zielgerichtet vorgehen zu können, ergibt sich die Notwendigkeit einer Methodenbeurteilung (vgl. Aeberhard 1996, S. 81). Dabei versucht eine praxisbezogene Methodenbeurteilung die Controlling-Instrumente hinsichtlich ihres Beitrages zur Effizienzsteigerung des Controllingprozesses einzuschätzen (vgl. analog Pfohl 1977, S. 278). Hieraus ergeben sich mit dem Beitrag zur Erfüllung des Analyseauftrags (Erkenntnisgewinn) und dem finanziellen sowie zeitlichen Aufwand für den Instrumenteneinsatz die beiden zentralen Beurteilungskriterien (vgl. Aeberhard 1996, S. 83). Als drittes Auswahlkriterium kann die Komplexität der Methode hinzugezogen werden. In diesem Zusammenhang zeigen Studien, dass mit wachsender Komplexität einer Methode deren Einsatz in der Praxis zunehmend unwahrscheinlich wird (vgl. z. B. Hörig 2001, S. 31–51). Bei etwa gleicher Komplexität ist im obigen Beispiel der Beitrag einer Einweiserbefragung zur Erfüllung des Analyseauftrags ggf. etwas höher zu bewerten als der des Beschwerdemanagements. Allerdings ist der finanzielle und zeitliche Aufwand für eine Befragung so hoch, dass diese, wenn überhaupt, nur alle zwei bis drei Jahre durchgeführt wird. Ein funktionierendes Einweiserbeschwerdemanagement generiert im Gegensatz dazu unterjährig Daten. Die Entscheidung zwischen den beiden Instrumenten ist somit zugunsten des Beschwerdemanagements zu fällen. Mit der zum Standardberichtswesen weiterentwickelten ABC-Analyse und der Marktattraktivitätsanalyse wurden auch für die beiden anderen Beobachtungsbereiche Controlling-Instrumente gewählt, die mit vertretbarem Aufwand und überschaubarer Komplexität genügend Informationen zur Steuerung des Einweiserbeziehungsmanagements liefern.

6.1.2 Standardberichtswesen: Wie können Krankenhäuser das Einweisungsverhalten überwachen?

Ein gutes Einweisercontrolling ermöglicht es Krankenhäusern, durch die frühzeitige Bereitstellung von Information zu agieren. Hierzu muss es unterjährig Daten liefern, die vor allem dazu geeignet sind, Entscheidungen und Handlungen auszulösen. Die Aufbereitung und Kombination von Informationen erfolgt im Controlling in Form von Berichten. Für den Aufbau eines Controllingberichts sind Festlegungen zu den Gestaltungsdimensionen Berichtszweck, Berichtsart, Berichtsinhalt, Berichtsform, Berichtstermin, Berichtsempfänger und Berichtserzeuger zu treffen (vgl. Pollmann und Rühm 2007, S. 179):

Der Zweck des im Folgenden zu entwickelnden Berichts ist es, die Entscheider zum Thema Einweiserbeziehungsmanagement frühzeitig über positive und negative Entwicklungen im Einweisungsverhalten zu informieren. Um das Kriterium der *Zeitnähe* zu erfüllen, müssen Daten mindestens vierteljährlich (Berichtstermin) in Form eines Standardberichts (Berichtsart) auf Fachabteilungsebene bereitgestellt werden. Sonderberichte sind nur bei Auffälligkeiten zu erstellen.

Inhaltlich ist eine Orientierung an der ABC-Analyse zu empfehlen. Im Rahmen der externen Analyse wurden zunächst die Gruppen der Haupt-, Mittel- und Geringeinweiser unterschieden. Für den Standardbericht ist es auf Basis der Ergebnisse der ersten ABC-Analyse erforderlich, feste Kriterien für die Gruppe der Haupt- und Mitteleinweiser zu definieren. Bei einer Beschränkung auf das Kriterium *Anzahl zugewiesener Patienten* könnte z. B. festgelegt werden, dass ein Einweiser zukünftig zur Gruppe der Haupteinweiser gerechnet wird, wenn er mehr als 50 Patienten pro Jahr schickt, während Mitteleinweiser im gleichen Zeitraum zwischen 20 und 50 Patienten der Einrichtung zuführen. Im Bericht sind die Haupt- und Mitteleinweiser einzeln – also namentlich – auszuweisen, während die Geringeinweiser (Einweisungsvolumen unter 20 Patienten pro Jahr) als Gruppe dargestellt werden können. Um tatsächlich Steuerungsimpulse aus dem Bericht zu generieren, ist es von entscheidender Bedeutung, Zielwerte für jeden Haupt- und Mitteleinweiser sowie für die Gruppe der Geringeinweiser bezüglich der im Berichtszeitraum zu erwartenden Patientenzuweisungen zu formulieren. Zur Berechnung der Erwartungs- bzw. Soll-Werte sind verschiedene Wege denkbar. In der Praxis hat es sich bewährt, zunächst die Ist-Werte der vergangenen drei Jahre zu ermitteln und anschließend den Durchschnitt über die Zuweisungen zu berechnen. Auf Basis der Daten, weiterer qualitativer Informationen (z. B. Arztpraxis kurz vor der Aufgabe) und strategischer Überlegungen ist anschließend ein Soll-Wert für das kommende Jahr festzulegen und im dritten Schritt auf einen Monats- bzw. Quartalswert herunterzubrechen. Das Kernstück des Einweiserberichts stellt dann eine Tabelle dar, die für jeden Haupt- und Mitteleinweiser sowie die Gruppe der Geringeinweiser die Ist-Zuweisungen, den Soll-Wert für Überweisungen und das Delta ausweist. Um die Lesbarkeit des Berichts zu verbessern, kann eine Ampel eingesetzt werden. Dem Pyramidensystem von Minto folgend, ist der Tabelle eine Kommentierung voranzustellen, die konkrete Empfehlungen für notwendige Entscheidungen zum Einweiserbeziehungsmanagement enthält (vgl. Minto 2005). Den Abschluss sollten zentrale Steuerungskennzahlen zur Gesamtsituation – Fallzahl, Case-Mix[1], Case-Mix-Index[2] – und zum Einweiserspektrum – z. B. Zielerreichungsgrade, Anzahl Neueinweiser, Einweiserverlust, Facharztanteil – bilden (Abb. 6.1).

---

1   Der *Case-Mix* ist die Summe der von einem Krankenhaus in einem bestimmten Zeitraum (z. B. Jahr) abgerechneten Relativgewichte (vgl. Fischer 2001, S. 16).

2   Der *Case-Mix-Index* wird errechnet, indem die Summe der Relativgewichte (Case-Mix) durch die Anzahl der Behandlungsfälle im Betrachtungszeitraum dividiert wird. Der Case-Mix-Index gibt damit die Fallschwere eines Krankenhauses an (vgl. Fischer 2001, S. 16–17).

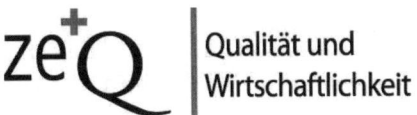 | Qualität und
Wirtschaftlichkeit

Einweiserbericht: Klinik für Innere Medizin (II. Quartal 2010)

1.1 Handlungsempfehlungen

Aufgrund der Daten des II. Quartals sind folgende Aktivitäten zu empfehlen:

- Kontaktaufnahmen sind mit den Einweisern W., X., K. und R. notwendig

- Bei den Einweisern G., R./R. und F. ist sich für die erhöhte Überweisungsintensität zu bedanken.

- Die Verluste bei den Geringeinweisern vom I. Quartal 2010 konnten etwas aufgeholt werden. Es sind weitere Maßnahmen zur Öffentlichkeitsarbeit (z. B. Fortbildungsveranstaltungen) zu empfehlen.

1.2 Entwicklung des Einweisungsverhaltens

Einweiser	aktuelles Quartal			Gesamt		
	Ist	Soll	Δ	Ist	Soll	Δ
Fr. Dr. W.	10	20	-50,0%	35	40	-12,5%
Hr. Dr. B.	19	18	5,6%	37	36	2,8%
Hr. Dr. G.	20	15	33,3%	35	30	16,7%
Hr. Dr. X.	5	15	-66,7%	10	30	-66,7%
Praxis R./R.	15	12	25,0%	27	24	12,5%
Hr. Dr. K.	10	12	-16,7%	23	24	-4,2%
Fr. Dr. F.	12	10	20,0%	21	20	5,0%
Fr. Dr. R.	5	10	-50,0%	7	20	-65,0%
...						
Geringeinweiser	27	25	8,0%	45	50	-10,0%

1.3 Steuerungskennzahlen

Steuerungskennzahlen	aktuelles Quartal			Gesamt		
	Ist	Soll	Δ	Ist	Soll	Δ
Fallzahl	277	300	-7,7%	556	600	-7,3%
Case-Mix-Index	1,303	1,25	4,2%	1,202	1,25	-3,8%
Case-Mix	361	375	-3,7%	669	750	-10,8%
Anzahl Neueinweiser	3	2	50,0%	5	4	25,0%
Anteil H-/M-Einweiser mit Zielerreichung	50%	90%	-44,4%	62,5%	90%	-30,6%
Facharztanteil	45%	40%	12,5%	45%	40%	12,5%
Einweiserverlust	3%	5%	-40,0%	2,5%	5%	-50,0%

Legende:

-50,0%	Soll-Wert nicht erreicht (Ampel: rot)
-3,7%	Soll-Wert knapp verfehlt (Ampel: gelb)
33,3%	Soll-Wert erreicht bzw. übertroffen (Ampel: grün)

Abb. 6.1: Einweiserbericht – Beispiel (Namen der Einweiser sind geändert)

Die Steuerungskennzahlen erleichtern die Interpretation von Entwicklungen im Einweiserspektrum und zeigen deren Auswirkungen auf die Gesamtleistung einer Fachabteilung. Die Grunddaten zur Berechnung der Kennzahlen und zum Einweiserspektrum sind im Wesentlichen beim Medizincontrolling verfügbar. Es ist damit als Berichtserzeuger zu beauftragen. Als Empfänger kommen die Krankenhausführung (Geschäftsführer, Ärztlicher Direktor, Pflegedirektor), die Chefärzte, Oberärzte und verschiedene Stabstellen (z. B. Marketing, Qualitätsmanagement) in Frage.

Der vorgestellte Standardbericht kann durch Erlösdaten, Zeitreihenvergleiche und abteilungsübergreifende Auswertungen erweitert werden. Es hat sich z. B. gezeigt, dass vor allem Einweiser, die sich in der Vergangenheit auffällig positiv oder negativ entwickelt haben (Zeitreihenvergleich), im Rahmen von Einzelgesprächen wertvolle Hinweise zu Stärken und Schwächen des Einweiserbeziehungsmanagements geben. Abteilungsübergreifende Analysen können zeigen, ob Haupt-/Mitteleinweiser einer Fachabteilung in andere Abteilungen bisher nicht ausreichend überweisen, obwohl sie grundsätzlich über das entsprechende Potenzial verfügen. Gemeinsame Besuche der beiden Chefärzte können dann ein Mittel sein, um die Einweisungsintensität auch für die zweite Fachabteilung zu erhöhen.

6.1.3 Marktattraktivitätsanalyse: Wie kann ein Krankenhaus Entwicklungen im Einzugsgebiet erkennen?

Das im vorangegangenen Abschnitt analysierte Einweisungsverhalten wird naturgemäß von den Entwicklungen im Einzugsgebiet – z. B. sinkende Neuerkrankungsraten – beeinflusst. Um beobachtete Änderungen im Verhalten der Zuweiser marktseitig erklären zu können, ist die jährliche Durchführung einer Marktattraktivitätsanalyse zu empfehlen. Ziel der Marktattraktivitätsanalyse ist es, das derzeitige Volumen und das zukünftige Wachstum eines Marktes anhand grundlegender Orientierungsgrößen möglichst genau zu bestimmen (vgl. Nieschlag et al. 2002, S. 110). Im Rahmen der Externen Analyse (Kapitel 2.2) wurden fachabteilungs- und leistungsbezogene Einzugsgebiete als Märkte bzw. Teilmärkte eines Krankenhauses definiert (vgl. Kapitel 2.2.2). Dabei wurde deutlich, dass Krankenhäuser in der Regel in lokalen bzw. regionalen Märkten mit oligopolistischer Wettbewerbsstruktur tätig sind.

Zur Beschreibung der Marktgröße werden das Marktpotenzial, die angestrebte Fallzahl, das Marktvolumen, die Fallzahl und der Marktanteil als Schlüsselindikatoren herangezogen. Diese lassen sich für Krankenhäuser wie folgt definieren (in Anlehnung an Olfert und Rahn 2004, Nr. 615):

- Das *Marktpotenzial* repräsentiert die maximale Anzahl „absetzbarer" Einheiten einer bestimmten Gesundheitsdienstleistung bzw. einer Gruppe von Gesundheitsdienstleistungen in einem Einzugsgebiet (Aufnahmefähigkeit eines Einzugsgebiets). Das Marktpotenzial stellt grundsätzlich eine fiktive Größe dar, die mit Hilfe geeigneter Verfahren möglichst realistisch geschätzt werden soll (vgl. Becker 2001, S. 393). Die Kennzahl entspricht dem Erwartungswert aus Abschnitt 2.2.3.

- Die *angestrebte Fallzahl* gibt den Anteil am Marktpotenzial an, den ein Krankenhaus für eine Gesundheitsdienstleistung bzw. eine Gruppe von Gesundheitsdienstleistungen maximal erreichen zu können glaubt (Zielsetzung).
- Das *Marktvolumen* stellt die Gesamtheit aller tatsächlich realisierten Absatzmengen einer Gesundheitsdienstleistung bzw. einer Gruppe von Gesundheitsdienstleistungen pro Periode in einem Einzugsgebiet dar (gegenwärtige Marktgröße).
- Die *Fallzahl* ist die durch ein bestimmtes Krankenhaus tatsächlich realisierte Absatzmenge einer Gesundheitsdienstleistung bzw. einer Gruppe von Gesundheitsdienstleistungen pro Periode.
- Der *Marktanteil* ist das Verhältnis der Fallzahl eines Krankenhauses zum Marktvolumen in Prozent (bezogen auf die Vergangenheit).

Möglichkeiten des Marktwachstums ergeben sich immer dann, wenn eine Differenz zwischen Marktpotenzial und -volumen (Wachstumsreserven) besteht bzw. das Marktpotenzial selbst – z. B. durch zunehmende Neuerkrankungsraten – wächst (vgl. Becker 2001, S. 396–397). Für das Einweiserbeziehungsmanagement sind in diesem Zusammenhang Informationen über mögliche Wachstumsraten sowie die Lebenszyklusphase eines Marktes wichtig (vgl. analog Bea und Haas 2005, S. 97).

Die Marktattraktivitätsanalyse erfolgt in drei Schritten: Zunächst ist festzulegen, für welche Einzugsgebiete die Marktattraktivität beurteilt werden soll. Um später fundierte strategische Entscheidungen treffen zu können, ist zu empfehlen, Berechnungen für alle fachabteilungsbezogenen Einzugsgebiete sowie für ausgewählte leistungsbezogene Einzugsgebiete und bisher nicht bearbeitete Märkte zu erstellen. Anschließend ist für jedes der ausgewählten Einzugsgebiete eine Potenzialanalyse durchzuführen. Die in Kapitel 2.2.3 vorgestellte Methode wird dabei erst zum Controlling-Instrument, wenn sie in einem festgelegten Turnus – mindestens jährlich – wiederholt wird (Tab. 6.1).

Die Abschätzung des Marktwachstums ist Aufgabe des dritten Schritts der Marktattraktivitätsanalyse. Als Grundlage kann das Marktlebenszykluskonzept dienen. Lebenszykluskonzepte haben ihren Ursprung in der Biologie und Anthropologie. Hier stellt ein Lebenszyklus die von einzelnen Lebewesen oder ganzen Populationen typischerweise durchlaufenen Entwicklungsphasen – die sich durch charakteristische Merkmalskombinationen auszeichnen – dar (vgl. Pümpin und Prange 1991, S. 23). Lebenszyklusmodelle analysieren für ein bestimmtes Untersuchungsobjekt (z. B. Produkte, Märkte, Technologien) die Entwicklung abhängiger Variablen (z. B. unternehmerische Erfolgsgrößen wie Absatzmenge, Umsatz, Gewinn) im Zeitablauf. Die Zeit fungiert dabei stets als einzige unabhängige Variable (vgl. Nieschlag et al. 2002, S. 121). Ziel ist es, Gesetzmäßigkeiten für die Entwicklung der abhängigen Variable zu erkennen sowie wichtige Entwicklungsphasen und deren Einflussgrößen zu charakterisieren. Marktlebenszykluskonzepte betrachten die Entwicklung der Gesamtnachfrage in einer Branche auf Absatz- bzw. Umsatzbasis (abhängige Variable) im Zeitverlauf (unabhängige Variable). Typischerweise wird der Lebenszyklus eines Marktes als normalverteilter Verlauf mit den Phasen Entstehung, Wachstum, Stagnation und Schrumpfung dargestellt.

Tab. 6.1: Ergebnisse einer Potenzialanalyse auf Basis der Hauptdiagnose der stationären Behandlungsfälle; K = Kernmarkt, E = Erweiterter Kernmarkt, P = Peripherer Kernmarkt (Quelle: Elmhorst 2011, Kapitel 2.2, S. 40)

ICD	Fallzahl gesamt	Fallzahl Rest	Potenzial			Marktanteil			Ø Erlös pro Fall
			K	E	P	K	E	P	
I50 Herzinsuffizienz	559	12	217	787	735	67,0%	12,0%	0,1%	3.347 €
I21 Akuter Myokardinfarkt	447	7	0	542	457	100,0%	4,6%	0,6%	2.777 €
G40 Epilepsie	360	59	92	210	263	63,0%	39,0%	5,1%	2.094 €
N40 Prostatahyperplasie	293	73	32	119	118	78,0%	39,0%	24,0%	3.010 €
M17 Gonarthrose	290	2	190	423	418	50,3%	18,6%	0,1%	6.103 €
K40 Hernia inguinalis	235	3	112	421	354	65,0%	5,2%	0,5%	1.987 €
K80 Cholelithiasis	232	5	188	527	434	53,0%	3,2%	0,1%	4.776 €

Der Einsatz des Marktlebenszyklus in der Praxis ist nicht unproblematisch. Bisher fehlen eindeutige Kriterien zur Abgrenzung der Lebenszyklusphasen (vgl. Nieschlag et al. 2002, S. 131). Dementsprechend schwer fällt die Phasenzuordnung eines analysierten Marktes. Werden Lebenszykluskonzepte weniger als genaue Analyse- und Prognoseinstrumente, sondern eher als Orientierungshilfen für die Entscheidungsfindung interpretiert, kann der Versuch trotzdem unternommen werden. Es bleibt der Weg über Indikatoren, die geeignet sind, die Ursachen für die Marktdynamik abzubilden (vgl. Kühn 1980, S. 353). Dabei geben unterschiedliche Ausprägungen der Indikatoren Hinweise auf die jeweilige Lebenszyklusphase, in der sich ein Markt befindet. Tabelle 6.2 zeigt ein Indikatorenset, welches eingesetzt werden kann, um fachabteilungsbezogene Einzugsgebiete einer bestimmten Marktphase zuzuordnen. Um hierbei auf eine ausreichend große Datenbasis zurückgreifen zu können, erscheint es sinnvoll, die Ausprägungen der Indikatoren für das gesamte Bundesgebiet zu berechnen (z. B. Zahl der Fachabteilungen).

Tabelle 6.3 zeigt die Entwicklung der Indikatoren Anzahl Fachabteilungen, Bettenzahl und Fallzahl für die somatischen Fachgebiete (Ausnahme Geriatrie) im Zeitraum 2002 bis 2008. Der allgemeine Trend ist durch einen erheblichen Abbau von Kapazitäten im Krankenhauswesen (sinkende Anzahl Fachabteilungen und Betten) bei etwa gleich hoher Fallzahl gekennzeichnet.

Tab. 6.2: Indikatoren zur Bestimmung der Marktlebenszyklusphase (in Anlehnung an Aeberhard 1996, S. 161)

Indikatoren	Entstehungsphase	Wachstums-phase	Stagnations-phase	Schrumpfungs-phase
Markt-potenzial	nicht bestimmbar	abschätzbar, hohe Differenz zwischen Marktpotenzial und -volumen	bestimmbar, geringe Differenz zwischen Markt-potenzial und -volumen	abnehmend
Markt-volumen	allmählich stei-gende Fallzahlen	stark steigende Fallzahlen	stagnierende bis leicht abnehmen-de Fallzahlen	abnehmende Fallzahlen
Markt-wachstum	allmählich stei-gende Neuerkran-kungsraten	stark steigende Neuerkran-kungsraten	stagnierende Neuerkrankungs-raten	abnehmende Neuerkran-kungsraten
Anzahl der Anbieter	allmählich stei-gende Zahl der Fachabteilungen	stark steigende Zahl der Fachabteilun-gen	stagnierende bis leicht abnehmen-de Zahl der Fachabteilungen	abnehmende Zahl der Fachabteilun-gen
Fragmentie-rung der Produktlinie	keine Spezialisie-rungen	zunehmende Zahl von Spezi-alisierungen	der höchste Grad der Spezialisie-rung ist erreicht	stagnierende Zahl von Spe-zialisierungen
Technologie	medizinische, pharmakologische oder medizintech-nische Innovation als Voraussetzung	Verbesserung der Behand-lungsmethoden	weitere Verfeine-rung der Verfah-ren/ Behand-lungsmethoden	keine Weiter-entwicklung der Behand-lungsmetho-den

Da bei der Herzchirurgie, der Neurochirurgie und der Neurologie im Gegensatz zum allgemeinen Trend alle drei Indikatoren eine positive Entwicklung aufwei-sen, muss für diese Fachgebiete angenommen werden, dass sich deren Märkte in der Wachstumsphase befinden. Deutlich rückläufig sind alle drei Indikatoren in der Frauenheilkunde und Geburtshilfe, der Augenheilkunde sowie der Hals-Nasen-Ohrenheilkunde. Der Markt für stationäre Krankenhausbehandlung scheint in diesen Fächern in der Schrumpfungsphase. Um die zukünftige Ent-wicklung prognostizieren zu können, ist zusätzlich die Veränderung von Neu-erkrankungsraten innerhalb der Fachgebiete zu betrachten. Darüber hinaus sind die Chef- und Oberärzte in die Analyse einzubeziehen, da diese das meiste Wissen über die Trends und Innovationen in ihren Fachgebieten besitzen. Die rein quantitative Analyse ist somit um qualitative Expertenmeinungen zu er-gänzen. Außerdem ist eine sektorenübergreifende Betrachtung anzustreben, um eine Fehleinschätzung lediglich aufgrund des Trends zu Ambulantisierung zu vermeiden.

Tab. 6.3: Entwicklung der Indikatoren Anzahl Fachabteilungen, Bettenzahl
und Fallzahl für somatische Fachgebiete im Zeitraum 2002 bis 2008
(Quelle: Statistisches Bundesamt, Gesundheitsberichterstattung
des Bundes – Krankenhausstatistik)

Fachgebiete	Entwicklung Anzahl Fachabteilungen	Entwicklung Bettenzahl	Entwicklung Fallzahl
Augenheilkunde	-10,03%	-22,60%	-16,85%
Chirurgie	-10,23%	-13,33%	-3,60%
Frauenheilkunde und Geburtshilfe	-13,00%	-19,88%	-18,30%
Hals-Nasen-Ohrenheilkunde	-12,76%	-16,00%	-18,52%
Haut- und Geschlechtskrankheiten	-3,25%	-10,29%	13,35%
Herzchirurgie	11,67%	27,22%	9,73%
Innere Medizin	-11,99%	-13,14%	3,94%
Kinderchirurgie	16,18%	-16,02%	1,43%
Kinderheilkunde	-3,91%	-9,55%	0,99%
Mund-Kiefer-Gesichtschirurgie	-1,03%	-15,15%	-11,73%
Neurochirurgie	10,74%	6,10%	11,95%
Neurologie	4,76%	5,79%	36,66%
Nuklearmedizin	0,00%	-3,92%	-8,17%
Orthopädie	1,24%	-4,84%	13,34%
Plastische Chirurgie	18,69%	10,70%	-0,06%
Strahlentherapie	-4,82%	-12,44%	-13,00%
Urologie	-2,29%	-9,45%	-2,03%
Sonstige Fachbereiche/ Allgemeinbetten	-4,09%	-15,69%	-19,74%
Somatische Fachabteilungen in Krankenhäusern gesamt	-7,23%	-11,95%	-1,19%

Die Ergebnisse der Marktattraktivitätsanalyse helfen bei der Interpretation von
Auffälligkeiten im Standardberichtswesen. So ist beispielsweise ein Wachstum
in den Zuweisungen der eigenen Fachabteilung zu relativieren, wenn gleichzeitig das Marktvolumen deutlich stärker zunimmt. Durch die Betrachtung bestimmter Indikatoren im Zeitverlauf (z. B. Fallzahl pro Fachabteilung) wird es
außerdem möglich, Hinweise auf geänderte Patientenströme innerhalb des Ein-
zugsgebietes zu gewinnen. Besonders deutlich wird dies beispielsweise, wenn
eine der untersuchten Konkurrenzabteilungen im Betrachtungszeitraum im Vergleich zu allen anderen Fachabteilungen überproportional wächst. Durch die
Zuordnung des analysierten Marktes zu einer Lebenszyklusphase lässt sich
darüber hinaus das zukünftige Einweiserverhalten – steigende vs. sinkende Zuweisungen – prognostizieren.

6.1.4 Einweiserbeschwerdemanagement: Wie können Kranken- häuser Entwicklungen in den Einweiserbedürfnissen erkennen?

Wo die Leistungen eines Krankenhauses die Bedürfnisse der Einweiser noch nicht erfüllen, lässt sich sehr konkret an eingehenden Beschwerden ablesen. Allerdings sind die Barrieren zur Beschwerde – z. B. fehlender Ansprechpartner, Angst vor Konflikten – für den Einweiser häufig so hoch, dass er seine Beschwerde nicht äußert. Hierdurch entgehen dem Krankenhaus nicht nur wertvolle Informationen zu Verbesserungspotenzialen, vielmehr ist zusätzlich von einer negativen Mund-zu-Mund-Kommunikation auszugehen, da der Einweiser potenziellen Patienten und niedergelassenen Kollegen berichten wird. In besonders schwerwiegenden Fällen ist die Abwanderung des Einweisers zu einem Wettbe- werber denkbar, ohne dass die Einrichtung die Möglichkeit hat, hierauf früh- zeitig zu reagieren. Um die geschilderten Szenarien zu vermeiden, ist ein aktives Beschwerdemanagement aufzubauen.

Die Idee des aktiven Beschwerdemanagements beruht auf der Annahme, dass Beschwerden die (einzige) Chance sind, Kunden- bzw. Partnerunzufriedenheit zu erkennen und diese durch eine konsequente Bearbeitung in Zufriedenheit umzuwandeln. Hierzu befasst sich das Instrument mit sämtlichen Maßnahmen der Analyse, Planung, Durchführung und Kontrolle, die ein Unternehmen im Zusammenhang mit Beschwerden seiner Kunden oder anderer Anspruchsgrup- pen ergreift (vgl. Wimmer 1985, S. 223). Zu den Zielen des Einweiserbeschwer- demanagements im Krankenhaus gehören daher (vgl. analog Bruhn 2009, S. 212–213):

- *Umsetzung und Verdeutlichung einer einweiserorientierten Unternehmens- strategie*: Die Existenz eines aktiven Beschwerdemanagements zeigt nach außen, wie wichtig dem Krankenhaus die Zufriedenheit seiner Einweiser ist. Hieraus resultieren positive Imageeffekte. Intern führt die systematische Aus- einandersetzung mit kritischem Feedback zur Förderung eines kundenorien- tierten Denkens und Handelns.
- *Vermeidung alternativer Reaktionsformen unzufriedener Einweiser*: Der Be- schwerdeführer soll die Gelegenheit bekommen, seine Beschwerde gegenüber dem Krankenhaus zu äußern. Hierdurch wird es möglich, zeitnah zu reagie- ren und somit denkbare Handlungsoptionen, wie z. B. die Abwanderung zum Wettbewerber, negative Mund-zu-Mund-Kommunikation oder die Ein- schaltung von Medien, zu vermeiden.
- *Generierung zusätzlicher akquisitorischer Effekte*: Die Wiederherstellung von Einweiserzufriedenheit kann nicht nur negative Mund-zu-Mund-Kom- munikation verhindern, sondern führt nicht selten sogar zu einer positiven Weiterempfehlung an potenzielle Zuweiser. Dies ist vor allem dann der Fall, wenn die hohe Qualität des Beschwerdemanagements beim Beschwerdefüh- rer sogar zu einer höheren Zufriedenheit und Beziehungsqualität führt als bei Einweisern, die keinen Mangel wahrgenommen haben. Das als *Beschwer-*

deparadoxon bekannte Phänomen konnte bereits empirisch belegt werden (vgl. Hadwich 2003, S. 159).

- *Informationsgewinnung über Leistungsdefizite*: Beschwerden enthalten wichtige Informationen über die vom Einweiser wahrgenommenen Leistungsdefizite und sind daher ein wichtiger Ideenpool für das interne Qualitäts- und Innovationsmanagement.

Bei einer prozessorientierten Sicht können insgesamt acht Aufgabenbereiche des Beschwerdemanagements unterschieden werden (vgl. Stauss und Seidel 2007, S. 89). Diese sind in vielen Kliniken zur Bearbeitung von Patientenbeschwerden bereits etabliert. Im Sinne des hier verfolgten ressourcenorientierten Ansatzes ist es nur konsequent, wenn auf die bestehenden Strukturen beim Aufbau eines Einweiserbeschwerdemanagements zurückgegriffen wird:

Dem Aufgabenbereich Beschwerdestimulierung sind alle Aktivitäten zugeordnet, mit denen ein unzufriedener Einweiser dazu bewegt werden soll, seine Beschwerde tatsächlich gegenüber dem Krankenhaus zu artikulieren. Hierzu ist es zunächst erforderlich, möglichst barrierefreie Beschwerdewege einzurichten. Im Gegensatz zum Patientenbeschwerdemanagement dürfte die direkt mündlich vorgetragene Beschwerde eher selten sein. Denkbar ist dies ggf. bei Fortbildungsveranstaltungen, die die Klinik für Niedergelassene veranstaltet. Aktuell am häufigsten wird sicherlich die telefonische Beschwerde gewählt. Allerdings ist dieser Beschwerdeweg nicht barrierefrei, da beispielsweise eine direkte Konfrontation mit dem Chef- oder Oberarzt droht oder keiner der Ansprechpartner erreichbar ist. Es ist daher denkbar, dass derzeit ein nicht unwesentlicher Teil der Einweiser auf die Artikulation von Beschwerden verzichtet.

Mit Hilfe eines Feedbackbogens, der mit jedem Arztbrief verschickt wird, kann die Beschwerdeäußerung erleichtert werden. Um Missverständnisse zu vermeiden: Es handelt sich hierbei nicht um einen standardisierten Fragebogen, den die Einweiser ausfüllen müssen. Der Feedbackbogen ist ein offen gestaltetes Formular, auf dem die Beschwerde formlos vermerkt werden kann. Durch die Angabe einer Telefaxnummer wird zudem ein bei den Einweisern beliebter, zügiger und konfliktfreier Übermittlungsweg gewählt. Ebenso konfliktfrei – allerdings bei den Einweisern bisher noch nicht so beliebt – ist der elektronische Beschwerdeweg. Dabei gibt es die Alternativen, eine Beschwerde-E-Mail-Adresse oder eine Beschwerdeeingabemaske auf der Homepage bzw. im Zuweiserportal einzurichten. Ein aktives Beschwerdemanagement sollte alle genannten Beschwerdewege (mündlich, telefonisch, schriftlich, elektronisch) anbieten und diese breit kommunizieren. Dazu bieten sich Hinweise auf der Homepage, im Arztbrief, Zuweiserportal, Zuweisernewsletter sowie Fortbildungsveranstaltungen an. Um die Erreichbarkeit eines Ansprechpartners sicherzustellen, ist es zu empfehlen, neben den Chef- und Oberärzten einen Beschwerdemanager als zusätzlichen Ansprechpartner zu implementieren. Da die meisten Krankenhäuser mittlerweile über ein Patientenbeschwerdemanagement verfügen, sollte der Aufgabenbereich der Stelle um die Entgegennahme von Einweiserbeschwerden erweitert werden. Die Telefonnummer des zentralen Beschwerdemanagements ist dann auch als Beschwerde-Hotline und damit als zusätzlicher telefonischer Beschwerdekanal für Niedergelassene zu kommunizieren.

Im zweiten Schritt – der Beschwerdeannahme – sind der Beschwerdeeingang und die möglichst vollständige Erfassung der Beschwerdeinformationen zu organisieren. Bei mündlichen Beschwerden steht zudem das adäquate Verhalten der entgegennehmenden Mitarbeiter im Vordergrund. Durch die Angabe der Faxnummer des Beschwerdemanagements auf dem Feedbackbogen ist der problemlose und vollständige Beschwerdeinformationseingang bei diesem Beschwerdeweg gewährleistet. Formlos schriftliche Beschwerden sind durch die entgegennehmende Stelle an den zentralen Beschwerdemanager weiterzuleiten. Mündlich geäußerte Beschwerden können ebenfalls durch einen Mitarbeiter im Feedbackbogen dokumentiert und an das zentrale Beschwerdemanagement gemeldet werden. Hierzu ist der Feedbackbogen, z. B. über das Intranet, zur Verfügung zu stellen. Schließlich sind die betroffenen Mitarbeiter durch Fortbildungsmaßnahmen adäquat auf ihre Aufgaben im Rahmen der Beschwerdeannahme vorzubereiten. Innerhalb des zentralen Beschwerdemanagements ist die Beschwerdeerfassung zu organisieren. Dabei sind Entscheidungen über die zu erfassenden Inhalte, deren Kategorisierung und die Erfassungsform (z. B. Datenbank, Excel-Tabelle) zu fällen.

Nach Eingang einer Beschwerde ist diese schnell und gewissenhaft zu bearbeiten. Im Vorfeld sind dazu Verantwortlichkeiten sowie Standards für die Art und Dauer der Beschwerdebearbeitung zu definieren. Hierbei sollte auf die bereits für das Patientenbeschwerdemanagement etablierten Wege zurückgegriffen werden. So ist auch die Bearbeitung von Einweiserbeschwerden über das zentrale Beschwerdemanagement zu koordinieren, mit geeigneten Instrumenten (z. B. Mustervorlagen für Stellungnahmen, Mahnwesen) zu unterstützen und innerhalb von fünf Werktagen abzuschließen. Die Dokumentation des aktuellen Bearbeitungsstandes eines Falles ist Aufgabe des zentralen Beschwerdemanagements.

Schließlich gilt es, in der letzten Phase der Einzelfallbearbeitung, eine Beschwerdereaktion zu wählen, die tatsächlich dazu geeignet ist, Einweiserunzufriedenheit in Zufriedenheit zu wandeln. Der Dank für die Artikulation der Beschwerde und eine Entschuldigung für den Beschwerdegrund sollten Bestandteil jeder Beschwerdereaktion sein. Darüber hinaus sind weitere finanzielle (z. B. Schadensersatz), materielle (z. B. Gutschein, Fortbildungen, Blumenstrauß) und immaterielle Angebote (z. B. Informationen) denkbar. Die Auswahl einer adäquaten Kompensationsoption kann erleichtert werden, indem der Beschwerdeführer – z. B. bereits bei der Beschwerdeannahme – direkt nach einer für ihn angemessenen Problemlösung gefragt wird. Es ist allerdings zu empfehlen, Art und Umfang der Reaktion vom Typ der Beschwerde und der Bedeutung des Beschwerdeführers abhängig zu machen. Beispielsweise sollten kleine Beschwerden von Haupteinweisern deutlich großzügiger kompensiert werden als von Geringeinweisern.

Wirklich zum Controlling-Instrument wird das Einweiserbeschwerdemanagement erst, wenn der Beschwerdemanagementprozess von der Einzelfallbearbeitung in die Betrachtung des gesamten Beschwerdespektrums mündet. Der indirekte Beschwerdemanagementprozess besteht dazu aus den Phasen Beschwerdeauswertung, Beschwerdemanagement-Controlling, Beschwerdereporting und Beschwerdeinformationsnutzung. Dabei sind die Beschwerdeauswertung, das Beschwerdereporting und die Beschwerdeinformationsnutzung von herausragender Bedeutung für das Controlling des Einweiserbeziehungsmanagements. Aufgabe des Beschwerdemanagement-Controllings ist es demgegenüber, die Funktionsfähigkeit des Einweiserbeschwerdemanagements, selbst anhand geeigneter Indikatoren – z. B. Anteil der innerhalb von fünf Werktagen bearbeiteten Beschwerden am gesamten Beschwerdeaufkommen – zu prüfen. Auch um Missverständnis zu vermeiden, soll diese Phase hier nicht vertieft werden.

Aufgabe der Beschwerdeauswertung ist es, das Informationspotenzial, welches in kritischem Einweiserfeedback steckt, systematisch auszuschöpfen. Hierzu ist das Beschwerdespektrum sowohl quantitativ als auch qualitativ zu analysieren. Bei der quantitativen Beschwerdeauswertung geht es darum, die mengenmäßige Verteilung des gesamten Beschwerdeaufkommens auf unterschiedliche Beschwerdeanlässe (z. B. fehlende Erreichbarkeit von Ansprechpartnern, Qualität des Arztbriefes) und Einweisergruppen (Haupt-, Mittel-, Gering- oder Neueinweiser) zu untersuchen. Werden die hierbei gewonnenen Informationen in Beziehung gesetzt – z. B. Haupteinweiser beschweren sich am häufigsten über die Erreichbarkeit geeigneter Ansprechpartner – dann ergeben sich daraus bereits erste Handlungsfelder für das Einweiserbeziehungsmanagement. Um diese weiter zu konkretisieren, sind qualitative Analysen notwendig. Dabei werden im Sinne einer detaillierten Ursachenanalyse innerhalb der identifizierten Problemfelder Einzelfälle untersucht. Für obiges Beispiel sind unter anderem folgende Fragen zu klären:

- Warum erreichen Haupteinweiser die gewünschten Ansprechpartner nicht?
- Welche Maßnahmen sind zu ergreifen, um die Erreichbarkeit zu verbessern?
- Wie haben andere Krankenhäuser das Problem gelöst?

Das Beschwerdereporting beinhaltet die Aufbereitung und Weitergabe der Analyseergebnisse. Neben den Adressaten sind für den Beschwerdebericht der Erscheinungsturnus sowie die Inhalte und deren Aufbereitung festzulegen. Naturgemäß gehören die Krankenhausführung sowie sämtliche ärztliche Abteilungsleiter zum Empfängerkreis. Darüber hinaus kann es sinnvoll sein, den Bericht an weitere Bereiche/Stabstellen (z. B. Qualitätsmanagement, Öffentlichkeitsarbeit) zu geben. Schließlich ist es Ausdruck einer konsequenten Servicestrategie, die Ergebnisse der Beschwerdeauswertung auch an die Einweiser zu berichten. Um Irritationen zu vermeiden, sollte dies allerdings in Form einer Präsentation – z. B. während einer ärztlichen Fortbildung – geschehen. Dabei können Anmerkungen der Niedergelassenen direkt aufgegriffen und beantwortet werden. Entsprechend ihrer Bedeutung, sind die Ergebnisse durch ein Mitglied der Krankenhausführung (z. B. Ärztlicher Direktor) vorzustellen. Es sind bereits umgesetzte oder zumindest geplante Verbesserungsmaßnahmen zu nennen bzw. es ist zu erklären, warum bestimmte Beschwerdeursachen kurzfristig nicht abzustellen sind. Genügt für die niedergelassenen Ärzte ein jährlicher Beschwerdebericht, sind die internen Entscheidungsträger auch unterjährig über Einweiserbeschwerden zu informieren. In Abhängigkeit der Größe einer Einrichtung und damit des Beschwerdeaufkommens erscheint ein viertel- bis halbjährlicher Turnus angemessen. Die Berichtsinhalte müssen entsprechend den Bedürfnissen der Adressaten aufbereitet werden. Für die Gestaltung des Beschwerdeberichts ist der Controller daher gut beraten, den oben genannten Empfängerkreis bezüglich seiner Vorstellungen zu befragen. Erfahrungsgemäß bevorzugen Führungskräfte kurze Berichte, die die wichtigsten Handlungsfelder prägnant aufzeigen und Managemententscheidungen durch konkrete Maßnahmenvorschläge erleichtern. Die folgende Gliederung von Beschwerdeberichten hat sich in der Praxis bewährt:

- *1. Seite* – Ergebnisse der quantitativen Beschwerdeauswertung: In Tabellen und/oder Diagrammen ist das gesamte Beschwerdeaufkommen nach Beschwerdegründen, Fachabteilungen sowie Einweisergruppen zu segmentieren. Absolute (z. B. Anzahl Beschwerden von Haupteinweisern) und relative (z. B. Anteil der Haupteinweiserbeschwerden am gesamten Beschwerdeaufkommen) Zahlen sind zur Priorisierung einzusetzen. Zudem erleichtern Rankings und Zeitreihenvergleiche – z. B. mit dem vorangegangenen Berichtszeitraum oder dem Vorjahreszeitraum – die Interpretation der Daten.
- *2. Seite* – Ergebnisse der qualitativen Beschwerdeauswertung/Handlungsempfehlungen: Es ist zu berichten, in welchen Bereichen/Themenfeldern vertiefende Ursachenanalysen durchgeführt wurden und zu welchen Erkenntnissen diese geführt haben. Dabei sind konkrete Maßnahmenvorschläge zu entwickeln.
- *3. Seite* – Ergebnisse des Beschwerdemanagement-Controllings: Kennzahlen (z. B. durchschnittliche Dauer der Beschwerdebearbeitung) und konkrete Vorschläge zur Verbesserung des Instruments bilden den Abschluss eines Beschwerdeberichts.

Die für das Einweiserbeschwerdemanagement bereitgestellten Ressourcen sind letztlich nur dann gut investiert, wenn das Instrument wirklich zu konkreten Verbesserungen an der Schnittstelle Einweiser/Krankenhaus führt. Die Beschwerdeinformationsnutzung ist daher die wichtigste Phase des aktiven Beschwerdemanagements. Zu definieren gilt, wer für die Maßnahmenableitung zuständig ist und die Maßnahmenumsetzung überwacht. Hat das Einweiserbeziehungsmanagement tatsächlich einen hohen Stellenwert in der Unternehmensstrategie, dann kommt für beide Aufgaben nur die Krankenhausführung in Frage. Diese sollte aus dem Beschwerdemanagement abgeleitete Projekte und Arbeitsaufträge in ihre bestehende Maßnahmenplanung integrieren und den Umsetzungsgrad monatlich prüfen. Da es regelmäßig vergessen wird, nochmals der Hinweis: Abgeschlossene

Maßnahmen sind – z. B. über einen bereits etablierten Newsletter – an sämtliche Einweiser zu kommunizieren! Nur so kann das Einweiserbeschwerdemanagement seine erste Aufgabe – Verdeutlichung einer kundenorientierten Unternehmensstrategie – erfüllen. Eine Zusammenfassung der Empfehlungen zum Einweiserbeschwerdemanagement gibt Tabelle 6.4.

Tab. 6.4: Einweiserbeschwerdemanagement

	Aufgabenbereiche	Aktivitäten	Einweiserbeschwerdemanagement (Umsetzung)
direkter BM-Prozess	*Beschwerdestimulierung*	Beschwerdewege einrichten	Fax-Beschwerdeformular am Arztbrief
			Beschwerdehotline
			Beschwerde-E-Mail/ Eingabemaske Homepage
		Beschwerdewege kommunizieren	Arztbrief, Homepage, Zuweiserportal, Einweisernewsletter
			Fortbildungsveranstaltungen
	Beschwerdeannahme	Beschwerdeeingang organisieren	Beschwerdemanager benennen
			Mitarbeiter schulen
		Beschwerdeinformationen erfassen	Beschwerdeformular entwickeln
			Erfassungsinstrument (Datenbank, Excel-Tabelle)
	Beschwerdebearbeitung	Beschwerden zeitnah bearbeiten	Standards definieren (Orientierung am Patientenbeschwerdemanagement)
	Beschwerdereaktion	Dank und Entschuldigung	Anruf durch den Chefarzt
		Kompensation auswählen	Standards für unterschiedliche Einweisergruppen definieren
indirekter BM-Prozess	*Beschwerdeauswertung*	Beschwerden quantitativ analysieren	mengenmäßige Verteilung der Beschwerden auf Beschwerdegründe und Einweisergruppen berechnen
		Beschwerden qualitativ analysieren	Einzellfallanalysen in den auffälligen Themen und Gruppen
	Beschwerdereporting	Beschwerdeauswertung intern berichten	Beschwerdebericht erstellen und an definierten Empfängerkreis weiterleiten
		Beschwerdeauswertung extern berichten	Beschwerdebericht den Einweisern präsentieren
	Beschwerdeinformationsnutzung	Maßnahmen ableiten und umsetzen	Verantwortlichkeiten definieren (Krankenhausführung)
			Maßnahmenumsetzung überwachen (Krankenhausführung)
		Einweiser informieren	Hinweise im Einweisernewsletter geben

6.2 Kennzahlen: Wie kann das Einweiserbeziehungsmanagement in einer Balanced Scorecard abgebildet werden?

6.2.1 Balanced Scorecard: Auf welchen Grundannahmen basiert das Konzept?

Die Balanced Scorecard wurde 1990 von Robert S. Kaplan und David P. Norton in Zusammenarbeit mit zwölf amerikanischen Firmen entwickelt. Ausschlaggebend war die Erkenntnis, dass die traditionellen, durch die Zahlen des Rechnungswesens dominierten und damit vergangenheitsorientierten Führungsinstrumente nicht mehr ausreichten, um die Existenz von Unternehmen zu sichern. Im Kern besteht die Idee der Balanced Scorecard darin, die (zukunftsgerichtete) Strategie eines Unternehmens in messbare Ziele zu transformieren und deren Erreichung anhand quantitativer und qualitativer Kennzahlen zu messen (vgl. Kruse und Schulenburg 2005, S. 199). Damit gelingt es dem Instrument in einzigartiger Weise, die Brücke zwischen der Entwicklung und der Umsetzung einer Strategie zu schlagen. Im Gegensatz zu älteren Kennzahlensystemen (z. B. DuPont) beschränkt sich die Balanced Scorecard dabei nicht auf die Finanzperspektive, sondern erweitert den *Blick* auf die Organisation um die Kunden-, Prozess- und Potenzialperspektive (vgl. u. a. Ehrmann 2004, S. 330–331):

- *Finanzen*: Die Perspektive gibt Auskunft darüber, inwieweit die Strategie zu einer Ergebnisverbesserung führt. Hier finden sich sowohl Kennzahlen zur Wirtschaftlichkeit (z. B. Umsatzrentabilität) als auch zum Wachstum (z. B. Umsatzwachstum). Den finanzwirtschaftlichen Kennzahlen kommt eine Doppelfunktion zu. Einerseits legen sie die von der Strategie erwarteten finanziellen Leistungen fest und stellen andererseits das Endziel für die anderen Perspektiven der Balanced Scorecard dar.
- *Kunden*: In dieser Perspektive werden sämtliche auf die Kunden gerichteten Strategieelemente in Form von Kennzahlen abgebildet. Beispielsweise finden sich hier Indikatoren zur Kundenzufriedenheit, die sich z. B. auf die Kriterien Qualität und Zeit (z. B. Reaktion auf Kundenanfragen) beziehen können. Aber auch typische Marketing-Kennzahlen – wie z. B. Bekanntheitsgrad, Marktanteil – werden über die Kundenperspektive beobachtet.
- *Prozesse*: Hier werden Kern-, Führungs- und Stützprozesse in Form von Kennzahlen abgebildet. Dabei soll sich ein Unternehmen auf die aus Kundensicht kritischen Prozesse konzentrieren. Typische Prozesskennzahlen im Krankenhaus sind z. B. die durchschnittliche Dauer der stationären Aufnahme oder die durchschnittliche Dauer bis zum ersten Facharztkontakt.
- *Potenzial*: In der Perspektive wird versucht, dass Innovations- und Leistungspotenzial eines Unternehmens zu beziffern. Hier finden sich vor allem Kennzahlen zum Mitarbeiterpotenzial – z. B. Mitarbeiterzufriedenheit, Fort- und

Weiterbildungsaktivitäten – sowie zur Innovationskraft der Organisation – z. B. Erlösanteil neuer Gesundheitsdienstleistungen am Gesamterlös.

Die genannten Perspektiven werden nicht getrennt voneinander, sondern nur gemeinsam betrachtet. Durch die Verknüpfung der Perspektiven in Form von Ursache-Wirkungs-Ketten gelangt die Unternehmensführung zu einem tieferen Verständnis hinsichtlich der Zusammenhänge einzelner Strategieelemente (z. B. Kundenzufriedenheit und finanzieller Erfolg).

6.2.2 Integration in die Krankenhaus-Balanced-Scorecard: Welche Kennzahlen zum Einweiserbeziehungsmanagement gehören in eine Balanced Scorecard?

Wiederum ausgehend von der Annahme, dass dem Einweiserbeziehungsmanagement nur begrenzte Ressourcen zur Verfügung stehen, ist es praxisfern anzunehmen, dass ein Krankenhaus eine komplette Balanced Scorecard nur für dieses Aktionsfeld entwickelt. Vielmehr muss das Einweiserbeziehungsmanagement schlüssig in die Gesamtstrategie und damit auch in die Balanced Scorecard des Gesamthauses integriert werden. Aus Gründen der Komplexitätsreduktion ist davon auszugehen, dass sich die Balanced Scorecard eines Krankenhauses auf etwa 25 Kennzahlen beschränkt (vgl. Kasper und Kasper 2005, S. 18–20). Der Kernidee des Instruments folgend, müssen sich allerdings in jeder Perspektive Kennzahlen mit Bezug zum Einweisermarketing finden. Der Controller hat somit die Aufgabe, vier bis fünf gute Kennzahlen auszuwählen und den richtigen Perspektiven zuzuordnen. Im Folgenden wird versucht, Empfehlungen für geeignete Kennzahlen und deren Perspektivenzuordnung zu geben.

Die Entscheidung für die *richtigen* Kennzahlen ist nur in Abhängigkeit von der Strategie eines Krankenhauses möglich. Hier soll angenommen werden, dass ein Krankenhaus A auf die Neueinweisergewinnung (Szenario A) fokussiert, während Krankenhaus B die Stammeinweiserbindung (Szenario B) ins Zentrum seiner Aktivitäten stellt. Im Szenario A ist es wichtig, die Inanspruchnahme von Leistungen des Krankenhauses für Neueinweiser so einfach wie möglich – sprich barrierefrei – zu gestalten. Dabei ist es von entscheidender Bedeutung, wie flexibel ein Krankenhaus auf die Bettenanforderung eines Neueinweisers reagieren kann. In der Prozessperspektive ist das über die Kennzahlen *durchschnittliche Reaktionszeit auf Bettenanforderungen (von Neueinweisern)*[3] oder *Quote abgelehnter Bettenanforderungen*[4] operationalisierbar. Hat ein Niedergelassener erstmals einen Patienten in das Krankenhaus eingewiesen, muss dieses alles dafür tun, dass der Patient die Einrichtung zufrieden verlässt. In der Perspektive

---

3 Berechnung: Summe Reaktionszeiten auf Bettenanfragen (Stunden/Tage)/Gesamtzahl Bettenanfragen.

4 Berechnung: Summe abgelehnter Bettenanfragen/Gesamtzahl Bettenanfragen.

Kunden ist daher die *Neueinweiser-Patientenzufriedenheit*[5] zu messen. Die Fähigkeit eines Krankenhauses, überhaupt Neueinweiser zu gewinnen, kann in der Potenzialperspektive über die Kennzahl *Neueinweiserquote*[6] beurteilt werden. Schließlich ist in der Finanzperspektive der Erfolg sämtlicher Akquisemaßnahmen über den *Umsatzanteil Neueinweiser*[7] abzubilden. Im Szenario B (Einweiserbindung) könnte das Kennzahlenset aus den Indikatoren *Dauer Arztbriefversendung*[8] (Prozesse), *Beschwerdezufriedenheit*[9] (Kunden), *Beschwerdenutzen*[10] (Potenziale) und *Umsatzanteil Stammeinweiser*[11] (Finanzen) bestehen.

6.3 Fazit: Warum ist Einweisercontrolling ein wichtiges Element des Einweiserbeziehungsmanagements?

In den vergangenen Jahren haben deutsche Krankenhäuser verschiedene Konzepte – z. B. Qualitätsmanagement, Risikomanagement – von der Industrie übernommen, ohne deren Erfolge ausreichend zu messen. Daher sehen sich die Konzepte zum Teil unberechtigter Kritik ausgesetzt. Der Fehler sollte für das Einweiserbeziehungsmanagement nicht wiederholt werden. Der Empfehlung von Storcks (vgl. Storcks 2007, S. 195) folgend wurde im vorangegangenen Abschnitt ein Konzept für ein operatives Einweisercontrolling mit den Instrumenten Standardberichtswesen, Marktattraktivitätsanalyse und Einweiserbeschwerdemanagement entwickelt. Wird dieses turnusmäßig durch eine umfassende Externe Analyse ergänzt, dann liegen ausreichend Informationen für die Steuerung des Einweiserbeziehungsmanagements vor.

---

5 Berechnung z. B. über Notenwerte einer kontinuierlichen Patientenbefragung, die es möglich macht, Patienten von Neueinweisern zu erkennen.

6 Berechnung: Summe Neueinweiser/Gesamtzahl Einweiser.

7 Berechnung: Summe der Erlöse der Patienten von Neueinweisern/Gesamterlöse.

8 Berechnung: Summe Arztbrieflaufzeiten (Tage)/Gesamtzahl versendeter Arztbriefe. Alternativ kann auch der Anteil der Patienten, der bei Entlassung einen vollständigen Arztbrief erhält, gemessen werden.

9 Berechnung: Anzahl zur Zufriedenheit gelöster Einweiserbeschwerden/Gesamtzahl Einweiserbeschwerden.

10 Berechnung: Anzahl der aus Beschwerden abgeleiteten Verbesserungen/Gesamtzahl Einweiserbeschwerden.

11 Berechnung: Summe der Erlöse der Patienten von Stammeinweisern/Gesamterlöse.

Literatur

Aeberhard, K. (1996): Strategische Analyse: Empfehlungen zum Vorgehen und zu sinnvollen Methodenkombinationen. Bern, Berlin, Frankfurt/M. u. a.: Lang.

Bea, F. X., Haas, J. (2005): Strategisches Management. 4. Aufl. Stuttgart: Lucius & Lucius.

Becker, J. (2001): Marketing-Konzeption: Grundlagen des ziel-strategischen und operativen Marketing-Managements. 7. Aufl. München: Vahlen.

Bruhn, M. (2009): Relationship Marketing: Das Management von Kundenbeziehungen. 2. Aufl. München: Vahlen.

Ehrmann, H. (2004): Marketing-Controlling. 4. Aufl. Ludwigshafen: Friedrich Kiehl.

Fischer, W. (2001): Grundzüge von DRG-Systemen. In: Arnold, M., Litsch, M., Schellschmidt, H. (Hrsg.): Krankenhaus-Report 2000. Stuttgart: Schattauer, S. 13–32.

Hadwich, K. (2003): Beziehungsqualität im Relationship Marketing. Konzeption und empirische Analyse eines Wirkungsmodells. Wiesbaden: Gabler.

Hörig, O. (2001): Controlling-Instrumente im Krankenhaus: Status quo und best practice. Bern, Berlin, Frankfurt/M. u. a.: Lang.

Kasper, C., Kasper, N. (2005): Kontinuierliches Qualitätsmanagement mit einer KTQ-basierten Balanced Scorecard. In: Pflege & Management BALK INFO 6, S. 18–20.

Kühn, R. (1980): Wenn Ihr Markt in die Reifephase kommt. Marketing Journal 8–9, S 350–353.

Kruse, M., Schulenburg, J.-M. Graf von der (2005): Instrumente des strategischen Krankenhaus-Controlling. In: Hentze, J., Huch, B., Kehres, E. (Hrsg.): Krankenhaus-Controlling. 3. Aufl. Stuttgart: Kohlhammer, S. 183–202.

Minto, B., (2005): Das Prinzip der Pyramide: Ideen klar, verständlich und erfolgreich kommunizieren. München: Pearson Studium.

Nieschlag, R., Dichtl, E., Hörschgen, H. (2002): Marketing. 19. Aufl. Berlin: Duncker & Humblot.

Olfert, K., Rahn, H.-J. (2004): Lexikon der Betriebswirtschaftslehre. 5. Aufl. Ludwigshafen: Friedrich Kiehl.

Pfohl, H.-C. (1997): Problemorientierte Entscheidungsfindung in Organisationen. Berlin, New York: de Gruyter.

Pollmann, R., Rühm, P. (2007): Controlling-Berichte professionell gestalten. München: Rudolf Haufe.

Pümpin, C., Prange, J. (1991): Management der Unternehmensentwicklung: phasengerechte Führung und der Umgang mit Krisen. St. Galler Management-Konzept, Bd. 2. Frankfurt/M., New York: Campus.

Statistisches Bundesamt: Gesundheitsberichterstattung des Bundes – Krankenhausstatistik – Grunddaten (http://www.gbe-bund.de/oowa921-install/servlet/oowa/aw92/WS0100/_XWD_PROC?_XWD_2/1/XWD_CUBE.DRILL/_XWD_28/D.927/28265, Zugriff 23.10.2010).

Stauss, B., Seidel, W. (2007): Beschwerdemanagement: Unzufriedene Kunden als profitable Zielgruppe. München: Hanser.

Storcks, H. (2007): Marketing-Controlling im Krankenhaus – die richtigen Dinge richtig tun. In: Saßen, S., Franz, M. (Hrsg.): Zuweisermarketing mit sektorenübergreifender Kommunikation. Heidelberg, München, Landsberg, Berlin: Economica, S. 179–196.

Vetter, U. (2005): Neuerkrankungsrate und Vorkommen chronischer Erkrankungen. In: Vetter, U., Hoffmann, L. (2005): Leistungsmanagement im Krankenhaus: G-DRGs. Heidelberg: Springer, S. 5–22.

Wimmer, F. (1985): Beschwerdepolitik als Marketinginstrument. In: Hansen, U., Schoenheit, I. (Hrsg.): Verbraucherabteilungen in privaten und öffentlichen Unternehmen. Frankfurt/M., New York: Campus, S. 225–254.

Zapp, W. (2008): Betriebswirtschaftliches Rechnungswesen. In: Schmidt-Rettig, B., Eichhorn, S. (Hrsg.): Krankenhaus-Managementlehre. Stuttgart: Kohlhammer, S. 427–476.

7 Trends: Wohin geht die Reise in der Zusammenarbeit von Krankenhäusern und Ärzten?

7.1 Strategische Umsetzung: Wie mit einem maßgeschneiderten Einweiser-Service-Zentrum (ESZ) erfolgreiches Einweisermarketing zur Klinikrealität wird

Gerhard F. Riegl

Der Erfolg des Krankenhauses beginnt nicht etwa mit der effizienten, evidenzbasierten Patientenversorgung, sondern mit der diplomatischen Einflussnahme auf die eigenen Patientenströme aus dem Einzugsgebiet (vgl. Fricke 2009, S. 27). Dies hat vor allem zu tun mit gutem Beziehungsmanagement zu den Einweisern, was in diesem Kapitel auch mit Einweisermarketing umschrieben wird.

Partnerschaftliche und strategisch adäquate Kooperationen zwischen ambulantem und stationärem Bereich erfordern auf Grund der höchst komplexen Verteilungssituation eine spürbare Aufrüstung bei der Professionalisierung der Kontaktpflege und der vertrauensbildenden Maßnahmen. Bewährt haben sich hierfür fünf Schritte der Umsetzung von der Vision bis zur Erfolgskontrolle (vgl. Riegl 2000, S. 102 ff.)

7.1.1 Vision: Wie ist der beste Weg von der Kollegialität zur Professionalität der Einweiser-Beziehungspflege?

Für das Überleben von Kliniken und die Standortsicherung müssen auch die kleinsten Effizienzreserven ausgeschöpft werden. Die Schnittstellen Patientenaufnahme aus dem ambulanten Bereich und Patientenentlassung in den ambulanten Sektor entwickeln sich zu besonders wichtigen Schlüsselbereichen des Klinikerfolgs, bei denen nichts dem Zufall überlassen werden darf.

Einweiser erleben eine Renaissance in den Kooperationen mit Kliniken und werden als wichtige Großkunden (Key Accounts) hofiert. Aus früheren kollegialen Patientenübermittlern für das Krankenhaus, die dort quasi aus Gefälligkeit einliefern durften, entwickeln sich nun organisierte ärztliche Mitgestalter in der Gesundheitsregion und erfolgsbeeinflussende Klinikpartner (vgl. Zehender 2009, S. 12). Die Veränderung erinnert an die Aufwertung des Handels gegenüber den mächtigen Herstellern. Auch dort wurden aus ursprünglich atomisierten Einzelpartnern durch Zusammenschlüsse ernst zu nehmende Marktgestalter, vor denen selbst große Hersteller heute Respekt haben müssen. Emanzipierte Einweiser, die praktisch beide Welten gut kennen – die Klinikwelt und die Praxiswelt – und über *Besitz* von Patienten verfügen, sind für Krankenhäuser künftig zugleich Kooperationspartner und in Teilbereichen Konkurrenten.

Es ist nach wie vor gut, wenn der Chefarzt und seine Leitenden Ärzte kollegiale, freundschaftliche Beziehungen zu den Niedergelassenen pflegen. Aber es ist nicht effizient und reicht nicht mehr aus, mit den begrenzten Ressourcen des Chefarztsekretariats durch Fortbildungen, Weihnachtseinladungen, Kollegen-Essen, persönliche Telefonate oder ausführliche Arztbriefe und andere redliche Bemühungen diesen strategisch wichtigen Aufgabenbereich für jede einzelne Teilklinik eines Hauses separat zu betreuen.

Kommunikation mit den Einweisern ist ein elementarer Bestandteil guter Kooperationen und quasi das Erfolgselixier für hoch wirkungsvolles Einweisermarketing. In einer Expertenbefragung von fünfzehn Klinikchefs in Deutschland wurden Prognosen zu den fünf grundsätzlichen Möglichkeiten der Einweiserkooperation bis 2014 erfragt[1] (vgl. Riegl 2009b). Das Ergebnis zeigt, wo Einweiserkommunikation voraussichtlich aufgerüstet werden muss: Nach diesen Expertenvorhersagen verdreifachen sich die digitale Kommunikation und das Internet von derzeit 7 % auf ein Viertel aller Kommunikationsaktivitäten. Alle anderen Formen des Informationsaustauschs gehen zurück, am stärksten Briefe um 28 %.

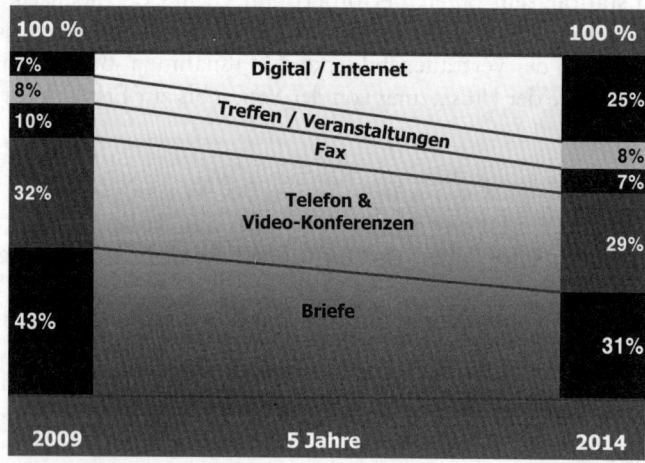

Abb. 7.1: 5-Jahres-Trends bei der Einweiser-Kommunikation (Basis: Experten-Interviews mit 15 Klinik-Chefs; Aussagen zur Gegenwart und zur Prognose in fünf Jahren)

---

1 Studie zur Einweiserpartnerschaft 2009, Forschungsprojekt zur Entwicklung und Umsetzung von Einweiser-Service-Zentren in Krankenhäusern, präsentiert auf dem Hauptstadtkongress 2009 in Berlin, Basis: 15 Expertenbefragungen von Chefärzten im Bundesgebiet und von 80 Einweisern in ein Klinikum in Süddeutschland.

Trotz Individualbetreuung von einweisenden Kollegen, die weiterhin wichtig bleibt, geht es auch um eine einheitliche Linie (Corporate Identity und Markenpolitik) des gesamten Hauses oder Klinikums gegenüber Einweisern und Vertragspartnern. In einer Zukunftsvision können Klinikeinweiser auch als partizipierende Teilhaber an ihrem Krankenhaus oder an gemeinsamen Einrichtungen in der lokalen Gesundheitsregion Realität werden.

Das Krankenhaus der Zukunft braucht eine professionelle Einweiser-Infrastruktur, die weit über regelmäßige Zufriedenheitsbefragungen, das Belegungsmanagement, die Organisation von Arztbrief-Schreibdiensten, Fortbildungen oder Einladungen hinausgeht. Der programmatische Arbeitstitel für diese strategische Institutionalisierung zur künftigen idealen Einweiser-Kontaktpflege ist das sogenannte *Einweiser-Service-Zentrum* (ESZ).

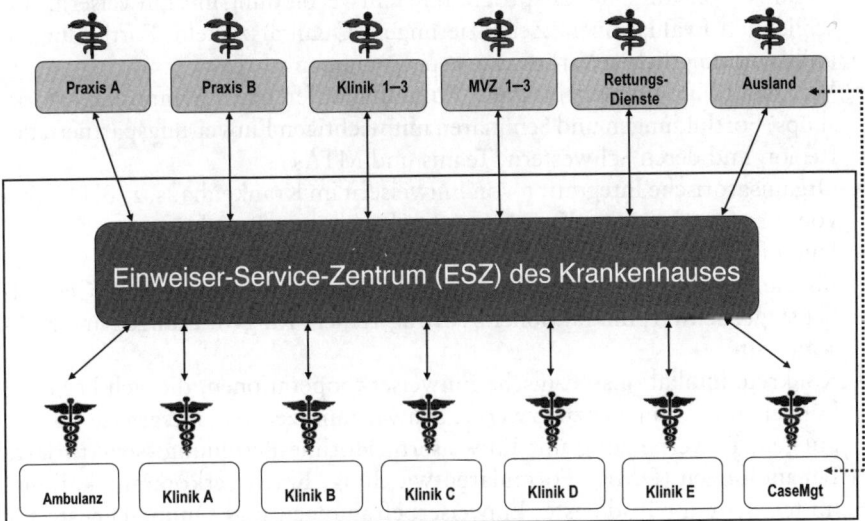

Abb. 7.2: Modell zur Institutionalisierung von Einweiser- und Beleger-Kooperationen

Beim ESZ handelt es sich um eine arbeitsentlastende, serviceorientierte und individualitätsfördernde Clearingstelle im Krankenhaus zur Vermittlung zwischen den Effizienzinteressen von Klinikverantwortlichen und den Kommunikationsinteressen von Einweisern. Das Generalmotto lautet: „So viel Individualität und Service wie möglich, bei so viel Einheitlichkeit, Entlastung und Rationalisierung wie nötig." Vom Service und der Entlastung sollen Kliniken wie auch Einweiser profitieren.

Krankenhausintern delegieren nach *Bestandsaufnahmen* alle mit Einweisern in Berührung stehenden Kliniken, Abteilungen und Stellen sukzessive Aufgaben, die im Servicezentrum effizienter, schneller, besser, kostengünstiger erledigt werden können als dezentral. Alle persönlichen, kollegialen, individuellen und gewachsenen Kontaktbeziehungen mit Einweisern bleiben bei den verschiedenen Klinikverantwortlichen. Deren Aktivitäten werden nachhaltig gefördert und unterstützt. Vonseiten der externen Einweisungspartner werden alle Ansprüche, Wünsche, Serviceerwartungen nach Bedarfsanalysen gebündelt, soweit sie zentral besser, zeitgerechter und einweiserfreundlicher zu erledigen sind als dezentral.

Zum Aufgabenspektrum eines krankenhausindividuell entwickelten, ausgebauten ESZ zählen:

- Statistiken und Datenanalysen zu den regionalen Krankenhausfällen, Marktanteilen, Einzugsgebieten (Geo-Coding); Basiskennzahlen, Wettbewerbsanalysen, Einweiserbewertungen einschließlich Erfolgsanalysen zur Einweiserkooperation
- Organisation von Qualitätsprogrammen in Verbindung mit Einweisern, einschließlich Evaluationen, Zertifizierungen, Qualitätszirkeln, Fortbildungen und kontinuierlichen Verbesserungsprogrammen
- Veranstaltung von gemeinsamen Zukunftskonferenzen, Symposien, Workshops, Fortbildungen und Seminaren mit wichtigen Einweisungspartnern der Region und deren Schwestern, Teams und MTAs
- Organisatorische Integration von Einweisern im Krankenhaus, z. B. in Form von Einweiserbeiräten, Kuratorien, Ombudsmann, Projektpartnerschaften
- Durchführung von gemeinsamen Gesundheitsmarketing-Aktionen vor Ort für die Bevölkerung mit Einweisern und Kostenträgern wie z. B. Gesundheitstage, Schwerpunktaktionen, Vortragsreihen, Ringvorlesungen und Messeauftritte
- Konkrete indikationsspezifische Einweiserkooperationen, die sich beziehen können auf: Kompetenznetzwerke, Schwerpunktzentren, integrierte Versorgungen, IT-Vernetzung mit Einweisern, Hotline-Betreuung, strukturierte Behandlungen (DMP), Formularentwicklung, Einweiserkommunikationsmittel, Schreibbürodienste, Einweiserbefragungen und Online-Dienste für Einweiser

Bereits diese unvollständige Aufzählung von Dienstleistungen für Kliniker und für Einweiser belegt, wie umfassend und strategisch bedeutsam ein ESZ für die Bewältigung von Zukunftsaufgaben wird. Im Grunde ist das ESZ das inoffizielle Herzstück und Headquarter für professionelles Einweisermarketing in Krankenhäusern. Wir gehen davon aus, dass die Existenz eines gut funktionierenden ESZ in Zukunft auch nach Außen in den Qualitätsberichten als ein Gütezeichen für gut durchdachte, praktizierte und professionelle Einweiserbeziehungspflege zum Vorteil der Patienten gilt.

7.1.2 Diagnose klinikintern: Was erwarten, fordern und bieten Entscheider aus dem Haus beim künftigen Umgang mit Einweisern?

Der gestalterische Impuls zur Schaffung des Meilensteinprojekts ESZ in einem Krankenhaus geht von den Klinikern aus. Dementsprechend ist für eine bedarfsgerechte Organisationsentwicklung zuerst eine klinikinterne Bestands- und Erwartungsanalyse nötig, noch vor der ersten Einweiserbefragung. In der darauf aufbauenden Einweiserbefragung können die Innovationen der künftigen Kooperation abgeprüft und validiert werden. Zwecks höherer Akzeptanz und Mitgestaltung des ESZ im Haus ist die Vorgehensweise stets von innen nach außen empfehlenswert. Dazu zählt auch die offene Aufklärung und Abstimmung mit den Mitarbeitervertretungen in Krankenhäusern. Expertenbefragungen von fünfzehn Klinikchefs haben gezeigt, wie viel sich jeder Einzelne mit der Einweiserkontaktpflege beschäftigt (vgl. Riegl 2009b).

Chefärzte – Einweiser:	50 % täglich	2–30
	50 % wöchentlich	Einweiser/Woche

Kliniker-Einsätze für Einweiser:		Einweiser-Kontakte mit KH:	
	Std./Woche		Std./Woche
• CÄ / Direktoren:	Ø 4,5	Persönlicher Kontakt	
• OÄ / Leitende Ärzte:	Ø 5,5	• mit 1 Krankenhaus	Ø 1,6
• Nicht-Leitende Ärzte:	Ø 8,3		
• Pflegekräfte:	Ø 2,0	• Mit 2,5 Krankenhäusern	Ø 4,0
• Sekretariate:	Ø 8,5	(alle KH-Kontakte)	

„Chefsachen":		Mitarbeiter-Aufgaben:	
• Einladung Fortbildung	(Alle)	• Arztbriefe	(Alle)
• Leistungsangebote Klinik	(13 von 15)	• Fehlendes einholen	(13 von 15)
• QM-Programme	(9 von 15)	• Info zum Behandl.-Stand	(9 von 15)
• Patienten-Vorkommnisse	(8 von 15)	• Abstimmung Medikation	(9 von 15)

Abb. 7.3: Einsätze von Klinikern und Einweisern für Kontaktpflege pro Woche (Basis: Experten-Interviews mit 15 Klinik-Chefs und Befragung von 59 Einweisern)

Den Hauptkontakt mit Einweisern haben demnach im Krankenhaus mit durchschnittlich 8,5 Stunden pro Woche die Sekretariate und mit durchschnittlich 8,3 Stunden pro Woche nichtleitende Ärzte. Das sind diejenigen, die am meisten von einem ESZ unterstützt oder entlastet werden könnten. Demgegenüber hat der durchschnittliche Einweiser pro Woche mit 2,5 Krankenhäusern zu tun und setzt dafür insgesamt rechnerisch 4,0 Stunden ein. Meistgenannte Aufgaben der Klinikchefs beim Umgang mit Einweisern sind kollegiale Einladungen zu Fortbildungen. Patientenbezogene Vorkommnisse werden nur etwa von der Hälfte der Klinikchefs bei Einweisern thematisiert. Die Mitarbeiteraufgaben in der

Klinik beim Einweiserkontakt sind erwartungsgemäß sehr stark auf die behandlungsspezifischen Bereiche ausgerichtet, wie z. B. Arztbriefe, fehlende Unterlagen oder Informationen einholen sowie Informationen zum Behandlungsstand und zur Medikamentenabstimmung anfordern.

Bei den klinikinternen Umfragen zu den Trends (der nächsten fünf Jahre) bei der Einweiserkooperation wurde zwischen strategischen und taktischen Aufgabenbereichen unterschieden.

Strategisch herausragender Bedeutungszuwachs wird von den Klinikern erwartet bei:

- Zusammenarbeit mit ambulanten Netzwerken
- Zusammenarbeit bei Kassenverträgen
- gemeinsamen Unternehmensgründungen im ambulanten Bereich
- IT-Vernetzungen und Telemedizin

Taktisch herausragender Bedeutungszuwachs wird von Klinikern erwartet bei:

- mehr finanziellen Eigenanteilen der Patienten
- alternativen Behandlungen (auch in Verbindung mit Triage)
- Qualitätsmanagement poststationär

Für die hohe klinikinterne Akzeptanz eines ESZ ist die Abstimmung der erwarteten Ziele und Nutzenstiftungen dieser Institution aus Sicht der Klinikchefs relevant.

Der Katalog mit relativ wichtigen Nutzenerwartungen belegt insgesamt hohe Zielansprüche. Auf den obersten Plätzen: administrative Entlastungsziele für Kliniksteuerung des (künftigen) eigenen Außendienstes zu den Einweisern und Vermeiden von Doppeluntersuchungen (nach vorherigen ambulanten Untersuchungen).

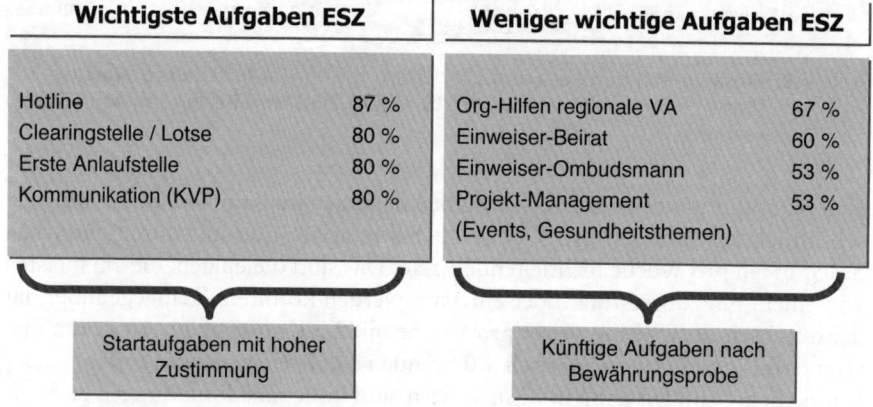

Wichtigste Aufgaben ESZ		Weniger wichtige Aufgaben ESZ	
Hotline	87 %	Org-Hilfen regionale VA	67 %
Clearingstelle / Lotse	80 %	Einweiser-Beirat	60 %
Erste Anlaufstelle	80 %	Einweiser-Ombudsmann	53 %
Kommunikation (KVP)	80 %	Projekt-Management	53 %
		(Events, Gesundheitsthemen)	
Startaufgaben mit hoher Zustimmung		Künftige Aufgaben nach Bewährungsprobe	

Abb. 7.4: Aufgabenprioritäten für ein ESZ aus Sicht von Klinik-Chefs
(Basis: Experten-Interviews mit 15 Klinik-Chefs)

Daraus leiten sich die wichtigen und die weniger wichtigen Aufgaben eines ESZ aus Sicht der Klinikchefs ab. An erster Stelle steht die Einrichtung einer zentralen, stets erreichbaren Hotline für Einweiser, die weiterhilft oder zeitnahe Erledigungen von Anfragen mit Dokumentation gewährleistet. Die wichtigsten Aufgabenerledigungen könnten als Startaufgabe eines ESZ mit Anfangs-Erfolgserlebnissen weiterhelfen. Die weniger wichtigen Aufgabenunterstützungen, wie z. B. Projektmanagement bei Events und Gesundheitsthemen, könnten nach einer Bewährungsprobe des ESZ sukzessive eingeführt werden.

Aufgaben eines ESZ aus Sicht von Klinikchefs

Bei den Bedingungen, die seitens der Klinikchefs an ein ESZ gestellt werden, haben wir organisatorische und personelle Voraussetzungen sowie Aufnahme- und Entlassungskooperationen als Einsatzfelder unterschieden. Die organisatorischen und personellen Bedingungen für etablierte ESZ sind aus Sicht der Klinikchefs:

- Zuständigkeiten bei Kennern von Praxis und Klinik (bevorzugt ärztliche Ausbildung)
- Datenübertragung: IT-Lösung, Datenschutzgarantien
- Telefonkompetenz (Kapazität, Rufnummern und Präsenz)
- Hierarchische Gleichschaltung: Ambulanz- und OP-Management
- Alle Kliniken sollten beim ESZ beteiligt werden
- Gute Kommunikation (mit Rückmeldungen zu Chefärzten)

Veränderungen und Szenarien zur Einweiserkooperation

Die Expertenbefragung von fünfzehn Klinikchefs in Deutschland zeigt folgende Fünfjahrestrends für Einweiser-Kooperations-Schwerpunkte (vgl. Riegl 2009b):

- Gesundheitsökonomische Themen bleiben mit 10 % Anteil an den Kooperationsaufgaben konstant.
- Kollegiale Kontaktbeziehungen steigen von 21 % Anteil auf 24 %.
- Fachliche Kontaktpflege geht von 70 % auf 66 % zurück.
- Abstimmungen mit Einweisern zu stationären Aufenthalten der Patienten gehen tendenziell zurück. Dagegen steigen die Abstimmungen mit Einweisern in den Bereichen prästationär und poststationär.

Mit diesen internen Erkenntnissen gewappnet startet die nächste Stufe zur Anbahnung und bedarfsgerechten Entwicklung eines klinikindividuellen ESZ mittels externer Analysen.

7.1.3 Diagnose klinikextern: Was erwarten, fordern Einweiser und wozu sind sie beim künftigen Umgang mit Kliniken bereit?

Auf der Basis der Erkenntnisse aus der oben beschriebenen *Diagnose klinikintern* folgt die spiegelbildliche komplementäre Analyse bei den externen Beziehungspartnern und solchen, die es noch in verstärktem Umfang werden können. Durch vorangegangene interne Diagnosen werden externe Analysen zielführender und die internen Beziehungspartner im Krankenhaus fühlen sich stärker in das Beziehungsprogramm integriert. Bei den externen Diagnosen geht es um die gängigen Umfragen, Zufriedenheitsmessungen und Dialogprogramme mit den niedergelassenen Ärzten, mit verlegenden Kliniken und allen anderen Patientenbringern oder Klinikentscheidern. Da diese Analyseaufgaben an anderer Stelle in diesem Werk schon ausführlich beschrieben wurden, kann darauf verwiesen werden (vgl. Kapitel 2.3 und 2.4).

Damit sind die klinikindividuellen Abklärungen und Bestandsaufnahmen zu einem ESZ umrissen. Nun zeigen wir auf, wie es mit systematischer Vorgehensweise zu einer solchen Service-Einrichtung im Krankenhaus kommen soll.

7.1.4 Masterplan zum Einweiser-Service-Zentrum: Wie wird die Kooperationsidee des Einweisermarketings im Krankenhaus stufenweise zum Erfolgsmodell?

Nach den hier beschriebenen Schritten ist für die systematische Einführung eines ESZ (bis es offiziell ans Netz gehen kann) ein Zeitrahmen von zwölf Monaten realistisch. Der Ablauf wird, wie oben beschrieben, durch interne und externe Expertenbefragungen initiiert, individualisiert und motiviert.

Zur weiteren Imageförderung und Akzeptanzsteigerung folgt nach der Analyse und der schriftlichen Begutachtung eine Impuls- und Infoveranstaltung als Kickoff. Teilnehmer sind sowohl die betroffenen internen Kliniker und Entscheider wie auch die Einweiser als Krankenhausverbündete. Danach beginnt die klinikindividuelle Institutionalisierung und organisatorische Verankerung von Projektteams, Stabsstellen und Funktionsträgern sowie die Zuordnung der Verantwortungsbereiche.

Die personelle Ausstattung und Dimensionierung richtet sich nach den ersten Anfangsaufgaben. Es wird von einem stellenneutralen Start im Krankenhaus ausgegangen, da zunächst Aufgaben nur verlagert und zentralisiert werden. Die Ressourcen stammen unter anderem von unterstützenden Mitarbeitern in Chefarztsekretariaten, aus Qualitätsmanagement-Abteilungen, aus der Patientenaufnahme, von der Presse- und Öffentlichkeitsarbeit, aus dem Marketing des Krankenhauses und aus dem Ärztlichen Dienst. Zusätzliche Finanzmittel sind denkbar aus Mitteln für Forschungsprojekte, Drittmitteln, Mitteln der integrierten Versorgung, Modellverträgen und aus Ersparnissen in Folge von nachweisbaren Rationalisierungen. Dazu sollen auch die nachfolgenden Erfolgsmessungen beitragen.

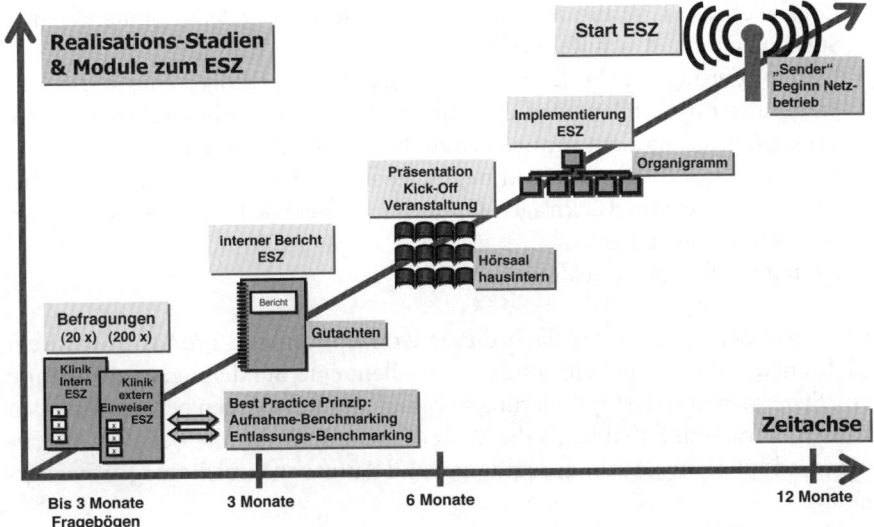

Abb. 7.5: Der Weg zu einem Einweiser-Service-Zentrum (ESZ)

7.1.5 Erfolgskontrollen beim ESZ: Wie rechnet sich Einweiser-Kontaktpflege und wie lässt sich diese vorteilhaft steigern?

Zielsetzungen eines ESZ sind zugleich auch Erfolgsindikatoren und Messwerte für das Controlling. Insgesamt soll des ESZ stets mehr Nutzen stiften als es Kosten verursacht. Die zentrale Organisation erlaubt auch ein übersichtlicheres Erfolgs-Tracking. Unter anderem lassen sich folgende Nutzenstiftungen und Erfolgskennziffern überwachen und steuern:

* Messbare Effizienzsteigerungen und Kostensenkungsprogramme je Einweisung durch wirkungsvollere Zusammenarbeit mit Patientenbringern oder Patientenübernehmern
* Zeitersparnis für Einweiser (z. B. durch maximal viermaliges Klingeln des zentralen Telefons bis zum Abheben und durch die Vermittlung eines ersten persönlichen Ansprechpartners innerhalb von 15 Minuten), Aufnahmeflexibilitäten, Verkürzung von Verweildauern (z. B. durch abgestimmte Diagnostik und schnelleren Therapiebeginn bzw. kurzfristigere OPs)
* Entlastung von Klinikärzten bei administrativen Aufgaben oder bei routinemäßiger Kommunikation (messbar in Minuten) und deren Dokumentation
* Hilfen bei der Chefarzt-individuellen Beziehungspflege in Form von Hardware und Software einschließlich Vereinfachungen bei Veranstaltungen, Raumreservierungen, Beschilderungen, Ankündigungen usw.
* Marktanteilsverbesserungen bei den Fallzahlen nach Indikationen sowie qualitative Optimierungen der Erlösbeiträge durch Case-Mix-Strategien, Sicherung von Mindestmengen, Auslastungskonstanz bei Apparaten und bei Sta-

219

tionsbelegungen, Vermeiden von Spitzenbelastungen in den Ambulanzen und Stationen anhand von Kennziffern

- Differenzierung von A-, B- und C-Einweisern nach Erfolgskennziffern
- Steuerung für Klinikaußendienstmitarbeiter, Einweiserbesuchsfrequenzen, Vorstellungsprogramm für neue Ärzte bei Niedergelassenen
- Prästationäre Vorbereitungsstrategie, Reduzierung von Verzögerungen bei der Aufnahme, von Rückfragen-Organisation bei Niedergelassenen und von Doppeluntersuchungen
- Fakten für die Qualitätsdokumentation

Einweiser-Service-Zentren nach dieser Konzeption sind grundsätzlich kein Mehraufwand für Kliniken, sondern vor allem eine Bündelung, eine Nutzung von Synergien und die Optimierung vorhandener Ressourcen bei existierenden Aufgabenträgern. Sobald sich die Vorteile eines ESZ für alle Beteiligten *rechnen*, sind sukzessive Ausbauprogramme und Aufgabenanreicherungen zwangsläufig.

Ein gut funktionierendes Einweiser-Service-Zentrum hilft Einweisern bei den Grundsatzfragen: Wie viele Kliniken braucht man? Welche Klinik ist für Einweiser unverzichtbar? Welche Ansprechpartner werden in die Praxis-Telefonanlage mit Wahltaste fest einprogrammiert?

Das ESZ ist die professionelle Antwort auf den Kulturwechsel bei fortschrittlichen Einweiser-Klinik-Beziehungen. Krankenhäuser kommen damit weg von der einseitigen Push-Strategie des klassischen Einweisermarketings und würdigen die Gleichwertigkeit der Einweiser. Die Patientenbringer werden damit gleichberechtigte Partner. Einweiser-Service-Zentren entsprechen auch dem Anliegen der Kostenträger zur sektorenüberschreitenden Kooperation im Interesse der Patienten und der geforderten Effizienzsteigerungen (vgl. Riegl 2009a, S. 1 ff.).

7.2 Einweiserwelten: Wie können Krankenhäuser langfristig Erfolg im Einweiserbeziehungsmanagement erreichen?

Nico Kasper

7.2.1 Ist-Situation: Welche Fehler begehen Krankenhäuser im Einweiserbeziehungsmanagement?

Der Autor hat in der Vergangenheit mehrere Projekte zum Thema Einweiserbeziehungsmanagement in Krankenhäusern verschiedener Art und Größe begleitet. Dadurch war es möglich, Muster im Vorgehen unterschiedlicher Einrichtungen zu beobachten und zu interpretieren. Es wurden Fehleinschätzungen und Fehler deutlich, die im Folgenden darzustellen sind:

Fehler 1: Das Service- und Leistungsangebot wird nicht gemäß dem Einweisungsverhalten differenziert

Die ABC-Analyse zeigt, dass jede Fachabteilung bezogen auf das Kriterium der Zuweisungsintensität über ein sehr heterogenes Einweiserspektrum verfügt, also mit einigen (Haupt-)Einweisern sehr enge und mit einer großen Zahl von Niedergelassenen nur lose Beziehungen pflegt. Trotz dieser Erkenntnis wird das Service- und Leistungsangebot für Einweiser nicht differenziert. Aus Angst vor Einweiserabwanderung erhalten Haupt-, Mittel-, Gering- und Nichteinweiser dieselben Fortbildungen, Serviceleistungen und werden mit den gleichen Maßnahmen der Öffentlichkeitsarbeit angesprochen.

Fehler 2: Einweiserbeziehungsmanagement ist in vielen Krankenhäusern auf die Gewinnung von Gering- sowie Nichteinweisern fokussiert und vernachlässigt die wesentlich einfacher zu generierenden Steigerungspotenziale bei Haupt- und Mitteleinweisern

Viele Krankenhäuser ziehen aus der ABC-Analyse den Schluss, dass sie ihre Aktivitäten im Einweiserbeziehungsmanagement auf die Gruppe der Gering- und Nichteinweiser konzentrieren müssen. Eine solche strategische Fokussierung ist zumindest fraglich, wenn man bedenkt, dass viele Gering- und Nichteinweiser entweder von vornherein nicht über genügend interessante Patienten verfügen oder ihre Patienten in Wettbewerbseinrichtungen schicken. Im zweiten Fall sprechen aus Sicht des Niedergelassenen gute Gründe für die Zusammenarbeit mit dem Konkurrenten. Häufig liegen sogar enge persönliche Bindungen zu dieser Einrichtung vor (z. B. Absolvierung der eigenen Ausbildung). Das Aufbrechen bestehender Beziehungen zwischen potenziellen Einweisern und anderen Krankenhäusern ist meistens sehr zeit- und ressourcenaufwendig. Wird gleichzeitig davon ausgegangen, dass die eigenen Haupt- und Mitteleinweiser in vielen Kliniken bisher nicht konsequent gepflegt werden, dann lässt sich vor allem in der Gruppe der Mitteleinweiser noch erhebliches Potenzial zur Steigerung der Einweisungsintensität vermuten.

Fehler 3: Statt auf einen mittel- bis langfristig angelegten Maßnahmenplan setzen viele Einrichtungen auf Ad-hoc-Maßnahmen zur Einweisergewinnung und -bindung

Auch im operativen Einweiserbeziehungsmanagement werden Fehler gemacht. Zunächst wird Einweiserbeziehungsmanagement noch zu selten als kontinuierliche Aufgabe verstanden. Impulsabhängig – z. B. im Anschluss an eine Einweiserbefragung oder bei einbrechenden Fallzahlen – werden stattdessen Ad-hoc-Maßnahmen initiiert. Obwohl deren Wirkung naturgemäß beschränkt sein muss, ist die Enttäuschung in den Einrichtungen regelmäßig hoch, wenn reaktiv unternommene Aktivitäten nicht zum gewünschten Erfolg führen.

Fehler 4: Die meisten Krankenhäuser (re-)agieren mit demselben, eng begrenzten Instrumentenspektrum

Schließlich ist zu beobachten, dass die meisten Krankenhäuser mit dem gleichen oder zumindest ähnlichen Instrumentenspektrum agieren oder auf äußere Einflüsse reagieren. Das Spektrum lässt sich meistens auf die Bereiche Fortbildungen, Informationsmaterialien, Sicherstellung der Erreichbarkeit von Ansprechpartnern und Öffentlichkeitsarbeit eingrenzen. Es ist somit kaum möglich, auf der Maßnahmenebene echte Alleinstellungsmerkmale gegenüber Wettbewerbseinrichtungen zu generieren.

7.2.2 Einweiserrollen: Wie erweitert ein umfassendes Verständnis vom Niedergelassenen das Spektrum möglicher Maßnahmen?

Die Ursache für den letzten Fehler (Maßnahmenhomogenität) ist im eindimensionalen Verständnis vieler Krankenhäuser von ihren Einweisern zu sehen. Diese werden ausschließlich als ärztliche Kollegen wahrgenommen und benötigen daher am ehesten Informationen zum Leistungsspektrum und zum Aufnahmeprozess des Krankenhauses, Fortbildungen sowie einen Ansprechpartner für Fach- und Bettenanfragen. Auch in der betriebswirtschaftlichen Literatur wird bisher versucht, dem Einweiser möglichst eine Funktion – Partner, Kunde oder Lieferant – zuzuordnen (vgl. z. B. Mayer 2005, S. 90 – Einweiser als Lieferant; Saßen und Franz 2007b, S. 6 – Einweiser als Vermittler/Lotse; Krol 2007, S. 58 – Einweiser als Kunde; Oberreuter 2010, S. 162 – Einweiser als Systempartner). Unberücksichtigt bleibt, dass der Zuweiser in Abhängigkeit der jeweiligen Transaktionsphase – Vor-Konsum-, Konsum-, Nach-Konsum-Phase – unterschiedliche Rollen wahrnimmt bzw. seine Funktion wechselt. Gerade die Anerkennung der Multifunktionalität des Einweisers im Transaktionsprozess ist aber von herausragender Bedeutung für das Einweiserbeziehungsmanagement. Nur so kann das gesamte Bedürfnisspektrum eines Zuweisers erfasst und in der Maßnahmenplanung berücksichtigt werden. Abbildung 7.6 gibt einen Überblick der verschiedenen Einweiserrollen und ordnet jeder Rolle Bedürfnisse zu.

Werden in einem nächsten Schritt die identifizierten Einweiserrollen den Gestaltungsfeldern Leistungs- und Schnittstellenoptimierung, Kommunikations- und Veranstaltungsoptimierung und Distribution zugeordnet, entsteht eine 18-Felder-Matrix (Abb. 7.7). Trägt ein Krankenhaus seine bisherigen Maßnahmen zur Einweiserbindung und -gewinnung in die Matrix ein, wird sehr schnell deutlich, dass ein Großteil der denkbaren Gestaltungsfelder bisher nicht bearbeitet wird. Vor allem in den nicht berücksichtigten Aktionsbereichen lassen sich Maßnahmen entwickeln, die im Vergleich zum Wettbewerb innovativ und damit geeignet sind, Alleinstellungsmerkmale zu generieren.

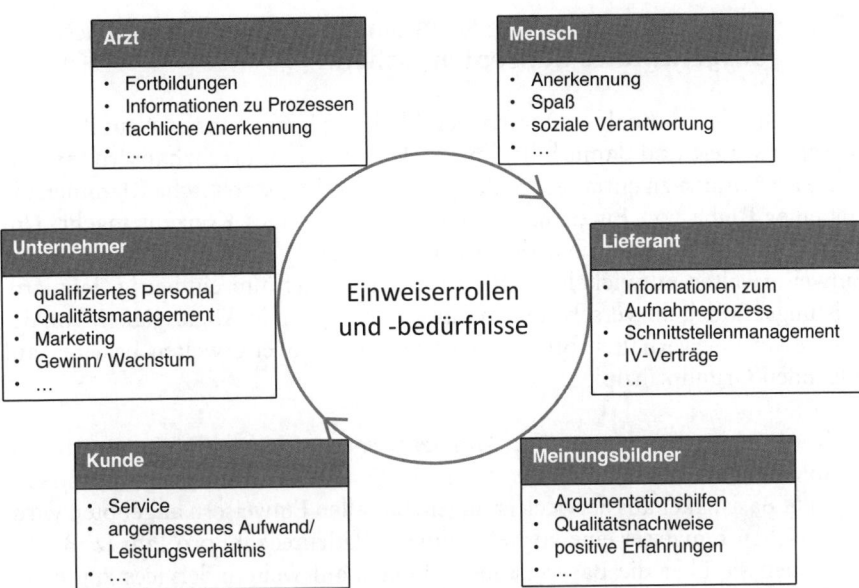

Abb. 7.6: Einweiserrollen und Bedürfnisse

	Leistungs- und Schnittstellenmanagement Ziele: 1. Leistungsprogramm an die Bedürfnisse der (Haupt-) Einweiser anpassen 2. Schnittstellen identifizieren und optimieren	Kommunikations- und Veranstaltungs-optimierung Ziele: 1. Markenaufbau 2. Kontaktpflege	Distribution Ziele: 1. Erleichterung der Inanspruchnahme von Krankenhausleistungen durch Einweiser und Patienten
Arzt	Anpassung der Arzneimitteltherapie Anpassung des Diagnostikspektrums	zertifizierte Fortbildungen Kongresse	Einweiserhotline
Unternehmer	Bereitstellung von Medizintechnik in der Praxis		
Kunde		Tag der offenen Tür	
Mensch			
Lieferant		Flyer zur Erläuterung des Aufnahmeprozesses Kommunikation der Kontaktdaten von Ansprechpartnern	Shuttle Service
Meinungsbildner			Einweisernewsletter

Abb. 7.7: Maßnahmenmatrix für das Einweiserbeziehungsmanagement

223

7.2.3 Einweiserwelten: Wie kann ein innovatives, strategisch ausgerichtetes Konzept aussehen?

Auch wenn die Maßnahmenmatrix den Blick der Krankenhäuser auf ihre Einweiser erweitert und damit hilft, im Vergleich zu Konkurrenzhäusern innovativere Aktivitäten zu entfalten, fehlt immer noch eine strategische Klammer, die aus einer Reihe von Einzelmaßnahmen ein schlüssiges Konzept macht. Um dieses Problem zu lösen, hat der Autor in seinen Projekten das Konzept der Einweiserwelten entwickelt. Hierbei handelt es sich um eindeutig definierte Leistungsbündel, die verschiedenen Einweisergruppen in Abhängigkeit von deren Zuweisungsverhalten offeriert werden. Die Einweiserwelten basieren auf folgenden Grundprinzipien:

- *Anerkennung von Haupt- und Mitteleinweisern*: Einweiserwelten werden in Abhängigkeit von der Einweisungsintensität gebildet. Dementsprechend gibt es ein Basispaket aus Serviceleistungen, das allen Einweisern angeboten wird. Erreichen Einweiser eine vorher definierte Patientenzahl pro Jahr (z. B. 30), können sie über die Basisleistungen hinaus auf weitere Services zugreifen. Für die Gruppe der Haupteinweiser (z. B. 50 Patienten pro Jahr) gibt es schließlich ein drittes Leistungspaket.
- *Exklusivität und Transparenz*: Einweiserwelten entfalten ihre Wirkung nur, wenn die Abgrenzung zwischen Haupt-, Mittel- und Basiswelt eindeutig ist. Die Gewährung von Ausnahmen – z. B. Zugriff einzelner Mitteleinweiser auf Services aus der Haupteinweiserwelt – führt zum *Verwischen* der Grenzen und beschädigt damit das gesamte Konzept. Darüber hinaus müssen die Einweiserwelten offen kommuniziert werden, damit die Niedergelassenen ihr Zuweisungsverhalten entsprechend ändern können.
- *Beitrag zum Wachstum von Haupt- und Mitteleinweisern*: In der Haupt- und Mitteleinweiserwelt müssen sich Leistungen befinden, die die unternehmerische Entwicklung der Einweiser fördern. Nur wenn die Einweiser wachsen, kann sich die eigene Klinik positiv entwickeln. Jedes Krankenhaus muss sich daher fragen: „Was können wir tun, damit unsere Einweiser wachsen?"
- *Vermeidung monetärer Belohnung*: Kopfpauschalen für zugewiesene Patienten sind nicht Bestandteil des Konzeptes. Die Gewährung dauerhafter monetärer Entlohnung für Zuweisungen ist nicht nur ethisch und mittlerweile juristisch fragwürdig, sondern auch betriebswirtschaftlich unklug. *Kopfpauschalen* ersetzen die zuvor im Wesentlichen auf Vertrauen basierende Beziehung zwischen Niedergelassenen und Klinikarzt durch die preislich bewertbare Dienstleistung *Zuweisung*. Da die Nachfrage nach der Dienstleistung das Angebot übertrifft, das Angebot aber nicht ausgebaut werden kann, muss der Preis zwangsläufig steigen. Es entsteht ein Wettbewerb, bei dem nur die Einweiser profitieren, aber keines der Krankenhäuser einer Region gewinnen kann.

Die inhaltliche Ausgestaltung der drei Einweiserwelten könnte beispielsweise wie folgt aussehen: Mit dem Basispaket werden die Grundbedürfnisse der Einweiser, wie z. B. Informationen zum Aufnahmeprozess und Leistungsspektrum, Fortbildung, im Idealfall bereits besser als durch die Wettbewerber erfüllt. Dementsprechend sollte die erste Einweiserwelt zertifizierte Fortbildungen für Niedergelassene, eine rund um die Uhr besetzte Einweiserhotline, den Arztbrief zeitgleich mit der Entlassung, einen professionell gestalteten Einweisernewsletter sowie ein funktionierendes Einweiserbeschwerdemanagement bieten. Die Mitteleinweiserwelt setzt an den *höheren* Bedürfnissen der Einweiser an, die sich z. B. aus der Rolle als Unternehmer ergeben. Fortbildungen für Praxispersonal, eine Werbeanzeige in der krankenhauseigenen Patienteninformationsbroschüre, die Unterstützung der praxiseigenen Öffentlichkeitsarbeit durch die Marketingabteilung der Klinik, OP-Termingarantien (z. B. innerhalb von fünf Werktagen) sowie die Einrichtung eines Zugangs zum elektronischen Zuweiserportal können ein attraktives Maßnahmenpaket bilden. Schließlich sollen Haupteinweiser neben den Leistungen aus der Basis- und Mitteleinweiserwelt exklusiv auf weitere Services zugreifen können. Maßnahmen wie häufigere Chefarztvisiten oder die Einrichtung eines Shuttle-Service für die zugewiesenen Patienten, die Unterstützung der Praxis-Zertifizierung durch die krankenhauseigene QM-Abteilung, gemeinsame PR-Maßnahmen (z. B. Ärzte-Social-Run) oder wissenschaftliche Studien/Veröffentlichungen kommen hier in Frage (Abb. 7.8).

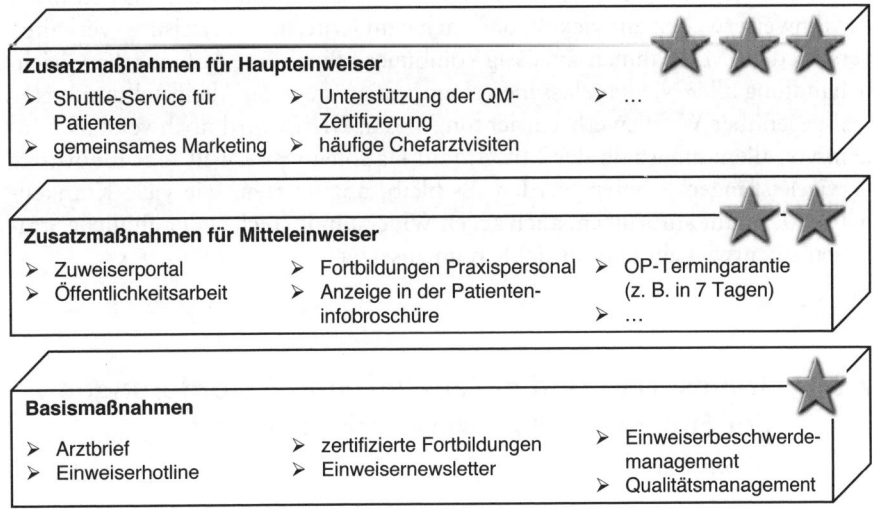

Abb. 7.8: Einweiserwelten

Durch die Einweiserwelten wird den Niedergelassenen transparent, welchen Nutzen sie und ihre Patienten von einer verstärkten Empfehlung des *richtigen* Krankenhauses haben. Haupt- und Mitteleinweiser werden dementsprechend versuchen, ihr gesamtes Zuweisungspotenzial dahingehend auszuschöpfen, dass die einmal erreichte Nutzenstufe gesichert bzw. die nächst höhere erreicht wird. Auch für Gering- und Nichteinweiser werden eindeutige Anreize zur Änderung des Einweisungsverhaltens gegeben. Ggf. können diese durch eine eigene Welt für Ersteinweiser noch verstärkt werden. Nicht verschwiegen werden darf, dass die Einführung der Einweiserwelten auch Unmut bei den Niedergelassenen auslösen kann. Schließlich wird die frühere Gleichbehandlung zu Gunsten der Bevorzugung einzelner Einweiser aufgegeben. Allerdings werden vor allem die Geringeinweiser verärgert sein, da diese bisher überproportional von der Gleichbehandlung profitiert haben, ohne eine adäquate Gegenleistung in Form von Zuweisungen erbringen zu müssen. Ist davon auszugehen, dass ein Geringeinweiser selten mehr als ein bis zwei Patienten pro Jahr dem Krankenhaus zuweist, dann verliert eine Fachabteilung bei der Abwanderung von zehn Geringeinweisern maximal zwanzig Patienten. Ein solcher *Aderlass* kann in der Regel bereits durch einen Geringeinweiser, der sich aufgrund der geschaffenen Anreize zum Mitteleinweiser entwickelt, kompensiert werden.

7.2.4 Fazit

Die Realität des Einweiserbeziehungsmanagements in deutschen Krankenhäusern ist häufig trist und lässt sich mit der Formel *unkreative Einzelmaßnahmen statt innovative Konzepte* beschreiben. Daran ansetzend wurde das Konzept der Einweiserwelten entwickelt, das nach dem Kriterium Zuweisungsverhalten verschiedene Maßnahmen schlüssig kombiniert. Bereits die Aufgabe der Gleichbehandlung aller Niedergelassenen einer Region stellt ein Alleinstellungsmerkmal gegenüber Wettbewerbseinrichtungen dar. Dieses wird noch verstärkt, indem vor allem innerhalb der Mittel- und Haupteinweiserwelt sehr innovative Serviceleistungen geboten werden. Es bleibt abzuwarten, wie viele Krankenhäuser den Mut aufbringen, auch gegen Widerstände solche oder ähnliche Strategien zu entwickeln und tatsächlich umzusetzen.

7.3 Trends: Was sind die zukünftigen Anforderungen der Einweiser an Zuweiserorientierung?

Michael Franz

Einweiserbeziehungsmanagement ist eine sich noch beständig ändernde neu entdeckte Strategie. Dieser Beitrag zeigt punktuell sich abzeichnende Trends auf. Diese werden naturgemäß nicht vollständig sein. Gleichzeitig unterliegen die Trends gewissen Unsicherheiten, die den auch weiterhin zukünftig zu erwartenden hoch volatilen Rahmenbedingungen im Gesundheitswesen geschuldet sind.

Trend 1: Weitere Professionalisierung des Marketings und Einführung eines Vertriebs

Der Trend, in Krankenhäusern das Marketing als strategische Aufgabe auf- oder auszubauen, wird anhalten. Die erzielten Erfolge der Vergangenheit – auch in ersten Stufen bezogen auf das Zuweisermarketing – begründen dies. Allerdings ist der dem Marketing zuzuordnende Bereich *Vertrieb* bisher nahezu nicht ausgeprägt. Erst sehr wenige Krankenhäuser setzen strategisch einen Vertrieb ein, um Einweiserbeziehungen auf- oder auszubauen und das Produktportfolio *Krankenhausleistung* aktiv zu vertreiben. Für die Zukunft ist absehbar, dass Repräsentanten des Krankenhauses ähnlich wie im Umfeld der Labore ihre Leistung als *stationärer Partner* im Kontext des Zuweisermarketings aktiv vortragen werden. Dieser Vertrieb wird sich an den bekannten Vertriebsstrukturen anderer Branchen orientieren und den gleichen Herausforderungen gegenüberstehen. Zu den Aufgaben gehören beispielhaft folgende:

- Einsatz der Kernbotschaften
- Ermittlung der *Kaufmotive*
- Aufbau und Anwendung einer zielgruppenorientierten Nutzenargumentation
- Aufbau und Einsatz produktbezogener Vor- und Einwandsbehandlungen

Trend 2: Konsequente Orientierung an den Wünschen der niedergelassenen Mitbehandler

Niedergelassene Ärzte kennen sie zur Genüge: Einweiserbefragungen der Krankenhäuser werden zahlreich durchgeführt. Allerdings ist mit der Befragung allein selbstverständlich nur ein Anfang getan. Für eine anzustrebende Kooperation oder Kollaboration sind das Verständnis für die Wünsche und die entsprechende *Umsetzung* passender Maßnahmen entscheidend.

In einer aktuellen Studie bewerten 94 % der befragten niedergelassenen Ärzte die Zusammenarbeit mit dem Krankenhaus als *wichtig* bis *sehr wichtig*. 99 % der Krankenhäuser bewerten in der gleichen Studie die Zusammenarbeit ebenfalls als *wichtig/sehr wichtig*. Der notwendige Konsens ist also auf Bekenntnisebene gegeben (vgl. Wegweiser GmbH Berlin Research & Strategy 2010). Gleichzeitig existieren offensichtlich im Detail noch Diskrepanzen zwischen Wunsch (der Zuweiser) und Wirklichkeit (im Krankenhaus). Während sich ein signifikanter Teil der niedergelassenen Ärzte (ca. 70 %) eine zeitnahe elektronische Information über den Behandlungsstatus während des Aufenthalts eines mitbehandelten Patienten wünscht, bieten nur etwa ein Drittel der Krankenhäuser aktuell einen derartigen Service an.

Trend 3: Wachsende Serviceforderungen durch die kooperierenden Ärzte

Die Praxisorganisation wünscht sich heute zunehmend eine Optimierung der Kommunikationsflüsse mit dem Krankenhaus. Die heute üblichen Vorgehensweisesen an den Schnittstellen zu den Krankenhäusern stören die Praxisprozesse und sind somit häufig deckungsbeitragsschädlich. Abbildung 7.9 zeigt einen Ausschnitt der aktuell für Praxen störenden Interaktionen mit dem Krankenhaus.

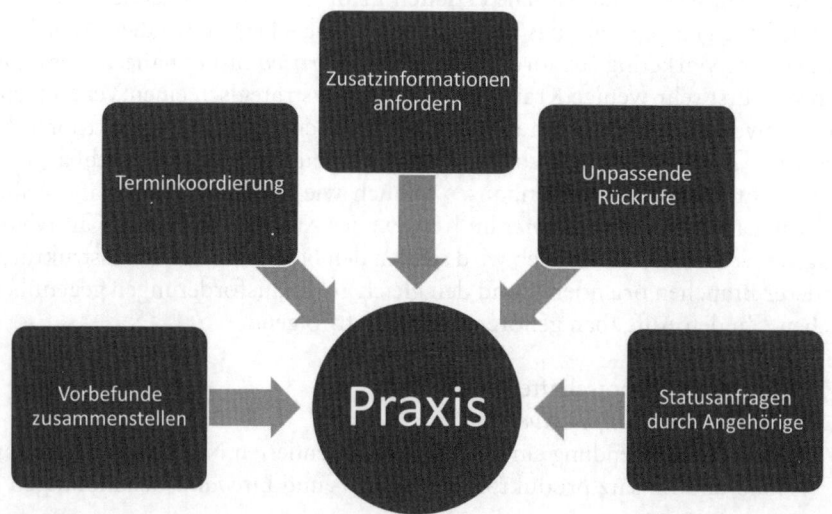

Abb. 7.9: Typische Interaktionen des Krankenhauses mit den niedergelassenen Praxen

Folgerichtig fordern zunehmend mehr Praxen aktiven Service und *Zuweiserorientierung*. So verlangen in einer Ad-hoc-Befragung aus dem Herbst 2010 mehr als 1.100 der befragten Ärzte eine bessere Erreichbarkeit ihrer Ansprechpartner.[2] Weitere Antworten listet folgende Tabelle auf.

Tab. 7.1: Anforderungen der niedergelassenen Ärzte an Kommunikations- und Serviceangebote eines Krankenhauses

Gewünschter Service	Wird gewünscht von [%] der Teilnehmer
Elektronische Einsichtnahme in Befunde	79 %
Bessere Erreichbarkeit der Ansprechpartner	66 %
Elektronische Übermittlung des Kurzentlassbriefs	79 %
Möglichkeit zur elektronischen Terminvereinbarung	34 %
Elektronische Übermittlung von Behandlungsstatus an die Praxis	40 %
Elektronische Übermittlung von Vorbefunden aus der Praxis an das Krankenhaus	50 %

---

2   Zeitraum der Befragung: September bis November 2010; n = 1.678; Thema: „Gewünschte elektronische Services für meine Praxis durch Krankenhäuser".

Diese Forderungen werden sich durch die Krankenhäuser nicht ignorieren lassen, da sie durch die (wirtschaftliche) Bedeutung einer Zuweiserbeziehung nachvollziehbar begründet sind.

Trend 4: Orientierung an Potenzialen

Gegenwärtig wird noch sehr häufig die eigene aktuelle Zuweiserstatistik als Grundlage für Auswertungen und Maßnahmen genutzt. Mit den üblichen Verfahren wie ABC-Analysen etc. wird so häufig auf Basis der eigenen Ist-Situation gearbeitet und von dort in die Zukunft projiziert. Dabei ist es nicht selten der Fall, dass sogar diese Statistiken auf sehr tönernen Füßen stehen.

Ein Grund dafür ist im Wesentlichen in der Erfassung der einweisenden Ärzte im Rahmen der Aufnahme zu finden. Krankenhausinformationssysteme forcieren heute in den seltensten Fällen die möglichst korrekte und angemessene Erfassung der Zuweiser. Patienten werden nur selten explizit nach weiteren mitbehandelnden Ärzten gefragt.

Hier ist zu erwarten, dass die Krankenhausinformationssysteme erhebliche Unterstützungsfunktionen insbesondere im Zusammenhang mit der Patientenaufnahme bieten werden. Die Dokumentation des richtig identifizierten Zuweisers und behandelnden Hausarztes sollte geführt werden. Ebenso ist es unbedingt arbeitsplatzübergreifend notwendig, Dubletten im Datenbestand der niedergelassenen Ärzte zu vermeiden. Heute kommt es nicht selten vor, dass niedergelassene Ärzte unerkannt mehrfach in den Datenbeständen vorkommen und so fälschlicherweise nicht als A-Zuweiser ermittelt werden können, da sich die Aufnahmen auf mehrere Repräsentationen verteilen.

Trend 5: Einbindung der Chefärzte

Während aktuell die Ansprache der niedergelassenen Mitbehandler häufig der Marketingabteilung zugeordnet wird, ist eine (Wieder-)Einbindung der Chefärzte zu erwarten. Die Wichtigkeit auch für leitende Ärzte ist erkannt (vgl. Hellmann et al. 2008, S. 67 ff.), aber nach eigener Erfahrung des Autors sind strategische Maßnahmen in der Routine nicht weit verbreitet. Insbesondere sind innovative Konzepte, die über eine Zuweiserveranstaltung oder die Zuweisersprechstunde hinausgehen, selten. Für die Zukunft ist aufgrund der strategischen Wichtigkeit des Zuweiserbeziehungsmanagements und der gleichzeitig zentralen Rolle des Chefarztes für den medizinischen Teil der Beziehung eine deutlich gesteigerte Einbindung des Chefarztes abzusehen. Mit hoher Sicherheit werden die Zielvereinbarungen leitender Ärzte auch die Stabilisierung und den Ausbau von Fallzahlen der verantworteten Abteilung enthalten.

Trend 6: Customer Relationship Management-Systeme

Um Einweiserbeziehungen individuell und strategisch aufzubauen und zu festigen, werden eine Dokumentation, entsprechende Auswertungen im Rahmen des Controllings und ein darauf aufbauendes Kampagnenmanagement unumgänglich sein. Die Antwort auf diese Aufgabenstellung ist gemeinhin branchenübergreifend ein Customer Relationship Management (CRM)-System. Erste Erfahrungsberichte basierend aus dem Einsatz dieser Systeme zeigen ambivalente Ergebnisse. Der aus dem Einsatz von CRM resultierende Erfolg von CRM wird im Wesentlichen von der Akzeptanz durch die Beteiligten im Krankenhaus abhängen. Da ein nicht unwesentlicher Teil der Aufgaben – wie Dokumentation und Pflege der Information sowie die Bewertung von Analysen – auf Seiten der leitenden Ärzte liegen wird, ist auf diese Gruppe ein besonderes Augenmerk zu richten. Erfolgreiche Konzepte werden den Nutzen für die Beteiligten im Krankenhaus deutlich herausarbeiten und die Ziele mit diesen Beteiligten entsprechend schlüssig vereinbaren.

Trend 7: Serviceplattformen

Angelehnt an andere Branchen im B2B-Bereich werden Service- oder Kollaborationsplattformen die (Informations-)Logistik zwischen stationärem und ambulantem Sektor – und weiteren wie Rehabilitation und Pflege – technisch unterstützen. Auf beiden Seiten haben Informationssysteme bereits heute eine sehr hohe Verbreitung. In Krankenhäusern stehen Krankenhausinformationssysteme in unterschiedlichen Entwicklungsstadien zur Verfügung. In den Arztpraxen wird von den meisten Ärzten und Praxisteams nahezu ganztägig in den Arztinformationssystemen gearbeitet. Der Trend zur medizinischen Dokumentation in diesen Systemen steigt weiterhin stetig.

Seit 2004 haben sich in Deutschland über 320 Krankenhäuser für den Einsatz sogenannter *Zuweiserportale* entschieden. Über diese auf sicherer Webtechnologie basierenden Portale stellen die Einrichtungen den mitbehandelnden Ärzten einen Überblick über die essenziellen Behandlungsinformationen der gemeinsam behandelten Patienten zur Verfügung (vgl. Saßen und Franz 2007a, S. 197 ff.). Für die Praxen bedeutet die Erfüllung derartiger Kommunikationswünsche eine deutliche Steigerung der Effizienz in der Zusammenarbeit mit dem Krankenhaus sowohl in der Vor- als auch in der Weiterbehandlung. Beispielsweise verringert sich der Gesamtaufwand für die Praxis erheblich, wenn ein gewünschter Befund, statt telefonisch im Krankenhaus angefordert und per Fax übermittelt, einfach aus der Kommunikationsplattform in die elektronische Karteikarte übernommen werden kann. Die Erfahrung zeigt, dass Praxen, die von einem Krankenhaus derartige Serviceleistungen erhalten, diese auch von anderen mit behandelnden Krankenhäusern fordern.

Insgesamt dürfte die Verbreitung von Zuweiserportalen ähnlich der damaligen Verbreitung von Online-Banking oder B2B-Logistikplattformen im Automotivbereich nicht aufzuhalten sein.

Trend 8: Workflow Integrated Communication (WICOM)

Bereits aktuelle Entwicklungen zeigen auf, dass die in Trend 7 beschriebenen Zuweiserportale zunehmend Eingang in die primären Informationssysteme insbesondere auf Seiten der Praxen finden. Dem Wunsch nach höchster Ergonomie und der damit erreichbaren hohen Akzeptanz in den Praxen ist es geschuldet, dass die Unterstützung der Kommunikationsprozesse mit dem Krankenhaus immer nebenläufiger Teil der Arztinformationssysteme wird. An dieser Stelle wird häufig die Benennung *WICOM (workflow integrated communication)* als Konzepttitel angeführt. Ziel und Wirkung von WICOM sollen anhand einiger in Kürze zu erwartender Entwicklungen verdeutlicht werden:

- *Beispiel 1: Ergonomische Übermittlung von Vorbefunden aus dem Workflow*
  Die bestehenden Abläufe in den Arztpraxen dazu sind papierbasiert und belasten die Praxisteams nicht unerheblich. Häufig werden die digital vorliegenden Befunde aus den Arztinformationssystemen ausgedruckt und per Post versendet, um dann im Krankenhaus wiederum digitalisiert und archiviert zu werden. In Zukunft werden Automatismen im Workflow der Arztinformationssysteme automatisch eine elektronische Übermittlung relevanter Vorbefunde vorschlagen. Im Idealfall kann der niedergelassene Arzt mit einem Arbeitsschritt direkt die Übermittlung veranlassen. Somit werden die Praxen entlastet sowie potenziell mehr medizinische Informationen für das weiterbehandelnde Krankenhaus zur Verfügung stehen.
- *Beispiel 2: Aktive Benachrichtigung über aktuellen Status während des stationären Aufenthalts*
  Um den niedergelassenen Mitbehandler auch während des stationären Aufenthalts über den Verlauf bei einem zugewiesenen Patienten zu informieren, können aktive Hinweise in den Arztinformationssystemen eingeblendet werden (Beispiel:„OP-Bericht für Herrn Julius Kiel vorhanden").
- *Beispiel 3: Übernahme digitaler Informationen aus dem Krankenhaus in die eigene digitale Akte*
  Über Abonnement-Verfahren werden Praxen gewünschte Dokumentenarten, die im Rahmen des Krankenhausaufenthalts anfallen derart automatisch übermittelt, dass sie direkt in der elektronischen Karteikarte des Arztinformationssystems integriert sind. Als Basis dazu dient der weit verbreitete Kommunikationsstandard telemed.net.

Zusammenfassung der Trends

Die – sicher nur ausschnitthafte – Auflistung aktuell zu erwartender Trends zeigt insgesamt sowohl eine Tendenz zur Verbreiterung des Konzepts *Einweiserbeziehungsmanagement* unter anderem im Sinne der Einbeziehung ganzer Gruppen im Krankenhaus als auch eine Vertiefung oder Intensivierung im Sinne eines breiten Angebots an Möglichkeiten, wie beispielsweise dem Einsatz von Vertriebsteams, elektronischen Serviceplattformen, CRM-gestützten personalisierten Ansprachen. Die Herausforderung wird sein, eine ausgewogene Kombination – z. B. von Vertrieb und Serviceplattformen – auf Basis einer klaren Strategie aufzubauen und diese beständig durch Controlling und Justierung zu verbessern. Der spezielle Trend zu IT-unterstützten Lösungen wie CRM,

Zuweiserportalen und WICOM ermöglicht die automatische Generierung von Messwerten und so eine schnelle Reaktion auf signifikante Erkenntnisse. Neben der – wichtigsten und belastbarsten – persönlichen Beziehung wird auch aus diesem Grund die informationstechnologische Untermalung das Zuweiserbeziehungsmanagement wohl am meisten beeinflussen. Dieses wird sich lohnen, denn außergewöhnliches Einweiserbeziehungsmanagement verspricht sowohl profitable Geschäftsmodelle auf beiden Seiten als auch eine konsequente Verbesserung der Versorgung aus Sicht des Patienten durch verbesserte Prozesse insbesondere in der intersektoralen Überleitung.

Literatur

Fricke, A. (2009): Wie Kliniken um Patientenbringer buhlen, Bericht vom Hauptstadtkongress 2009, Kliniken optimieren ihr Einweiser-Management. In: Ärzte Zeitung 12. Juni 2009, S. 5–21.

Hellmann, W., Baumann, H., Bienert, M., Wiechelhaus, D. (Hrsg.) (2008): Abteilungsmanagement für leitende Ärzte. Heidelberg, München, Landsberg u. a.: Economica.

Krol, B. (2007): Kundenbindung durch Kommunikation – Der elektronische Patientendatenaustausch zwischen Krankenhäusern und niedergelassenen Ärzten als Kundenbindungsinstrument. In: Saßen, S., Franz, M. (Hrsg.): Zuweisermarketing und sektorenübergreifende Kommunikation – Ein Kompendium zur gezielten Einflussnahme auf Patientenströme und transsektorale Versorgungsqualität. Heidelberg, München, Landsberg u. a.: Economica, S. 55–77.

Mayer, A. G. (2005): Marktorientierung im Krankenhaus der Zukunft – Erfolgsfaktoren für unternehmerisch geführte Kliniken. Kulmbach: Baumann Fachverlage.

Oberreuter, P. (2010): Einweisermanagement und -marketing. In: Debatin, J. F., Ekkernkamp, A., Schulte, B. (Hrsg.): Krankenhausmanagement – Strategien, Konzepte, Methoden. Berlin: Medizinisch Wissenschaftliche Verlagsgesellschaft, S. 161–165.

Riegl, G. F. (2000): Krankenhaus-Marketing & Qualitäts-Management. Großes Handbuch für das Erfolgs-Management in Hospitälern. Augsburg: Verlag Prof. Riegl & Partner GmbH.

Riegl, G. F. (2009a): Kooperation mit Einweisern, Vom gut gemeinten zum professionellen Umgang mit „Patientenbringern". In: Chefarztbrief vom 16. Juni 2009, S. 1–3.

Riegl, G. F. (2009b): Studie zur Einweiserpartnerschaft 2009. Forschungsprojekt zur Entwicklung und Umsetzung von Einweiser-Service-Zentren in Krankenhäusern. Präsentiert auf dem Hauptstadtkongress 2009 in Berlin.

Saßen, S., Franz, M. (Hrsg.) (2007a): Zuweisermarketing und sektorenübergreifende Kommunikation. Heidelberg, München, Landsberg u. a.: Economica.

Saßen, S., Franz, M. (2007b): Grundlagen des Zuweisermarketings – Methoden und Instrumente in der Zuweiserkommunikation. In: Saßen, S., Franz, M. (Hrsg.): Zuweisermarketing und sektorenübergreifende Kommunikation – Ein Kompendium zur gezielten Einflussnahme auf Patientenströme und transsektorale Versorgungsqualität. Heidelberg, München, Landsberg u. a.: Economica, S. 5–38.

Wegweiser GmbH Berlin Research & Strategy (2010): Monitoring „eHealth & Gesundheitswirtschaft 2010". Berlin: Wegweiser GmbH.

Zehender, A. (2009): Organisatorisch aufrüsten. Ankündigung zum Hauptstadtkongress 2009, Interview mit Prof. Riegl. In: Klinik Management Aktuell 5, S. 12.

Abkürzungsverzeichnis

AIS	Arztinformationssystem
BGB	Bürgerliches Gesetzbuch
BM	Beschwerdemanagement
B-to-B	Business to Business
B-to-C	Business to Consumer
BVerfG	Bundesverfassungsgericht
CMI	Case-Mix-Index
CRM	Customer Relationship Management
DIN	Deutsches Institut für Normung
DMP	Disease Management Programme
DRG	Diagnosis Related Groups
ESZ	Einweiser-Service-Zentrum
FSA	Freiwillige Selbstkontrolle in der Arzneimittelindustrie
GKV	Gesetzliche Krankenversicherung
HWG	Heilmittelwerbegesetz
KAM	Key Account Manager
KIS	Krankenhausinformationssystem
MBO	Musterberufsordnung
MVZ	Medizinisches Versorgungszentrum
PKV	Private Krankenversicherung
RSA	Risikostrukturausgleich
SSL	Secure Sockets Layer
SWOT	Stärken-, Schwächen-, Chancen-, Risiken-Analyse
UGOM	Unternehmen Gesundheit Oberpfalz Mitte
USP	Unique Selling Proposition
UWG	Gesetz gegen den unlauteren Wettbewerb
VÄndG	Vertragsrechtsänderungsgesetz
WICOM	Workflow Integrated Communication
WSG	Wettbewerbsstärkungsgesetzes

Verzeichnis der Abbildungen und Tabellen

Abbildungen

Abb. 1.1:	Perspektivenwechsel des Relationship Marketings	20
Abb. 1.2:	Kunden- und Stakeholderkreis eines Krankenhauses	20
Abb. 1.3:	Vorgehen bei der Krankenhauswahl bei einem planbaren Eingriff	25
Abb. 1.4:	„Welche Priorität hat das Thema Einweisermanagement in Ihrem Haus/in Krankenhäusern?"	29
Abb. 2.1:	Der strategische Planungsprozess	33
Abb. 2.2:	Best-Practice Markt- und Einweiseranalyse von Krankenhaus- standorten	35
Abb. 2.3:	Marktanteile je Postleitzahlenbereich und Marktabgrenzung	37
Abb. 2.4:	Marketingforschung im Krankenhaus im Einweiserprozess	51
Abb. 2.5:	Der Marketingforschungsprozess	52
Abb. 2.6:	Beispielhaftes Ergebnis einer Expertenbefragung	54
Abb. 2.7:	Operationalisierung Image beim Patienten	56
Abb. 2.8:	Operationalisierung Image beim Einweiser	57
Abb. 2.9:	Beispiel Einweiserfragebogen	60
Abb. 2.10:	Beispiel für ein Profildiagramm der Beurteilung diverser Kriterien (arithmetisches Mittel) von Einweisern aus Ingolstadt und restlichen Landkreisen der Region 10 im Vergleich	64
Abb. 2.11:	Beispiel für ein Balkendiagramm über die Gesamtzufriedenheit (arithmetisches Mittel) von Viel-/Wenigeinweisern im Vergleich	65
Abb. 2.12:	Beispiel für ein Balkendiagramm (Anteil der Nennungen in %) über die Gründe der Nicht-Einweisung von zufriedenen/ unzufriedenen Einweisern im Vergleich	66
Abb. 2.13:	Beispiel für die Korrelation diverser Kriterien mit der Gesamt- zufriedenheit der Einweiser (Rankkorrelationskoeffizient nach Spearman)	66
Abb. 2.14:	Leistungsmerkmale der internen Analyse – Teil 1 (Vorschlag)	70
Abb. 2.15:	Leistungsmerkmale der internen Analyse – Teil 2 (Vorschlag)	71
Abb. 2.16:	Template Zusammenfassung der SWOT-Analyse am Fallbeispiel MVZ Klinikum Ingolstadt	72
Abb. 2.17:	Template Erfolgswichtigkeit und Leistungsausprägung am Fall- beispiel MVZ Klinikum Ingolstadt	72
Abb. 2.18:	Template 4-Felder Matrix der SWOT-Analyse am Fallbeispiel MVZ Klinikum Ingolstadt	74
Abb. 2.19:	Kundenorientierte Strategien im Krankenhaus	77
Abb. 2.20:	Leistungs-Markt-Matrix nach Ansoff	79
Abb. 2.21:	ABC-Analyse der Einweiser	81
Abb. 2.22:	Segmentierung und Zielgruppenauswahl (Beispiel)	84
Abb. 2.23:	Beispiel-Positionierung für alle Einweiser (Ausschnitt)	86
Abb. 2.24:	Beispiel-Positionierung für Schlüsseleinweiser (Ausschnitt)	87

Abb. 3.1:   Der Einweiserprozess im Überblick 91
Abb. 3.2:   Influencing Physician Referral Behavior 93
Abb. 3.3:   Mean Ranking of Likely Use 94
Abb. 3.4:   Wichtigkeit verschiedener Informationsquellen zur Krankenhaus-
             bewertung 95
Abb. 3.5:   „Diese Informationen zu den Fachabteilungen eines Krankenhauses
             sind oder wären für mich von größtem Interesse" 97
Abb. 3.6:   „Welche Faktoren beeinflussen Sie in Ihrer Einweisungs-
             entscheidung am meisten?" 99
Abb. 3.7:   Wichtigkeit einzelner Leistungsmerkmale aus Sicht der Zuweiser 102
Abb. 3.8:   „Welche positiven (negativen) Eigenschaften weist das Kranken-
             haus, mit dem Sie gut und oft (ungern oder überhaupt nicht)
             zusammenarbeiten, in besonderem Maße auf?" 103
Abb. 3.9:   Unterschiede zwischen „guten" und „schlechten" Krankenhäusern ... 104
Abb. 3.10:   Zusammenfassung Kriterien bei der Krankenhausbewertung
             und -wahl... 105
Abb. 3.11:   „Wie kommunizieren Sie mit den Krankenhäusern,
             in die Sie aktuell einweisen?" 105
Abb. 3.12:   Determinanten der Einweiserzufriedenheit 113
Abb. 3.13:   Konstrukt der Einweiserbindung 115
Abb. 4.1:   Der Einweiserprozess mit den Phasen des Einweiserbeziehungs-
             managements 117
Abb. 4.2:   Das Akquisitionsmanagement 118
Abb. 4.3:   „Welche Angebote von Krankenhäusern, in die Sie nicht einweisen,
             nehmen Sie aktuell in Anspruch?" 121
Abb. 4.4:   Beispiel Newsletter Klinikum St. Marien Amberg 123
Abb. 4.5:   Beurteilung unpersönlicher Kommunikationsmittel aus Sicht
             der Krankenhäuser und Einweiser 124
Abb. 4.6:   Portfolioanalyse von Zuweiserbindungsinstrumenten 128
Abb. 4.7:   Beurteilung persönlicher Kommunikationsmittel aus Sicht
             der Krankenhäuser und Einweiser 129
Abb. 4.8:   Das Einweiserbindungsmanagement 140
Abb. 4.9:   Ansicht einer Seite im Zuweiserportal mit Illustrationen 151
Abb. 4.10:   Das Rückgewinnungsmanagement 170
Abb. 4.11:   „Wenn Einweisungen von einem niedergelassenen Arzt ausbleiben,
             erkennen Krankenhäuser/wir dies unverzüglich." 172
Abb. 4.12:   Rückgewinnungsportfolio 174
Abb. 6.1:   Einweiserbericht – Beispiel 195
Abb. 7.1:   5-Jahres-Trends bei der Einweiser-Kommunikation 212
Abb. 7.2:   Modell zur Institutionalisierung von Einweiser- und Beleger-
             Kooperationen 213
Abb. 7.3:   Einsätze von Klinikern und Einweisern für Kontaktpflege
             pro Woche 215
Abb. 7.4:   Aufgabenprioritäten für ein ESZ aus Sicht von Klinik-Chefs 216
Abb. 7.5:   Der Weg zu einem Einweiser-Service-Zentrum (ESZ) 219
Abb. 7.6:   Einweiserrollen und Bedürfnisse 223
Abb. 7.7:   Maßnahmenmatrix für das Einweiserbeziehungsmanagement 223
Abb. 7.8:   Einweiserwelten 225
Abb. 7.9:   Typische Interaktionen des Krankenhauses mit den nieder-
             gelassenen Praxen.. 228

Tabellen

Tab. 2.1:   Kennzahlen für die in Abbildung 2.2 abgegrenzten Märkte 40

Tab. 2.2:   Ergebnisse einer Potenzialanalyse auf Basis der Hauptdiagnose
der stationären Behandlungsfälle 40

Tab. 2.3:   Übersicht möglicher Kennzahlen der Einweiseranalyse 44

Tab. 2.4:   Beispiel für eine Einweisersegmentierung 45

Tab. 2.5:   Beispiel für eine Datenaufbereitung innerhalb der Einweiseranalyse
bzw. des Einweisercontrollings 46

Tab. 2.6:   Vor- und Nachteile der Kontaktmethoden 60

Tab. 4.1:   Checkliste für den „optimalen" Arztbrief 148

Tab. 6.1:   Ergebnisse einer Potenzialanalyse auf Basis der Hauptdiagnose
der stationären Behandlungsfälle 198

Tab. 6.2:   Indikatoren zur Bestimmung der Marktlebenszyklusphase 199

Tab. 6.3:   Entwicklung der Indikatoren Anzahl Fachabteilungen,
Bettenzahl und Fallzahl für somatische Fachgebiete
im Zeitraum 2002 bis 2008 200

Tab. 6.4:   Einweiserbeschwerdemanagement 206

Tab. 7.1:   Anforderungen der niedergelassenen Ärzte an Kommunikations-
und Serviceangebote eines Krankenhauses 228

Stichwortverzeichnis

A

ABC-Analyse 80, 127, 19 f., 221
Abwanderungsgründe 173
Akquisition 118, 125, 134
Akquisitionsmanagement 117 f., 120, 170
Ambulantes Operieren 161
Analyse
– externe 34, 85
– interne 34, 85
Ansprechpartner 99, 106 f., 114, 122, 141
Anspruchsgruppen 16 f., 19
Arztbrief 99, 109 ff., 114, 143 ff.
Ärztenetzwerk 132
Auswertungen
– inhaltliche 45
– raumbezogene 43

B

Balanced Scorecard 207
Baserate 39
Behandlung
– stationäre 92, 107 f., 140, 143
Behandlungsfälle 36
Behandlungspfade 166
Belegarztwesen 161
Berufsordnung für Ärzte 183
Besucher 19, 23
Bindung 118
Bindungsmanagement 117
Broschüre 121 f., 142

C

Chancen und Risiken 34, 68, 73
Chancen- und Risiken-Analyse 73, 158
CMI 39

Confirmation-Disconfirmation-Paradigm
  111
Controlling 171, 191
CRM 33, 47, 49 f.

D

Deckungsbeitrag 36, 82
Diagnose 90, 101, 119, 143, 145
Dienstleistungsmarketing 17
Diversifikation 78
Doppeluntersuchungen 102, 109
DRG 16, 22, 40

E

Einweiser 19, 22, 86, 125, 132, 143, 177
Einweiseranalyse 35 f., 42, 44, 47, 125
Einweiserbefragung 58, 61, 69, 176
Einweiserbeschwerdemanagement 201,
  204
Einweiserbeziehungsmanagement 25 ff.,
  51, 115, 117, 125, 170, 176
– strategisches 34, 80
Einweiserbindung 28, 114 f., 128, 140,
  156, 170, 222
Einweiserbindungsmanagement 140
Einweisercontrolling 42, 45, 47, 191, 193
Einweisermarketing 26, 136, 177
Einweisermarketingforschung 51
Einweiserpotenzial 160, 162, 168
Einweiserprozess 90, 114, 117
Einweisersegmente 124
Einweisersegmentierung 34, 36, 42, 45,
  80, 84, 86
Einweiserstrategie 26, 32 ff., 51, 67 f., 71,
  76
Einweiserwelten 86, 224
Einweiserzufriedenheit 113 f., 136, 139

Einweisung 22, 90, 105 ff., 140, 143
- elektive 22, 91
Einweisungsentscheidung 90 f., 97, 99,
   101 f., 104, 106, 119, 121, 132, 135,
   137
Einweisungsintensität 80 f., 221
Einweisungspotenzial 43, 46, 82 f.
Einweisungsspektrum 43
Einweisungstrend 43, 82, 172
Einweisungsverhalten 112, 136, 172, 192,
   221
Einweisungsvolumen 80, 82
elektronische Medien 123
Entlassung 92, 109, 111, 140
Entlassungsbrief 111, 147, 159
Erfassungsfehler 62
Erlös 36, 39
Erreichbarkeit 99, 103, 112, 114, 140 ff.
Erwartungswert 37, 39
Experteninterviews 54

F

Fallzahl 39
Feedback der Patienten 95, 113, 136
Fernmarkt 38
Forschungsplan 53
Fortbildungen 95, 102, 120, 128 ff.
Freundlichkeit 99, 107, 141

G

Gatekeeper 25
Gesetz gegen den unlauteren Wettbewerb
   184
Grundgesamtheit 61

H

Hauptdiagnose 40
Heilmittelwerbegesetz 182
Homepage 123, 142
Hotline 122, 142
Hypothesen 55

I

ICD 40
- -Codes 40
- -Katalog 40

Image 52, 55, 76, 138, 156
Informationen
- patientenbezogene 102, 112, 119, 140
Informationsinhalte 92, 96
Informationsquellen 92 ff., 96, 120 f., 126,
   135
Informationsveranstaltungen 131
Integrierte Versorgung 156 f., 168

K

Kennzahlen 39, 43 ff., 208
Kernmarkt 38, 40
- erweiterter 38, 40
Key Account Manager 125 ff., 132, 175
Kommunikation 100, 102, 105, 125, 127,
   132, 142, 167, 175 f.
- mediale 120
- persönliche 92, 125 f., 132, 175
Kommunikationsmedien 121 f., 124 f.,
   185
Konkurrenten 41
Kontaktaufnahme 105, 107, 141, 153
Kontaktformular 154
Kooperation 26, 126, 133, 141, 156 ff.
Kooperationsmodell 76
Kosten-Nutzen-Modell 93
Kostenträger 19, 21
Krankenhausauswahl 23, 25, 97, 110,
   111, 119, 135 f.
Krankenhausbewertung 95, 97, 105, 119
Krankenhausdienstleistung 17, 85
Krankenhausimage 53
Krankenhausmarketing 125
Kunden 17, 19, 21, 34, 111
Kundenbindung 19, 114
Kundenorientierung 15, 33
Kurzbericht 110
Kurzentlassungsbrief 111, 144

L

Leistungsentwicklung 78
Leistungsmerkmale 69 ff.

M

Makrosegmentierung 81
Makroumfeld 34, 73
Markenbildung 138
Marketingforschung 51 f., 67

Marketing im Krankenhaus 17
Marketing-Mix 85
Marktabgrenzung 36, 38
Marktanalyse 35 f., 67, 193, 197
Marktanteil 37, 39, 43, 197
Marktdurchdringung 77, 83 f.
Marktentwicklung 78, 83 f.
Marktpotenzial 26, 34, 36, 39, 42 f., 196
Marktpotenzialanalyse 35
Massenmedien 92, 120 f.
Medikation 110, 143, 146, 148
medizinische Kompetenz 101
medizinische Qualität 98 f., 101, 103,
    137, 141
Medizinisches Versorgungszentrum 164
Mikrosegmentierung 82, 84
Mikroumfeld 34 f., 73
Mission 32
Mitarbeiter 19, 23, 33, 96, 141
Mitbewerber 41
– Positionierung der 41
Modellvorhaben 160
Mund-zu-Mund-Kommunikation 114,
    138, 143, 171

N

Nachbehandlung 152
Nach-Bewertung 92
Netzwerke 156
Newsletter 122 f.
Nicht-Einweiser 46, 62, 65, 81, 118, 120,
    125, 132, 139, 161, 168 f.
Niedergelassene mit vermutetem Potenzial
    82
niedergelassener Arzt 22, 24 f., 76, 111
Notfalleinweisung 22, 108
Notfallversorgung 158

O

Operationalisierung 55

P

Patient 19 f., 23, 113, 134 ff.
Patientenadministrationssystem 47
Patientenmarketing 76
Patientenwunsch 92, 100 ff., 134 ff.
Patientenzufriedenheit 136, 138
peripherer Markt 38

Peripherie 37, 40
persönliche Besuche 125 ff., 132
Positionierung 85 f.
Positionierungsstrategie 34, 68, 86
Potenzial 83
Potenzialanalyse 40
Primärforschung 53
Printmedien 122
Problemeinweiser 45, 81 ff., 85, 172
Program Information 98
Pull-Marketing 76, 134, 136
Push-Marketing 76, 136

Q

Qualitätsbericht 21, 41, 137

R

Relationship Management 16
Relationship Marketing 19
risikogerechte Vergütung 157
Risikostrukturausgleich 163
Rückgewinnung 118, 170
Rückgewinnungsmanagement 85, 117,
    170 f., 175
Rücküberweisung 92, 109, 140, 143

S

Sampling-Plan 61
Schlüsseleinweiser 45, 82, 85 ff., 155, 160,
    162, 169, 173
Schnittstelle 23, 100, 109, 112, 140, 144,
    177
Segmentierung 80, 84, 125
Sekundärrecherche 53, 54
Selbsteinweisung 22, 108
Serviceleistungen 101 f.
Servicequalität 154
Sprechstunde 143
Stakeholder 19
Stammdatenpflege 47
Stammtisch 131
Standardberichtswesen 193, 200
Stärken und Schwächen 34, 68, 69, 71
Stärken- und Schwächen-Analyse 68
Stichprobe 62, 63

Strategie 32
Strategien
– kundenorientierte 77
– Marktfeld- 77
strategische Analyse 34
strategischer Planungsprozess 32 f.
SWOT-Analyse 34, 68 f., 71, 73
Synergieeffekte 27

T

Telematik 150, 154
Telemedizinportal 150, 155
Terminvergabe 101, 107, 121, 141

U

Übermittlungsdauer 110, 147
Unique Selling Proposition 85, 222, 226
Unternehmensstrategie 32
Unternehmerrolle des Einweisers 139
Untersuchungsziel 52
Unzufriedenheit 114, 119, 171, 173

V

Verweildauer 15, 80, 144
vier Ps 18
VIP-Einweiser 80, 85
Vision 32

W

Wechselbarrieren 115
Weiterbehandlung 143
Weiterempfehlung 19
Werbung 125
Werbung im Gesundheitsbereich 121,
    181 f., 185 f.
Wettbewerb 15 f., 34, 68, 70, 83, 189
Wettbewerbsanalyse 68
Workflow-Managementsysteme 154

Z

Ziele 74 f., 83
– Marketing- 75
– Prozess- 75
Zielgruppe 83
– ökonomische 85, 132 f.
Zielgruppenattraktivität 81
Zielgruppenauswahl 34, 36, 42, 47, 83 f.,
    125, 132
Zielhierarchie 74
Zielsegmente 85, 118
Zufallsfehler 62
Zufriedenheit 51, 64 f., 92, 111 f., 171
– Determinanten der 113
Zusammenarbeit 100, 103, 121, 133, 175,
    177
Zu- und Abschläge 39
Zuweiser 22, 26, 133
Zuweiserportal 141, 149 f., 153 ff.
Zuweisungsmanagement 28